Ranade

Ayurveda –

Wesen und Methodik

Ayurveda – Wesen und Methodik

Von Prof. Subhash Ranade, M.A. Sc., Ph. D.

Aus dem indischen Englisch übersetzt
von Dr. Hellmuth Nordwig

Mit 14 Abbildungen und 16 Tabellen

HAUG

Karl F. Haug Verlag · Heidelberg

Die Deutsche Bibliothek - CIP-Einheitsaufnahme

Ranade, Subhash:
Ayurveda : Wesen und Methodik / von Subhash Ranade. Aus dem ind. Engl. übers. von Hellmuth Nordwig. - Heidelberg : Haug, 1994
(Haug, Erfahrungsheilkunde, Naturheilverfahren)
Einheitssacht.: Ayurveda <dt.>
ISBN 3-7760-1330-3

Titel-Nr. 2330 • ISBN 3-7760-1330-3

Grafiken: Walter Eigenheer, jun.

Satz: Satzzeichen Gund, 69214 Eppelheim

Herstellung: Druckhaus Darmstadt GmbH, 64295 Darmstadt

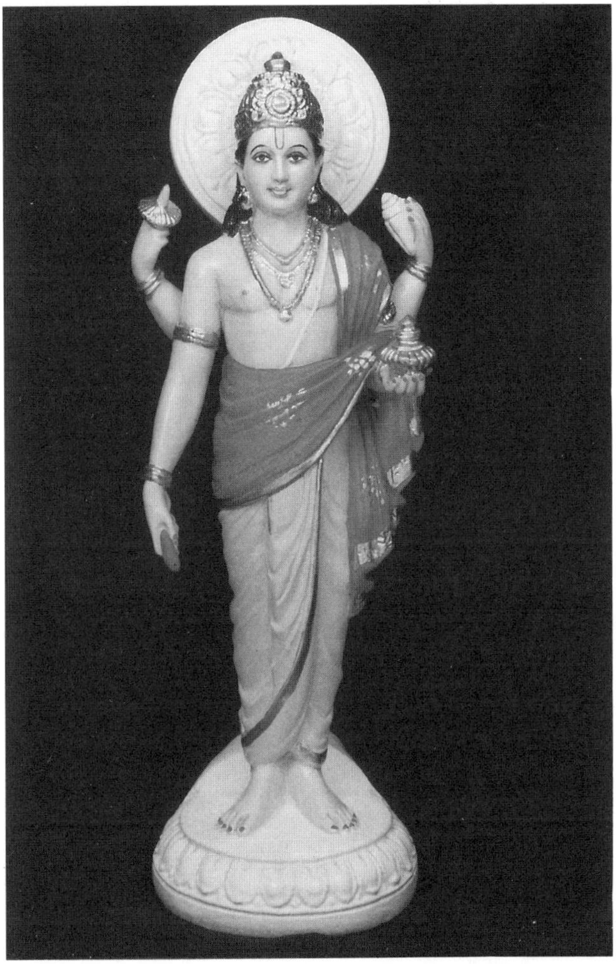

Dhanvantari - der Gott der Ayurvedischen Medizin

Inhalt

Vorwort

Wir freuen uns, dieses Buch all denjenigen präsentieren zu können, die von der Ayurvedischen Medizin begeistert sind. Tag für Tag wächst das Interesse daran, dieses östliche Heilsystem zu verstehen - in Indien wie im Ausland. Viele ayurvedische Ärzte besuchen mittlerweile Zentren in Europa und anderen Erdteilen, um Ayurveda zu verbreiten. Um die Ausbildung in diesen Zentren zu vereinheitlichen, hat die Universität Poona im Jahr 1984 ein Indien-weites Seminar veranstaltet und einen Lehrplan für das Studium mit dem Abschluß „Certificate of Proficiency in Ayurved" (C.P.A.) entworfen. Das vorliegende Buch wurde diesem Curriculum entsprechend verfaßt.

Der Lehrplan umfaßt die Geschichte der Ayurvedischen Medizin, die Philosophie, Grundbegriffe, die Prinzipien der Substanzen und ihrer Eigenschaften - also die Pharmakologie, die pharmazeutischen Herstellungsverfahren, diagnostischen Methoden und die Behandlung von Krankheiten. Dieses Buch berücksichtigt insbesondere die Bedürfnisse ausländischer Leser und wir sind sicher, daß es für jeden Studienanfänger und alle, die an diesem Heilsystem interessiert sind, von Nutzen sein wird.

Wir danken unserem Freund *Dr. David Frawley*, der das Buch herausgegeben hat. Er ist ein Gelehrter der Veden und der Astrologie und hat ebenfalls einige Bücher über die Ayurvedische Medizin verfaßt. Seine wertvollen Anregungen machen das Buch für den Leser noch brauchbarer.

Dr. B. S. Ranade

Vorwort des Übersetzers

Obwohl die Ayurvedische Medizin in Indien entstanden ist, wäre es ein Trugschluß zu glauben, man könnte dort leichter brauchbare Bücher über dieses Gebiet finden als in Europa. In keiner Abhandlung fehlt zwar ein patriotischer Hinweis auf die Vorzüge dieses Heilsystems; dessen Inhalte werden aber bei allem Anspruch auf Wissenschaftlichkeit nur selten zusammenhängend und verständlich vermittelt.

Das vorliegende Werk von *Prof. Ranade* schien mir in dieser Hinsicht eine wohltuende Ausnahme zu sein. Es ist gerade für den westlichen Leser geeignet, wohl weil der Autor dessen Bedürfnisse aus seinen regelmäßigen Seminaren in Europa gut kennt. Ich freue mich, diesen Text zwei Jahre nach der Rückkehr von meinem letzten Indienaufenthalt in deutscher Sprache vorlegen zu können.

Obwohl das Buch auch amüsantes Lokalkolorit enthält - wenn etwa geraten wird, bei der Stuhlentleerung nach einem Einlauf doch lieber einen Nachttopf zu gebrauchen -, wirft es für den Leser doch die Frage auf, wie weit dieses medizinische System im Westen anwendbar ist. Die erwähnten Heilkräuter sind hierzulande großenteils unbekannt, allerdings ließen sich europäische Arzneipflanzen durchaus ins ayurvedische Konzept integrieren. Es darf dabei aber nicht übersehen werden, daß sich der indische Begriff von Gesundheit von dem im Westen gültigen deutlich unterscheidet. Wer die Ayurvedische Medizin lediglich als südasiatische Variante einer Naturheilkunde betrachtet, wird ihr deshalb nicht gerecht werden. Ich denke, daß das vorliegende Buch dem Leser ermöglicht, diese Lücke zu schließen und sich auch mit der zugrundeliegenden Weltanschauung auseinanderzusetzen.

Wer schon einmal mit der indischen Variante der englischen Sprache zu tun hatte - zumal in schriftlicher Form -, mag deren Eigenheiten kennen. Ich habe mich bemüht, diese nach Möglichkeit auszumerzen; daß noch zur Genüge Stellen im Text stehengeblieben sind, die holprig klingen mögen, bitte ich zu entschuldigen und hoffe, daß der Inhalt dafür entschädigt.

Ich danke Frau *Dr. Christa-Maria Dandekar* für die Erlaubnis, einige Abbildungen aus ihrer Dissertation zu verwenden und Herrn *Georg Paintner* für die Korrektur der wissenschaftlichen Sanskritumschrift.

München, im Sommer 1994 *Hellmuth Nordwig*

1. Die Ayurvedische Medizin - Entwicklung und gegenwärtiger Stand

Die Ayurvedische Medizin ist eines der großen Vermächtnisse, das die Weisen des indischen Altertums der Menschheit hinterlassen haben. Als eines der ältesten wissenschaftlichen medizinischen Systeme der Welt kann sie mit einer langen Tradition an klinischer Erfahrung aufwarten. Sie umfaßt jedoch noch mehr als das, was man landläufig unter „Medizin" versteht: Neben der Heilung von Krankheiten lehrt die Ayurvedische Medizin nämlich auch, was ein gesunder Lebensstil ist und wie ein langes Leben erreicht wird. Sie behandelt den Menschen als Ganzes - Körper, Geist und Seele - und ist daher ein wirklich ganzheitliches und vollständiges Medizinsystem.

Das drückt auch der Sanskritbegriff Āyurveda aus: Das Wort „Āyu" faßt alle Aspekte des Lebens von der Geburt bis zum Tod zusammen, „Veda" bedeutet Wissen oder Lernen. Āyurveda ist also die Wissenschaft, die das Leben in seiner Gesamtheit betrachtet. Sie beschäftigt sich deshalb mit den Einflüssen, die auf unser Leben einwirken und ihm nützen oder schaden - mit Ernährung oder Verhaltensweisen genauso wie mit Arzneimitteln.

1.1 Ursprung der Ayurvedischen Medizin - die Veden

Die Veden sind die ältesten schriftlichen Aufzeichnungen des indischen Wissens. Es heißt in ihnen, daß sie vom höchsten Wesen selbst stammen. Brahman, der Schöpfer des Weltalls, übergab die Veden den Ṛṣis (Sehern der Weisheit) und schenkte sie so der Menschheit als Ausdruck seiner Liebe und Fürsorge. Ihr Wortlaut wurde in Form metrischer Gesänge sorgfältig auswendig gelernt und so von einer Generation an die nächste weitergegeben. Deshalb sind die vier Veden - Ṛg, Yajur, Sāma und Atharva - über mehrere Jahrtausende erhalten geblieben und konnten später schriftlich aufgezeichnet werden.

Das Ṛgveda ist der Grundstein aller Veden und das älteste von ihnen. Seine 10600 Verse enthalten viele Vorstellungen, die sich auch in der Ayurvedischen Medizin finden. So sind die drei großen Götter dieser Überlieferung - Indra, Agni und Soma - den Faktoren ähnlich, die im Körper Krankheiten erzeugen: Vāta, Pitta und Kapha. Im Ṛgveda werden Organtransplantationen bereits ebenso erwähnt wie ein künstliches Körperteil, das für die Königin Viśpalā, die Gemahlin des Königs Khela, angefertigt worden sein soll. Es enthält auch viele Lobgesänge auf Soma, eine großartige heilsame Kräuterzubereitung, die bei der Heilung vieler Krankheiten von Körper und Geist und zur Förderung eines langen Lebens verwendet wird.

Die meisten Bezugspunkte zu ayurvedischen Vorstellung sind jedoch im Atharvaveda enthalten - so viele, daß Ayurveda als eine Teillehre (Upaveda) des Atharva gilt. Es beschreibt Aspekte der Anatomie und Physiologie, wie Krankheiten entstehen, wie sie behandelt werden können und weitere systematische Bestandteile der ayurvedischen Lehre.

Nachdem die Ayurvedische Medizin erstmals in den Veden, vor allem im Atharvaveda, erwähnt ist, liegt also auch ihr Ursprung bei Brahman selbst. Suśruta - ein bedeutender Chirurg des ersten nachchristlichen Jahrhunderts, von dem noch die Rede sein wird - schildert, daß Brahman schon, bevor er die Welt schuf, die Kenntnis des Ayurveda in hunderttausend Versen zusammengestellt hatte, die in tausend Kapitel aufgeteilt waren. Er übergab dieses Wissen dem Gott Dakṣa Prajāpati, der darüber eine Abhandlung namens „Cikitsadarśana" schrieb und die Aśvin-Zwillinge, die Ärzte der Götter, darin einweihte. Später ging dieses Wissen auf Indra über, den König der Götter. Dieses Originalwerk war in acht Abschnitte aufgeteilt; deshalb wird Ayurveda auch als „Aṣṭāṅg" (acht Zweige) bezeichnet. (Noch heute wird die Ayurvedische Medizin in acht Fächern gelehrt, die in Kapitel 3 dargestellt sind.) Die magisch-religiöse Betrachtungsweise der Medizin in den Veden wurde im Lauf der Zeit um Beobachtungen erweitert, die auf wissenschaftlichem Denken beruhten. Gelehrte späterer Generationen gaben der Ayurvedischen Medizin eine feste und logische Basis. Das in den Veden verstreute Material wurde gesammelt, streng auf seine Wirksamkeit geprüft und systematisch gruppiert. Solche Zusammenstellungen wurden „Saṁhitās" genannt.

Viele dieser Kompendien existieren nicht mehr. Nur drei authentische Werke haben die Zeit überdauert und stehen noch heute zur Verfügung. Diese sind das Caraka Saṁhitā (entstanden etwa im 1. Jahrhundert vor Chr.), das Suśruta Saṁhitā (etwa 1. Jahrhundert nach Chr.) und das Aṣṭāṅga Hṛdaya Saṁhitā des Vāgbhaṭa (etwa 7. Jahrhundert nach Chr.). Diese drei wichtigsten ayurvedischen Schriften, die sogenannten Bṛhaḥtrayī (die „großen Drei"), waren in den letzten zweitausend Jahren sehr beliebt und angesehen. Verschiedene Autoren nahmen in späteren Perioden an den Texten noch einige Veränderungen vor, so daß heute neuere Fassungen vorliegen, die aber mindestens 1200 Jahre alt sind. Sie sind alle in Sanskrit abgefaßt.

Das Caraka und das Suśruta Saṁhitā sind nach ihren Autoren benannt und repräsentieren die beiden wichtigen Schulen der Ayurvedischen Medizin. Sie geben verschiedene Versionen darüber wieder, wie sich die Überlieferung des Wissens von den Göttern bis hin zu ihnen selbst vollzog.

Caraka beschreibt, daß die Menschheit an Krankheiten zu leiden begann, deren Ursache darin lag, daß Luft und Wasser verschmutzt waren und das Essen nur geringen Nährwert hatte. Zu dieser Zeit beschloß eine Versammlung von Wissenschaftlern, die am Fuß des Himalaja zusammengekommen waren, den Weisen Bharadvāja auszuschicken, um sich von Indra in der Ayurvedischen Medizin unterrichten zu lassen. Nach seiner Rückkehr teilte Bharadvāja sein Wissen Ātreya mit. Dieser hatte sechs Schüler - Agniveśa, Bhela, Jatūkarṇa, Parāśara, Harit und Kṣārapāṇi -, von denen jeder eine eigene Abhandlung über Ayurveda schrieb. Von diesen sind noch zwei erhalten, das Bhela Saṁhitā und das Agniveśa Saṁhitā, das Caraka später überarbeitet hat. Der Schwerpunkt dieser nach Ātreya benannten Schule liegt auf der Inneren Medizin.

Suśruta dagegen behauptet, der intelligenteste Schüler von Dhanvantari gewesen zu sein, einem Arzt der Götter, der von Indra zur Erde geschickt wurde, um die Kenntnis des Ayurveda an die Menschen weiterzugeben. Die Dhanvantari-Schule befaßt sich vor allem mit der Chirurgie.

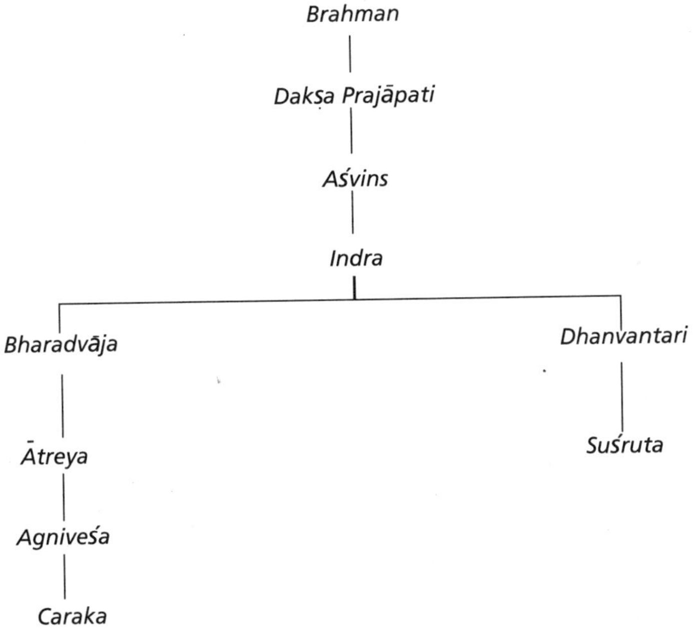

Der Übergang des Wissens um die Ayurvedische Medizin vom höchsten Gott Brahman bis zu den historischen Figuren Caraka und Suśruta - so wie diese selbst ihn darstellen.

1.2 Caraka

Das Caraka Saṁhitā ist das älteste der drei Kompendien, erstmals vermutlich um 1500 vor Chr. zusammengestellt und von Caraka (1. Jahrhundert vor Chr.) redigiert und überliefert. Es gilt als das wichtigste Werk über die Grundkonzepte des Ayurveda und beschreibt das gesamte Medizinsystem. Seine acht Abschnitte (Sthānas) sind in 120 Kapitel unterteilt.

Der erste Abschnitt des Caraka Saṁhitā beschäftigt sich mit den Grundlagen der Ayurvedischen Medizin. Die folgenden Teile behandeln die Physiologie und die Anatomie des menschlichen Körpers, die unterschiedlichen krankheitsverursachenden Einflüsse und ihre Rolle in der Pathogenese, die Symptome und Anzeichen verschiedener Krankheiten sowie die Methoden der Untersuchung von Patienten und der Prognosestellung. Der Abschnitt über die Verhinderung von Krankheiten beinhaltet Verhaltensweisen, die jeden Tag oder nur zu bestimmten Jahreszeiten zu beachten sind, ferner die Ernährungslehre - eine wahre Fundgrube an Wissen - sowie das richtige soziale Verhalten, das geistige Gesundheit nach sich zieht. Anschließend werden Heilverfahren beschrieben; dazu gehören auch detaillierte Beschreibungen von Heilpflanzen, ihren Eigenschaften und therapeutischen Anwendungsmöglichkeiten. Die folgenden Kapitel über Verjüngungstherapie und das Aufhalten des Alterungsprozesses sind selbst für die heutige Forschungsarbeit auf diesem Gebiet noch gute Quellen.

Wie jeder Klassiker der Sanskritliteratur ist das Caraka Saṁhitā sowohl in Prosa als auch in wohlklingender Dichtung geschrieben. Wer den Originaltext studiert, hat damit eine Quelle der Inspiration in der Hand, die medizinische Fragen aus einem gesellschaftlichen und philosophischen Blickwinkel betrachtet.

1.3 Suśruta

Suśruta (1. Jahrhundert nach Chr.) gilt als der Vater der Chirurgie - sogar eine große amerikanische chirurgische Gesellschaft ist nach ihm benannt.

Im Suśruta Saṁhitā finden wir detaillierte Beschreibungen chirurgischer Instrumente. Die Abhandlungen über Knochenbrüche und mögliche operative Eingriffe, Wunden, Abszesse oder Verbrennungen sind heute noch ebenso aktuell wie die über plastische Chirurgie oder die operative Entfernung von Hämorrhoiden. Suśruta beschreibt auch die ursprünglichen Konzepte der Pathogenese. Ferner finden sich hier bereits Vorschriften zur Sektion kindlicher Leichen, die zuvor in Wasser ausgelaugt wurden (auch damals wurden Erwachsene nach ihrem Tod verbrannt). Diese Praxis machte anatomische Kenntnisse über Knochen, Gelenke, Nerven, Herz, Blutgefäße und den Kreislauf möglich, deren Lektüre noch heute Erstaunen und Bewunderung auslöst. Ein wesentlicher Abschnitt in Suśrutas Werk dient der Beschreibung von Marmas - vitalen Stellen des Körpers, die an Akupunkturpunkte erinnern (vgl. Kapitel 6). Schließlich erinnert Suśruta daran, wie wichtig es ist, theoretische und praktische Kenntnisse zu haben und stellt auch dar, wie man ein geschickter Chirurg wird.

Beim Studium der Caraka und Suśruta Saṁhitās wird deutlich, daß sehr viel wissenschaftliche Forschung, Untersuchungen von Patienten und Experimente durchgeführt worden sein müssen, deren Ergebnisse die beiden Autoren schließlich niedergelegt haben. Diese Periode kann ungefähr zwischen 2000 und 200 vor Chr. angesetzt werden. Während dieser Zeit gab es in Indien große Universitätsstädte wie Taksaśilā (Taxila im heutigen Pakistan), Nālanda (im heutigen Bihar) und Benares (Varanasi).

Auch muß die Arbeit, die in diesen beiden Büchern zugrunde liegt, ein sehr großes geographisches Gebiet umfaßt haben: Sie beschreiben unter anderem Krankheiten, die nur in bestimmten Regionen oder Jahreszeiten auftreten. Es darf nicht vergessen werden, daß Indien die unterschiedlichsten geographischen Regionen umfaßt, vom Schwemmland der Gangesmündung bis zum Himalaja

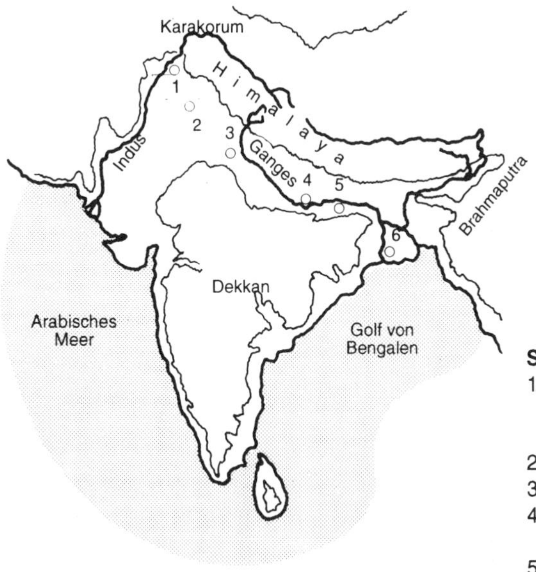

Städte

1. Taksaśilā (im heutigen Pakistan, am Indus)
2. Lahore
3. Delhi
4. Benares (heute Varanasi)
5. Nālanda (bei Patna/Bihar)
6. Kalkutta

Abb 1: Indischer Subkontinent

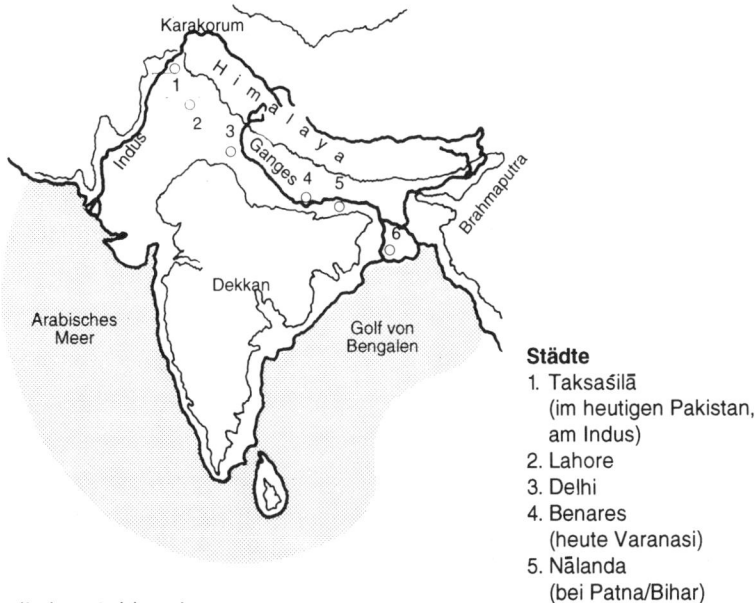

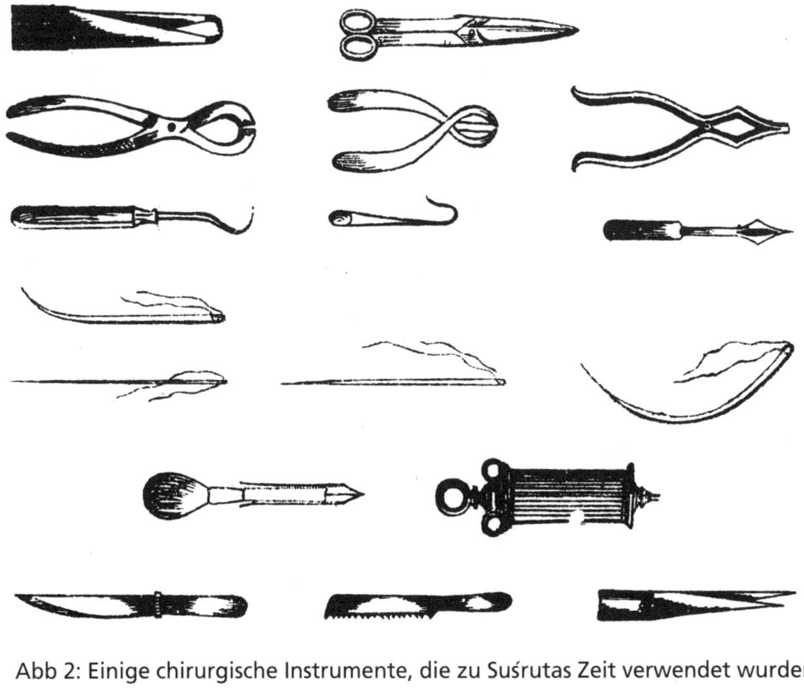

Abb 2: Einige chirurgische Instrumente, die zu Suśrutas Zeit verwendet wurden

mit über 8000 Meter Meereshöhe. Ebenso ausgeprägt sind die klimatischen Gegensätze. In einigen Gebieten regnet es fast nie, mancherorts dagegen 3000 Millimeter im Jahr; extreme Kälte bietet der Subkontinent genauso wie unerträgliche Hitze. All diese klimatischen und geographischen Veränderungen beeinflussen den Zustand des Körpers und seine Reaktion auf den Angriff einer Krankheit und auf verschiedene Medikamente. Dazu kommen sechs klar voneinander abgegrenzte Jahreszeiten, die jeweils ihre eigene Vegetation hervorbringen. Caraka und Suśruta beschreiben Tausende von Heilpflanzen, die in verschiedenen Landesteilen unter den unterschiedlichsten klimatischen Bedingungen wachsen, sowie ihre Produkte.

1.4 Ayurveda und der Buddhismus

Vom aufkeimenden Buddhismus waren in der indischen Geschichte alle Lebensbereiche betroffen. Zwischen 323 vor und 642 nach Chr., also zur Blütezeit des Buddhismus in Indien, trugen sowohl Hindus als auch Buddhisten zum Fortschritt der Ayurvedischen Medizin als Wissenschaft bei. In dieser Zeit entstanden wertvolle Bereicherungen ihrer Literatur. So verfaßte Nagarjuna, einer der berühmtesten Gelehrten der Mahāyāna-Tradition des Buddhismus, einen denkwürdigen Kommentar zu Suśruta.

Das wesentliche Kennzeichen dieser Epoche waren jedoch die systematischen Anstrengungen, die unternommen wurden, um diese Wissenschaft auch der Allgemeinheit so zugänglich wie möglich zu machen. An öffentlichen Straßenrändern wurden Heilkräuter gepflanzt, die so kostenlos von allen benutzt werden konnten. Dazu kam die Gründung vieler Krankenhäuser. Die Kunst der Krankenpflege - schon von Caraka beschrieben - fand weite Verbreitung und wurde systematisch organisiert.

Durch buddhistische Missionare verbreitete sich die Kenntnis der Ayurvedischen Medizin und der gesamte indischen Kultur über die Grenzen Indiens hinaus. Die damaligen Kulturnationen - Rom, Griechenland und China - fühlten sich von Indien angezogen. Es galt damals als das Zentrum der Gelehrsamkeit der Welt; viele Philosophen und Studenten besuchten Indien, um sich weiterzubilden. Daher zeigen die Medizinsysteme Griechenlands und Roms unverkennbare Zeichen des Einflusses der Ayurvedischen Medizin. Der hippokratische Eid etwa findet sich in ähnlicher Form bereits bei Caraka.

Der Ruhm Indiens als Zentrum der Medizin war während dieses Zeitraums auf seinem Höhepunkt. Im achten nachchristlichen Jahrhundert wurden ayurvedische Ärzte aus Indien nach Jundishapur und Baghdad im Nahen Osten eingeladen und dort mit der Leitung von Krankenhäusern beauftragt. Nicht nur die indische Kultur verbreitete sich in dieser Periode, sondern auch der politische Machtbereich dehnte sich aus. Zu Großindien gehörte damals Tibet, ein großer Teil

Indochinas und Indonesiens im Osten; im Nordwesten erstreckte es sich über Afghanistan bis hinein nach Persien. Weder militärische Eroberung noch Invasionen oder wirtschaftliche Ausbeutung schufen dieses Reich, sondern fromme und menschenfreundliche Mönche und Yogis mit ihrem heiligen Wissen. Sie waren diejenigen, welche die Mittel zur geistigen und körperlichen Heilung bekanntmachten.

Was die Weiterentwicklung des Medizinsystems selbst angeht, so läßt sich ab dem zweiten Jahrhundert ein zunehmendes Interesse an der Tiermedizin und an Rasakriyā, der „pharmazeutischen Chemie", beobachten. Nagarjuna begründete Rasaśāstra, den Gebrauch alchemistischer Präparate. Etliche Rasa-Medikamente - Präparate mit Quecksilber, Schwefel und Mineralien - sowie Gifte wurden in die Behandlung eingeführt. Während der folgenden sechs Jahrhunderte weiteten sich diese Untersuchungen zu einer eigenen Wissenschaft aus: zur Siddha-Medizin, die heute noch eine in Südindien verbreitete Variante der Ayurvedischen Medizin ist.

1.5 Vāgbhaṭa

Der nächste wichtige Gelehrte der Ayurvedischen Medizin nach Caraka und Suśruta ist Vāgbhaṭa aus dem Sindh, dessen Blütezeit etwa im siebten Jahrhundert nach Chr. lag. Seine in Versform abgefaßte Abhandlung Aṣṭāṅga Hṛdaya besteht aus einer Zusammenfassung von Caraka und Suśruta und den Lehren anderer ayurvedischer Autoren wie Agniveśa, Bhela und Harit. Durch sie kam das Fach wieder auf den neuesten Stand: Vāgbhaṭa führte einige neue Heilpflanzen ein und beschrieb wertvolle Veränderungen und Erweiterungen der Chirurgie trotz starker Opposition durch die orthodoxe Schule.

Ebenfalls in diese Zeit fallen Übersetzungen der wichtigsten ayurvedischen Texte ins Arabische. Das Unani-Medizinsystem, das die Araber aus der älteren griechischen Medizin entwickelten, beruhte zu einem großen Teil auf ayurvedischem Wissen aus Indien (das arabische Wort „unani" bedeutet „griechisch"). Das heute bei indischen und pakistanischen Moslems verbreitete Unani-Medizinsystem verbreitete sich während der islamischen Herrschaft in Indien und ist so immer mit seinen Wurzeln in Berührung gewesen. (Je nach Region sind in Indien heute die Siddha- bzw. Unani-Medizinsysteme in Lehre und praktischer Ausübung der Ayurvedischen Medizin gleichberechtigt, insgesamt aber nicht so verbreitet wie sie. Anm. d. Übers.)

Die moslemische Invasion Indiens begann in vollen Zügen im elften Jahrhundert und führte zu einer Reihe von Kriegen bis ins 18. Jahrhundert hinein. Mit ihr ging ein Niedergang der Ayurvedischen Medizin einher. Die gewaltsame Eroberung mit ihren Kreuzzügen gegen alles Hinduistische und Buddhistische brachte den Verfall der gesamten älteren Kultur mit sich und machte es unmöglich, Künste und Wissenschaften auf ihrem äußerst hohen Niveau zu erhalten.

1.6 Spätere ayurvedische Autoren

In jüngerer Zeit finden wir den Namen Mādhava oder Mādhavācārya, der im zwölften Jahrhundert mehrere Werke über nahezu alle Zweige der hinduistischen Gelehrsamkeit schrieb. In einem medizinischen Werk namens Mādhava Nidāna behandelt er ausschließlich die Diagnose von Krankheiten.

Bis zum 16. Jahrhundert, also während der islamischen Periode, war die Praxis der Ayurvedischen Medizin hauptsächlich auf Rasakriyā oder alchemistische Präparate beschränkt. Systematische Arbeiten auf diesem Gebiet wurden von Cakrapāṇi und Vṛnda geschrieben. Narahani Pandit und Madanpal sind die Verfasser zweier Meisterwerke über medizinische Kräuter, Raja Nighaṇṭu und Madanpala Nighaṇṭu. Śaraṅgdhara, der Sohn von Damodara, stellte im 14. Jahrhundert verschiedene Werke über Heilpflanzen in systematischer Form zusammen; noch heute ist sein Buch Śaraṅgdhara Saṁhitā eine sehr beliebte und zuverlässige Abhandlung zu diesem Thema.

Der nächste berühmte Verfasser ist Bhāvamiṣra, der Autor des Bhāva Prakāśa. Dieser Arzt lebte im 16. Jahrhundert und wurde als der bedeutendste Gelehrte seiner Zeit in Nordwestindien angesehen. Sein Stil ist einfach und vergnüglich zu lesen. Zur Zeit Bhāvamiṣras kam Indien langsam in Kontakt mit europäischen Völkern, vor allem mit den Portugiesen, die dort handelten. Unter ihnen war eine der Syphilis ähnliche Erkrankung der Hände und Füße verbreitet. Bhāvamiṣra behandelt dieses Leiden ausführlich unter der Bezeichnung „Firanga Roga" (Ausländerkrankheit). Das Śaraṅgdhara Saṁhitā wird zusammen mit dem Mādhava Nidāna und dem Bhāva Prakāśa als Laghuḥ trayī (die „kleinen drei" ayurvedischen Klassiker) bezeichnet.

1.7 Britischer Einfluß auf die Ayurvedische Medizin und die Gegenwart

Die Ankunft der Briten trug ebenfalls entscheidend zum Verfall der Ayurvedischen Medizin bei. Sie verweigerten ihr nicht nur die staatliche Förderung, sondern standen diesem Heilsystem grundsätzlich negativ gegenüber. So schloß die Ostindische Gesellschaft (East India Company) die ayurvedischen Schulen und gründete 1833 in Kalkutta eine Ausbildungsstätte der westlichen Medizin. Die breiten Volksschichten wandten das traditionelle System jedoch trotz fehlender staatlicher Förderung und Unterdrückung durch die Regierung weiterhin an, so daß es noch heute 80% der indischen Bevölkerung versorgt.

Erst die um 1920 aufkeimende nationale Bewegung, in deren Folge Schulen und Universitäten unter indischer Leitung gegründet wurden, begünstigte die Wiederbelebung der Ayurvedischen Medizin. Verschiedene Landesregierungen kamen nicht umhin, eine geregelte Ausbildung in diesem Fach wieder einzurichten und schufen deshalb staatliche Behörden, Fakultäten und Räte für die „Indische Medizin". Die Provinz Madras (heute Tamil Nadu) machte 1921-22 mit solchen Schulen den Anfang; es folgten Bengalen und Uttar Pradesh 1925-26, die zentralen Provinzen (das heutige Madhya Pradesh) 1937-39, der Punjab 1938, Mysore (Karnataka) 1942 und schließlich Bombay (Maharashtra), Orissa und Assam 1946-47. Als erste Hochschule gründete die Benares Hindu University 1927 eine Fakultät für Ayurvedische Medizin.

Schließlich benannte die indische Regierung 1946 ein Komitee unter dem Vorsitz von Sir R. N. Chopra, das Empfehlungen für die Lehre und Forschung auf dem Gebiet der Ayurvedischen Medizin erarbeitete. In Jamnagar (Gujarat) gründeten auf Initiative von P. M. Mehta die damaligen regionalen Machthaber Jamsaheb Shri Digvijaisingh und Maharani Shri Gulabkunverba eine ayurvedische Gesellschaft, die ebenfalls 1946 das Shri Gulabkunverba Ayurvedic College einrichtete.

Nach der Unabhängigkeit 1947 zeigten sich die indische Bundesregierung und die Landesregierungen interessierter an der Ayurvedischen Medizin. Auf Empfehlung eines Regierungskomitees unter C. G. Pandit wurde 1953 in Jamnagar das erste „Zentralinstitut für die Erforschung einheimischer Medizinsysteme" eingerichtet. Ein Fortbildungszentrum für Graduierte nahm dort 1956 den Betrieb auf. 1965 erließ der Bundesstaat Gujarat das Gesetz über die Ayurvedische Universität von Gujarat, die 1967 in Jamnagar eingeweiht wurde. Sie ist die einzige Universität Indiens, die sich ausschließlich der Ayurvedischen Medizin widmet. Insgesamt haben inzwischen 45 indische Universitäten ayurvedische Fakultäten; 110 ayurvedische Akademien sind diesen Universitäten angegliedert. Auch privaten Institutionen gegenüber verfolgt die indische Regierung eine offenere Politik, so daß derzeit viele ayurvedische Schulen im ganzen Land gegründet werden.

Es ist zu erwarten, daß der Umfang an Ausbildung in Ayurvedischer Medizin in Indien in den nächsten Jahren erheblich zunehmen wird. Sie hat so die Aussicht, im 21. Jahrhundert wieder zu ihrem Ruhm vergangener Zeiten zu gelangen und auch weltweit zu einer der wichtigsten Formen naturheilkundlicher Medizin zu werden.

Um dieses Ziel zu erreichen, muß sie allerdings auf einen Standard gebracht werden, der unserer Zeit gerecht wird. Dazu gehört auch, daß die althergebrachten Heilverfahren mit den modernen experimentellen Methoden der Naturwissenschaften und der Technik untersucht werden. Dabei darf sich die Ayurvedische Medizin nicht der Allopathie und ihren Normen anpassen, denn diese sind für sie ungeeignet. Vielmehr sollte sie in einer klaren, modernen und rationalen Sprache dargeboten werden.

Zu diesem Zweck koordiniert das Central Council for Research in Ayurveda and Siddha mit Sitz in Delhi, dem landesweit 40 Einrichtungen angegliedert sind, die Forschungstätigkeit auf dem Gebiet der Ayurvedischen Medizin. Neben Fragestellungen der Familienplanung und der Tropenmedizin wird vor allem die gemeinsam durch ayurvedische und allopathische Ärzte, Chemiker und Pharmazeuten durchgeführte Untersuchung von pflanzlichen Wirkstoffen gefördert.

1.8 Ayurveda weltweit

Die außerhalb Indiens häufigen Krankheiten wie AIDS, Krebs, Arthritis, Übergewicht oder ein erhöhter Cholesterinspiegel können mit allopathischen Mitteln allein nicht in jedem Fall zufriedenstellend behandelt werden. Dazu kommt der hohe finanzielle Aufwand, den die westliche Medizin mit sich bringt. Daher suchen immer mehr Patienten Hilfe bei „alternativen" Heilansätzen, darunter auch beim Yoga und der Ayurvedischen Medizin, die im Westen wie auch im Fernen Osten zunehmend bekannt wird.

So wurde vor etwa zehn Jahren das Suśruta Saṁhitā ins Japanische übersetzt. In Japan sorgen die Gesellschaft zur Internationalen Verbreitung der Ayurvedischen Medizin (Ayurveda International Diffusion Association) und die Forschungsgesellschaft für Ayurvedische Medizin (Research Society of Ayurveda) für die Verbreitung des indischen Heilsystems. Auf dem fünften Kontinent bietet die Australian School of Ayurveda in Adelaide seit einigen Jahren komprimierte Kurse zur Ayurvedischen Medizin an.

In den USA widmen sich mehrere Institutionen der Förderung der Ayurvedischen Medizin. Dazu gehören das Amerikanische Institut für Vedische Studien in Santa Fé (Direktor: Dr. David Frawley) sowie das Institut für Ganzheitliche Erziehung (Direktor: Santosh Krinsky) und verschiedene Universitäten mit Ausbildungsgängen für Naturheilkunde. Auch an den von Maharishi Mahesh Yogi gegründeten Einrichtungen sowie den Osho-Zentren besteht die Möglichkeit, sich mit Yoga und Ayurveda zu befassen.

In Europa ist die Ayurvedische Medizin vor allem in Italien verbreitet. Genannt seien nur die Institutionen Charysat Global Health (Varese), die ayurvedische Medikamente importiert, das Internationale Zentrum für Studien der Medizin, Homöopathie und Naturheilkunde (CISMON, Rom) oder der italienische Yogaverband. In der Schweiz wurde nach der schon länger bestehenden Ashtang-Yoga-Akademie (Basel) 1992 in Walzenhausen in der Nähe des Bodensees die erste ayurvedische Klinik des Landes gegründet, der eine Forschungseinrichtung angegliedert ist (Leitung: Hans H. Rhyner).

In Deutschland ist in den letzten Jahren in den Fachzeitschriften für Naturheilkunde ein zunehmendes Interesse an der Ayurvedischen Medizin zu beobachten. Der Deutschen Gesellschaft für Ayurveda e. V. gehören Ärzte und Heilpraktiker an, die den „Maharishi Ayur-Veda" nach Deepak Chopra praktizieren. Auch an den Universitäten werden gelegentlich Forschungsprojekte über ayurvedische Heilpflanzen durchgeführt.

Schließlich besteht auch in Indien die Möglichkeit, als Ausländer eine Ausbildung in Ayurvedischer Medizin zu erhalten. Neben einem regulären Studium von mindestens fünf Jahren Dauer bieten die folgenden Universitäten komprimierte neunmonatige Kurse an: Jamnagar/Gujarat, Poona (dort kann der Abschluß „Certificate of Proficiency in Ayurved“ erworben werden) und die Benares Hindu University in Varanasi.

2. Philosophische Grundlagen der Ayurvedischen Medizin

Die indischen Philosophien basieren nicht wie die westlichen auf Logik allein, sondern spiegeln zugleich tiefe meditative Erfahrung wider. Wie alle indischen Wissenschaften hat auch die Ayurvedische Medizin ihre Grundlage in einer Philosophie, welche die Eigenschaften und Vorgänge der Natur und des Weltalls betrachtet. Sie übernimmt dabei die vedische Anschauung, daß der Mikrokosmos (das Individuum) und der Makrokosmos (das Weltall) identisch sind, daß der Mensch also ein Miniaturabbild der Natur ist. Die Ayurvedische Medizin befaßt sich daher auch mit den Theorien über die Entstehung des Weltalls und über die Evolution.

Jede der unterschiedlichen philosophischen Strömungen Indiens hat ihre eigene Anschauung über den Schöpfungsprozeß. Sechs Philosophiesysteme leiten sich von den Veden ab und heißen deshalb vedische Systeme; die anderen sind die sogenannten nicht-vedischen Systeme. Zur Ayurvedischen Medizin haben hauptsächlich vedische Systeme beigetragen, von denen der Sāṁkhya-Yoga und der Nyāya-Vaiśeṣika die wichtigsten sind.

2.1 Beitrag des Nyāya-Vaiśeṣika

Das Nyāya-System beschreibt die Arten des Beweises, also die Mittel, durch die man Wissen erlangt (Pramāṇas). Es erkennt vier solche Mittel an: die direkte Wahrnehmung durch die Sinne und das Bewußtsein (Pratyakṣa), die Schlußfolgerung (Anumāna), den Analogieschluß (Upamana) und die Aussage einer Autorität (Śabda). Auch in der Ayurvedischen Medizin bedient man sich dieser vier Wege, um zur Wahrheit der Dinge zu gelangen.

Das philosophische System des Vaiśeṣika definiert sechs erfahrbare Kategorien oder Objekte der Erkenntnis (Prameyas). Es handelt sich um Substanz (Dravya), Eigenschaft (Guṇa), Wirkung (Karma), Ähnlichkeit (Samanya), Verschiedenheit (Viśeṣa) und den unauflöslichen Zusammenhang (Samavāya).

Außerdem stellt Vaiśeṣika eine Atomtheorie der Schöpfung (Paramāṇuvāda) vor. Nach ihr entstehen die Erde (Pṛthvī), das Wasser (Jala), die Hitze oder das Licht (Tejas) und das Prinzip der Bewegung (Vāyu) durch die Vereinigung von Atomen dieser Substanzen. In jedem Individuum gibt es außerdem ein einziges Atom des Bewußtseins. Die Ayurvedische Medizin geht in ähnlicher Weise davon aus, daß der Körper durch die Vereinigung verschiedenartiger kleinster Bestandteile entsteht.

Die im Weltall zu beobachtende Mannigfaltigkeit kommt nach der Vaiśeṣika-Philosophie dadurch zustande, daß sich die Atome der Erde - der grobstofflichen Materie - umwandeln, wenn sie mit Hitze in Berührung kommen (Pākaja-Utpatti). Die Ayurvedische Medizin macht sich diese Theorie zu eigen und führt alle Umwandlungen im Körper, die aufbauenden wie die abbauenden, auf das göttliche Prinzip der Hitze (Agni) im Körper zurück. Wenn dieses Hitzeprinzip normal wirkt, erfreut man sich guter Gesundheit; andernfalls entstehen Krankheiten. Wenn Agni aufhört, im Körper zu wirken, tritt der Tod ein.

Einander ähnliche Stoffe, Eigenschaften und Vorgänge bewirken eine Zunahme der Substanzen des Körpers (siehe Kapitel 3) - der drei biologischen Kräfte oder Körpersäfte (Doṣas), der sieben Gewebe (Dhātus) und der drei Abfallprodukte (Malas). Entsprechend werden diese Körpersubstanzen durch gegeneinander gerichtete Stoffe, Eigenschaften und Vorgänge vermindert. Nach diesem Prinzip werden Dinge durch ihre Gegenpole ausgeglichen oder geheilt. Um die Gesundheit zu erhalten und Krankheiten zu heilen, muß man also je nach der Ursache nach ähnlichen oder gegensätzlichen Mitteln der Behandlung - etwa Ernährung oder Verhaltensweisen - suchen.

Die ayurvedische pharmazeutische Theorie basiert auf dem vom Vaiśeṣika-System hergestellten Zusammenhang von Dravya, Guṇa und Karma: Substanzen (Dravya) rufen Wirkungen (Karma) entsprechend ihrer Eigenschaften (Guṇas) hervor. Was heiß ist, erhitzt auch, und kalte Substanzen haben die Fähigkeit zu kühlen. Ayurvedische Medizin weist den fünf Grundsubstanzen („großen" Elementen) zwanzig solche Qualitäten zu. Alle Stoffe werden entsprechend der Theorie der ähnlichen oder gegensätzlichen Eigenschaften eingesetzt.

2.2 Beitrag des Sāṁkhya und des Yoga

Zwar hat die Ayurvedische Medizin einige wesentliche Grundzüge des Vaiśeṣika übernommen, doch die entscheidenen Beiträge kamen von der Sāṁkhya-Philosophie und vom Yoga. Die Sāṁkhya-Theorie der Schöpfung macht nicht bei den fünf Elementen oder Atomen halt wie die des Vaiśeṣika, sondern kennt darüber hinaus eine letzte Ursache auf der feinstofflichsten Ebene. Zu den fünf erfahrbaren Kategorien auf der Ebene der Sinnesorgane kommen hier nämlich noch drei weitere auf der Ebene des Bewußtseins und eine auf der Ebene des Intellekts.

Das Bewußtsein ordnet jede Sinnesempfindung in eine der drei Kategorien ein: erfreulich, schmerzhaft oder neutral. Sie werden im Sāṁkhya als die drei Eigenschaften (Guṇas) bezeichnet - Sattva, Tamas und Rajas -; zugleich hat alles Materielle diese drei Qualitäten. Die kombinierte oder ausgeglichene Form dieser Eigenschaften wird Prakṛti oder Urnatur genannt, die dem materiellen Anteil der Schöpfung letztlich zugrunde liegt. Auf der Ebene des Intellekts gibt es dagegen nur den Vorgang des Wissens, ungeachtet der erfreulichen, schmerzhaften oder neutralen Qualität der Erkenntnis. Deshalb muß es ein anderes Prinzip geben, das für dieses Wissen verantwortlich ist - es muß ewig wissend sein. Sāṁkhya nennt dieses Prinzip Puruṣa oder das „reine Wissen"; am Schluß des Kapitels werden wir genauer darauf zu sprechen kommen.

Die Prakṛti und ihre drei Eigenschaften sind für die Vielfalt im Weltall verantwortlich, die Existenz des Puruṣa dagegen die Ursache von Einheit. Prakṛti und

Puruṣa sind also die letztlichen, ursachelosen, allgegenwärtigen und alles durchdringenden Ursachen des Weltalls. Wenn sie sich verbinden, beginnt der Schöpfungsprozeß, bei ihrer Trennung wird er unterbrochen. Endgültig beendet ist dieser Erschaffungsvorgang nach der Sāṁkhya-Philosophie dann, wenn die Schöpfung mit ihrem Schöpfer und die Wirkung mit der Ursache verschmelzen.

Nach dem Gesetz der Verwandlung (Pariṇāmavāda) ist die Prakṛti immer in einem Zustand des Fließens. Bei jeder Bewegung kommt es wegen der endlosen Kombinationsmöglichkeiten der drei Eigenschaften (Guṇas) zu Umwandlungsvorgängen. Die Ayurvedische Medizin erklärt so die Entstehung und Vernichtung von Stoffen im Körper wie in der Außenwelt.

Nach dem Verständnis des Sāṁkhya-Systems ist das gesamte Universum eine Manifestion von Intelligenz, die sich nach und nach in Materie einschließt, um alle verschiedenen in ihr angelegten Ideen von Handlung und Erfahrung zu erkunden. Alle Lebens- und Erlebensmöglichkeiten müssen daher - zu welchem Zeitpunkt und an welchem Ort auch immer - von irgendeinem Lebewesen erfahren werden.

Die Seele der Lebewesen spiegelt den Puruṣa wider, während die materiellen Hüllen, also der Körper, das Bewußtsein und der Intellekt von der Prakṛti stammen. Nach der Sāṁkhya-Philosophie ist es das Ziel, den Puruṣa loszulösen und zu befreien. Dieser dauerhaft erlöste Zustand der Seele (Mokṣa) ist der absolute Freudenzustand, der ewig andauert. Bei fast allen indischen Philosophien ist das Ziel dieser Zustand der Befreiung.

Je mehr wir uns geistig entwickeln, umso mehr werden wir fähig zu größeren und weiteren Erfahrungen. Wir können dabei die Grenzen unseres Körpers verlassen und so zu einem direkteren und umfassenderen Erleben durch das Bewußtsein gelangen, bis wir schließlich das gesamte Weltall, das in uns selbst steckt, verstehen können. Dies ist die Praxis des Yoga, die es erlaubt, die ganze Welt zu transzendieren.

2.2.1 Die drei wesensbestimmenden Eigenschaften (Guṇas)

Wie oben erwähnt, ist alles Materielle in der Natur aus drei allumfassenden Substanzen oder wesensbestimmenden Eigenschaften (Guṇas) zusammengesetzt:

Sattva, dem Bewußtsein oder klaren Wissen;
Rajas, der Bewegung, Veränderung oder Handlung;
Tamas, der ihnen widerstehenden Trägheit.

Mit anderen Worten sind die geistige Vorstellung (Sattva), die materielle Umgestaltung (Rajas) und die Behinderung von beiden (Tamas) die drei wahren Faktoren, die zur sichtbaren Erscheinung eines jeden Stoffes beitragen. Das gesamte Universum existiert als Bewußtheit; göttliches Denken enthält die

Vorstellung vom Weltall genauso wie dessen Veränderung und den Widerstand gegen beides.

Die allumfassenden Substanzen haben aus sich heraus keine materiellen Eigenschaften wie Gestalt oder Form, Härte, Weichheit usw.; sie sind daher nichtmaterielle Substanzen. Beim Menschen werden die drei Guṇas an seinem Temperament, seiner Konstitution und seinem Verhalten deutlich, welche die psychische Persönlichkeit ausmachen.

2.2.2 Prakṛti - die Urnatur

Prakṛti ist die Grundsubstanz des Weltalls auf der grobstofflichen und auf der feinstofflichen Ebene. Dieser Begriff bezeichnet die ursprüngliche, objektive Form der Materie, den nicht greifbaren Kern oder die undifferenzierte Anlage von allem, was durch einen Namen, Form oder Wirkung in Erscheinung tritt. Prakṛti ist keine Materie im westlichen Sprachgebrauch, sondern das, was das Bewußtsein durch Erfahrungen erfassen kann. Sie beinhaltet die Wesensmerkmale aller Dinge in wahrnehmbaren Formen.

Wörtlich bedeutet der Ausdruck Prakṛti die erste wirkende Kraft. Als Ursubstanz der Schöpfung bei ihrem Anbeginn heißt sie auch „Pradhana" („Urmaterie" oder die erste Substanz).

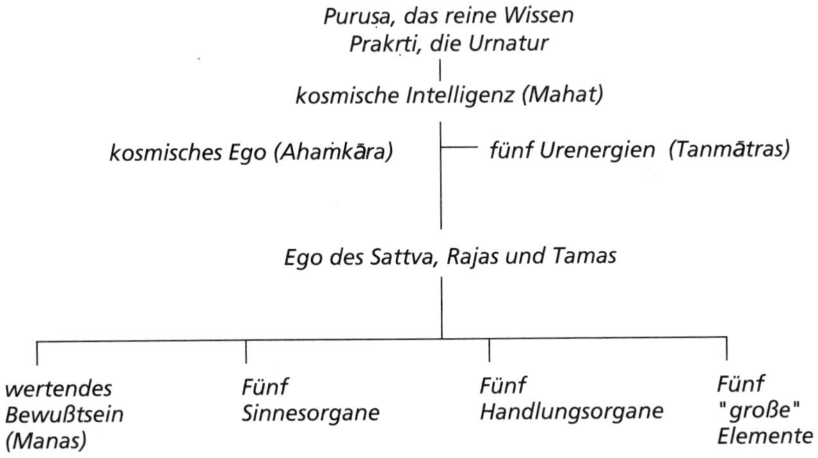

Aus dem Zusammenspiel von Prakṛti und Puruṣa entwickelt die Sāṁkhya-Philosophie dreiundzwanzig weitere Prinzipien.

2.2.3 Mahat - die kosmische Intelligenz

Den vedischen Philosophiesystemen zufolge treten alle Erscheinungen nur dank einer zugrundeliegenden kosmischen Intelligenz auf. Sie sieht alle Gesetze und Prinzipien vor, denen die Erscheinung folgen muß, und auch ihren Kern, also die ideale oder archetypische Form der Erscheinung.

Mahat bedeutet wörtlich „das Großartige" und bezieht sich auf die großartigen Prinzipien, die dem Leben zugrunde liegen. Das Reich des Mahat selbst ist die Idee der Schöpfung, welche die Zeit überdauert - das Reich der Gedanken und nicht das der Phänomene. Mahat ist das göttliche Bewußtsein. Im Individuum ist der Mahat als „Buddhi" ausgeprägt, die Verstandeskraft, welche die Wahrheit vom Falschen zu unterscheiden vermag.

2.2.4 Ahaṁkāra - das Ego

Wenn die Natur in Erscheinung tritt, ist damit auch ein Vorgang der Differenzierung verbunden. Sie kommt durch das Ego zustande, das bewirkt, daß die Schöpfung sich in voneinander getrennten, individuellen Einheiten ausprägt.

Ahaṁkāra bedeutet wörtlich „die Ich-Machung", denn das Ego wird als ein Vorgang, als eine Reihe von gliedernden Gedanken verstanden und nicht als eine reale, eigenständig existente Einheit. Es ist die notwendige Kraft der Teilung, die zur Natur gehört, ein Stadium der Evolution, aber nicht der wahre Charakter oder die Identität der Geschöpfe. Erst durch das Ego können die in der Urnatur (Prakṛti) latent vorhandenen Grundenergien und die von der kosmischen Intelligenz (Mahat) vorgegebenen fundamentalen Gesetze spezifische Formen annehmen.

Unter dem Einfluß des Ego werden die Grundqualitäten der Natur in einer der Gruppen der jeweils fünf Sinnes- und Tatorgane sowie der fünf Elemente sichtbar.

2.2.5 Manas - das wertende Bewußtsein

Alle Erscheinungen treffen auf individuelle, sie bewertende Mentalitäten oder Bewußtseinsprozesse. Durch diese Instanz, die Emotionen, Wünsche und Vorstellungen, stehen wir über unsere Sinnesorgane mit der Außenwelt in Verbindung. Wörtlich bedeutet der Ausdruck Manas das formende Prinzip (von der Wurzel „man", formen).

2.2.6 Die fünf Urenergien (Tanmātras)

Der Wahrnehmung durch die Sinne liegen fünf Urenergien zugrunde, die alle Dinge auf der Welt in feinstofflicher Form ausstrahlen. Sie ermöglichen es, daß die Sinnesorgane mit ihren Objekten in Wechselwirkung treten.

Benannt sind diese Urenergien (Tanmātras) nach den zugehörigen Sinnen:

Gandha Tanmātra, der Tanmātra des Geruchs;
Rasa Tanmātra, der Tanmātra des Geschmacks;
Rūpa Tanmātra, der Tanmātra des Gesichtssinns;
Sparśa Tanmātra, der Tanmātra des Tastsinns;
Śabda Tanmātra, der Tanmātra des Gehörs.

Die Tanmātras zeigen, daß der Kosmos grundsätzlich fünffach strukturiert ist. Es kann kein sechstes Sinnesorgan und kein sechstes Element geben, weil der zugehörige Tanmātra fehlt, das seine Manifestation ermöglichen würde.

Tanmātra selbst bedeutet „Urmaßstab" (tat-mātra).

2.2.7 *Die fünf großen Elemente (Mahābhūtani)*

Die Wissenschaft der fünf „großen" Elemente ist wohl der wichtigste Bestandteil der Ayurvedischen Medizin und aller anderen Wissenschaften der Antike wie der Astrologie und der Alchemie. Es ist notwendig, sie von Grund auf zu erlernen und sich immer wieder in sie hineinzudenken.

Erde, Wasser, Feuer, Luft und Äther verkörpern die festen, flüssigen, strahlenden, gasförmigen und ätherischen Formen der Materie, aus denen die äußere Erfahrungswelt - einschließlich des physischen Körpers - aufgebaut ist. Diese Elemente sind auf einer grob- und auf einer feinstofflichen Ebene vorhanden; nur ihre grobstoffliche Form ist für uns als Materie erfaßbar. Die Sinnesorgane empfangen die von ihnen ausgesandten Urenergien, die Handlungsorgane wirken handelnd auf sie ein.

Diese Elemente sind von unterschiedlicher Dichte; alle realen Stoffe, auch das Bewußtsein, sind aus ihnen aufgebaut. Am einen Ende steht die Erde, ein völlig dichtes Medium, das keine Handlung zuläßt. Am anderen Ende steht der Äther - ein gänzlich feinstoffliches oder empfangendes Medium, das die vollkommene Handlungsfreiheit erlaubt. Zwischen diesen beiden Polen liegen alle denkbaren Dichtezustände, die den gesamten Bereich von Sinneserfahrungen und die Ausprägung aller Ideen ermöglichen.

Daneben symbolisieren die Elemente auch verschiedene Urbilder, ihre unterschiedlichen Dichtezustände und Ausdrucksbereiche. So drückt das Element Erde zugleich die Idee der Festigkeit oder der Stabilität aus, durch die einer Handlung Widerstand entgegengesetzt wird. Wasser offenbart die Vorstellung vom flüssigen Zustand und der fließenden Bewegung, die das Leben ermöglichen. Mit dem Feuer ist das Bild des Lichts verknüpft, das für die Wahrnehmung und die Bewegung von Ort zu Ort sorgt. Das Element Luft drückt zugleich eine subtile Bewegung aus und damit auch die Idee von Zielgerichtetheit, Schnelligkeit und Wechsel, welches die Grundlage der Gedanken ist. Der Äther schließlich steht für das Verbindende, das den Austausch zwischen allen stofflichen Substanzen und damit auch die Kommunikation und die Ausdrucksmöglichkeit des Selbst möglich macht.

Auch läßt der Äther die Vorstellung von Raum gegenständlich werden, Luft die Zeit, Feuer das Licht, Wasser das Leben und Erde die Form. Wie die verschiedenen Striche und Farben eines Künstlers sind die Elemente die verschiedenen Medien, welche die schöpferische kosmische Intelligenz benötigt, um sich auszudrücken.

2.2.8 Entstehung der Elemente

Nach der Vorstellung des Sāṁkhya ist das Urelement der Äther. Bewegt er sich, so wird er zur Luft, die ja als Idee der Bewegung bereits im Bild des Raums enthalten ist. Wenn sich die Luft immer wieder bewegt, entsteht Reibung und aus ihr das Feuer - die Idee der Leuchtkraft, die schon in der Vorstellung von Bewegung angelegt ist. Durch Verdichtung entsteht daraus das Wasser als Idee des Lebens, die bereits der Leuchtkraft innewohnt. Wenn das Wasser gerinnt, bildet sich die Erde, das bereits in der Idee des Lebens enthaltene Urbild der Form. Dabei entsteht aus einem Zehntel des Äthers Luft, ein Zehntel der Luft wird zum Feuer, ein Zehntel des Feuers zum Wasser, und aus einem Zehntel des Wassers bildet sich Erde. Die Erde enthält also alle fünf Elemente, das Wasser vier, das Feuer drei und die Luft zwei.

Die fünf Elemente sind daher verschiedene Dichtezustände eines einzigen großen Elements, des Äthers, und einer einzigen großen Idee, nämlich der des Raumes oder Ortes. Die fünf Elemente sind nichts anderes als vervielfachter Äther. Die moderne Wissenschaft hat diese alte Einsicht durch ihre Entdeckung bestätigt, daß die Atome hauptsächlich aus leerem Raum bestehen und daß der feste Zustand in Wirklichkeit eine Illusion und eigentlich ein Energiefeld ist.

Die beschriebenen grobstofflichen Formen der Elemente entstehen ihrerseits durch einen Reproduktionsvorgang aus feinstofflichen Formen. Dabei enthält jedes grobstoffliche Element alle fünf feinstofflichen.

2.2.9 Eigenschaften der fünf „großen" Elemente

Hinter den feinstofflichen Formen der fünf Elemente stehen ihre kausalen oder Kernformen. Diese sind die Tanmātras, die zugleich die kausalen oder Kernformen der Sinnesorgane sind, da diese ihre Wahrnehmung ermöglichen. Die Tanmātras werden deshalb auch als die fünf Elemente in ihrem ursprünglichen Zustand bezeichnet und machen ihre Wesenseigenschaft aus. Daneben hat jedes Element noch eine zusätzliche Eigenschaft, die ersatzweise über die Haut wahrgenommen werden kann, falls die Wahrnehmung über die Sinnesorgane nicht möglich ist.

Die folgende Tabelle verdeutlicht den Zusammenhang zwischen den fünf Elementen, den drei Guṇas, ihren Wesens- und Hilfseigenschaften und den ihnen zugrundeliegenden Vorstellungen.

Tab. 1: Zusammenhang zwischen den fünf Elementen, den drei Guṇas und den Eigenschaften und Urbildern der Elemente

Element	**Eigenschaft** (Guṇa)	**Wesenseigenschaft** (Tanmātra)	**Zusatzeigenschaft**	**Urbild**
Äther (Ākāśa)	Sattva	Hörbarkeit	Fehlen von Widerstand	Austausch
Luft (Vāyu)	Rajas	Tastbarkeit	Schwingung	Bewegung
Feuer (Tejas)	Sattva + Rajas	Sichtbarkeit	Temperatur-änderung	Umwandlung
Wasser (Apa)	Sattva + Tamas	Geschmack	Flüssigkeit	fließender Zustand
Erde (Pṛthvī)	Tamas	Geruch	Festigkeit	Form

2.2.10 Die fünf Sinnesorgane (Jñānendriya)

Die Sinnesorgane sind die Mittel, derer sich der Verstand beim Erfahren der Außenwelt bedient. Latent sind sie auf allen Bewußtseinsstufen vorhanden und werden durch den Evolutionsprozeß differenzierter und empfindlicher. Jedes Sinnesorgan ist spezialisiert auf die Wahrnehmung eines der fünf Elemente:

die Ohren, das Organ des Gehörs, für das Element des Äthers;
die Haut, das Organ des Tastsinns, für die Luft;
die Augen, die Organe des Sehens, für das Feuer;
die Zunge, das Organ des Geschmacks, für das Wasser;
die Nase, das Organ des Geruchs, für das Element der Erde.

Jenseits der Begrenzungen des physischen Körpers gibt es auch feinstoffliche oder innerliche Formen dieser Organe; durch sie kommt zum Beispiel außersinnliche Wahrnehmung zustande.

Die Sinnes- oder Erfahrungsorgane haben nur die Fähigkeit zu empfangen, bringen jedoch nichts zum Ausdruck. Die Aktivitäten werden vom zugehörigen Handlungsorgan ausgeübt.

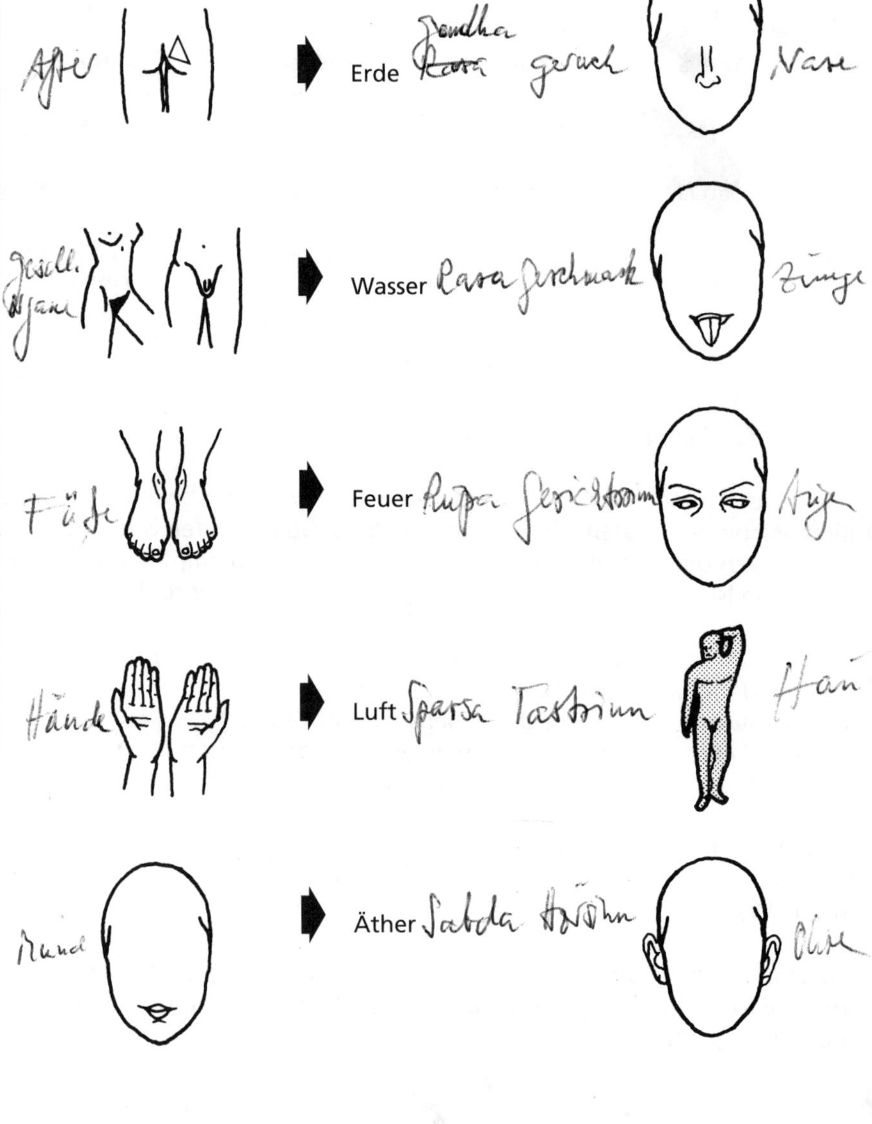

Abb. 3: Zusammenhang zwischen den fünf Handlungsorganen, den Elementen und den Sinnesorganen

2.2.11 Die fünf Handlungsorgane (Karmendriya)

Die fünf Handlungsorgane entsprechen den fünf Sinnesorganen und den fünf Elementen. Beim Menschen sind das

- *der After, durch den sich die Ausscheidung vollzieht;*
  er ist der Erde und dem Geruch zugeordnet;
- *die Geschlechtsorgane, welche die Funktion des Abgebens haben;*
  sie stehen mit dem Wasser und dem Geschmack in Verbindung;
- *die Füße für die Fortbewegung;*
  man ordnet sie dem Feuer und dem Geruchssinn zu;
- *die Hände, die zum Greifen da sind;*
  sie hängen mit der Luft und dem Tastsinn zusammen;
- *der Mund für unseren Ausdruck;*
  er ist dem Element Äther und dem Gehör zugeordnet.

Diese fünf Tatorgane dienen der Verwirklichung von Ideen wie der der Bewegung, des Greifens usw. Sie sind nichts weiter als Strukturen, die es ermöglichen, daß diese Handlungsideen ausgeführt werden. Der Körper ist ein Medium mit einer bestimmten Ausstattung, die es erlaubt, daß gewisse Handlungen verwirklicht werden und daß das Bewußtsein Erfahrungen sammelt.

Diese Handlungspotentiale kommen überall in der Natur in vielen verschiedenen Ausprägungen vor, von denen unsere körperliche Ausgestaltung nur eine mögliche Art ist. Daneben gibt es auch von diesen Organen feinstoffliche oder innerliche Formen, die einen direkten Einfluß auf das Bewußtsein erlauben. Die Handlungsorgane können Ideen nur ausdrücken, jedoch nicht empfangen. Diese Fähigkeit liegt allein bei den Sinnesorganen.

Die Anschauung über die Schöpfung ist hier in einem Punkt praktischer orientiert als die der strengen Sāṁkhya-Philosophie: Während diese die abstrakte Vorstellung hat, daß die Sinnes- und die Handlungsorgane aus dem Ego des Tamas hervorgehen, nimmt die Ayurvedische Medizin an, daß sie allein aus den fünf „großen" Elementen entstanden sind.

2.2.12 Puruṣa - das reine Wissen

Wie bereits oben erwähnt wurde, existiert das Universum der Sāṁkhya-Philosophie zufolge, um von einer Instanz des Wissens erfahren zu werden, die über unser Bewußtsein hinausgeht. Als zu beobachtendes Phänomen besteht es nicht um seiner selbst, sondern nur um seines Beobachters willen. Diese schauende „Bewußtheit", das „reine Wissen", für das es erfahrbar ist, wird als fünfundzwanzigstes Prinzip aufgeführt, aber es transzendiert in Wirklichkeit die Prakṛti, die anderen dreiundzwanzig Prinzipien und ihre Grundlage. Im Sanskrit gibt es verschiedene Bezeichnungen dafür: „Puruṣa" oder das innewohnende Sein, „Ātman" oder das innere Selbst, und „Dṛṣṭṛ" oder der Seher.

Der Puruṣa ist kein Bestandteil der Schöpfung und nicht aus grob- oder feinstofflicher und auch nicht aus mentaler Materie zusammengesetzt. Er ist das Substrat oder die bewußte Grundlage der Schöpfung. Sie leuchtet in dem von ihm reflektierten Licht, und es ist sein Licht, das nach Spiegelung durch das Bewußtsein Wahrnehmung ermöglicht.

Die Urnatur (Prakṛti) selbst ist frei von subjektivem Empfinden, also selbst ohne Bewußtsein, und nur eine verborgene Objektivität ohne das reflektierte Licht des Puruṣa. Sogar der Mahat, die kosmische Intelligenz, ist selbst ohne Bewußtsein. Mit dem Mahat und dem Bewußtsein, das aus ihm entstammt, verhält es sich wie mit der Hitze, die von einer erhitzten Eisenkugel abgegeben wird - diese glüht zwar, aber sie hat kein eigenes Feuer. Nach Sāṁkhya-Auffassung ist auch das Bewußtsein selbst materiell; das heißt, es kann als ein Objekt beobachtet werden und ist nicht die eigentliche Quelle des Wissens.

Prakṛti und ihre Ausprägungen existieren, um dem Puruṣa Erfahrung zu verschaffen, so daß er Überlegenheit über sie gewinnen und zu einem Verständnis seiner eigentlichen Natur gelangen kann. Sie ist wie eine Mutter, die selbstlos für ihr Kind sorgt und es herausfordert, um zu seinem Wachstum beizutragen.

Diese Dualität von Puruṣa und Prakṛti ist der Dualität von Geist und Materie sehr ähnlich, die im klassischen griechischen und westlichen Gedankengut zu finden ist; manche Wissenschaftler sind der Auffassung, daß sie auf das Sāṁkhya-System zurückgeht.

2.2.13 Die Hierarchie der kosmischen Prinzipien

Der Kosmos ist in vier Bereiche aufgeteilt. Der erste ist der Puruṣa - der reine Geist, ewig, wissend, inaktiv und außerhalb der Schöpfung stehend, also auch jenseits von Ursache und Wirkung. Er ist der Seher oder der sehende Zustand, in dem es Wahrheit, Wirklichkeit und Seligkeit gibt.

Der zweite ist die Prakṛti oder die Urmaterie, die ewig, nicht empfindend, aber ein aktives Prinzip und die Quelle der Schöpfung ist. Sie ist die Ausprägung der schaffenden Kraft des Puruṣa - seine Genossin oder Śakti -, durch die er die ihm innewohnenden schöpferischen Potentiale erfahren kann. Die Prakṛti selbst ist unsichtbar. Man kann aber auf ihre Existenz schließen, denn sie ist die Grundlage des Beobachtbaren. Zwar verursacht sie Dinge, ist aber selbst nicht Auswirkung von etwas anderem. Die Prakṛti ist die materielle Basis des Universums, genau wie der Lehm die Grundlage eines Tontopfs ist.

Der dritte Bereich ist der Mahat, die kosmische Intelligenz, Ahaṁkāra, das Ego, und die fünf Tanmātras oder Urenergien der Sinneswahrnehmung; insgesamt also sieben Prinzipien. Sie sind sowohl Ursache als auch Wirkung: Sie bringen das Bewußtsein, die Sinnes- und Handlungsorgane sowie die fünf „großen" Elemente hervor und sind ihrerseits Auswirkungen der Prakṛti.

Der vierte Bereich ist die Vikṛti, die vergänglichen und differenzierten Produkte der Schöpfung. Sechzehn Bereiche gehören dazu, nämlich das Bewußtsein, jeweils fünf Sinnes- und Handlungsorgane und die fünf „großen" Elemente. Sie entstehen durch die Wirkung des Ahaṁkāra (Ego), sind aber selbst nicht Ursache von etwas anderem.

Die Fessel, die Ursache und Wirkung zusammenhält, ist die Zeit. Sie wird vom Ego geknüpft, denn es bewirkt, daß wir den Puruṣa mit der Prakṛti verwechseln. Erst wenn wir diese „Ich-Machung", den Knoten der Schöpfung, auflösen, können wir uns von dieser Fessel befreien.

2.2.14 Erkenntnis des Puruṣa oder des reinen Wissens

Im Verhältnis zum Puruṣa, dem einzigen sehenden Zustand und der einzigen wirklich bewußten Einheit, ist die ganze Schöpfung das Gesehene, etwas Beobachtetes oder Objektives in der Natur. In einem Entwicklungsprozeß können wir lernen, zwischen dem Seher und dem Gesehenen, dem Subjekt und dem Objekt zu unterscheiden und unser Selbst nicht mehr mit den Formen und Funktionen der äußeren Welt gleichzusetzen.

Auf unserer normalen und nichtwissenden Bewußtseinsstufe identifizieren wir uns mit dem Körper oder Gefühlszuständen durch Gedanken wie „das bin ich", „das gehört mir", „ich bin glücklich" oder „ich bin traurig". In diesem Gedankenprozeß ordnen wir unserem Selbst, dem reinen Wissen, verschiedene Eigenschaften zu, obwohl es keine Eigenschaften hat. Die Sāṁkhya-Philosophie lehrt, daß diese Vorstellungen falsch sind und auf einer Verwechslung des Sehers mit dem Gesehenen beruhen. Sie bewirken, daß wir uns von der äußeren Welt beeinflussen lassen und unter den Veränderungen dieser Einflüsse leiden. So haben wir das Gefühl zu sterben, wenn unser Körper stirbt. Das reine Wissen ist aber nicht etwas Materielles oder Beobachtbares; nur Materie oder Prakṛti hat diese Eigenschaften. Wenn wir das erkennen, werden wir frei von allen Sorgen und Störungen durch die Außenwelt.

Im Rahmen eines Entwicklungsprozesses lernen wir also langsam, unser Bewußtsein von der Außenwelt zu lösen - zunächst von der physischen Materie, dann von den Gefühlen, Gedanken und vom Ego, den Ausprägungen der feinstofflichen Materie. Sobald wir uns nicht mehr mit unseren Gedanken identifizieren und so zu einer objektiven Wahrnehmung des gesamten Reichs der Prakṛti gelangen, sind wir zu unserem Puruṣa, dem reinen Wissen, zurückgekehrt. Das ist die Selbsterkenntnis oder Befreiung.

Auch die Ayurvedische Medizin hat zum Ziel, uns zur Kenntnis des Selbst oder Puruṣa zurückzubringen. Nach ihrer Sicht sind wir zwangsläufig dann gesund, wenn wir die Dinge so beobachten können, wie sie sind und sie entsprechend den ihnen innewohnenden Möglichkeiten verwenden. Diese Kenntnis des inneren Selbst ist die Grundlage der ayurvedischen Psychologie. Anders als der strengen Sāṁkhya-Philosophie geht es ihr aber vorwiegend um die wahrnehmbare Ausprägung des Puruṣa - unseres Selbst - in der greifbaren Form der Prakṛti - unseres Körpers -, und nicht um das abstrakte „reine Wissen" schlechthin. Sāṁkhya betrachtet den Puruṣa als eine von der Prakṛti völlig getrennte Einheit, die Ayurvedische Medizin sieht dagegen das Selbst, die „Seele", als mit dem Körper verbunden an.

Daraus ergibt sich für sie als Auffassung vom Körper, daß nicht „wir" der Körper sind, sondern daß er ein Werkzeug ist, mit dessen Hilfe das reine Wissen sich Ausdruck verschafft. Wir sollen den Körper also nicht verwöhnen, sondern ihm die konkrete Pflege zukommen lassen, die er braucht, um gesund zu bleiben. Wir warten ihn wie ein Fahrzeug oder pflegen ihn wie eine Pflanze im Garten, behandeln ihn aber nicht als ein Mittel zu unserer Genugtuung, denn das würde sowohl den Körper als auch unser inneres Lebensziel zerstören.

Außer unserem inneren Selbst oder eigentlichen Wesen sind alle Dinge eine Abweichung (Vikṛti), Störung oder Krankheit. Bis wir es lernen, in unserer wahren Natur zu ruhen, sind wir für alle Prozesse des Verfalls und des Abbaus anfällig, die zur Außenwelt gehören. Die endgültige Heilung von Krankheit ist also die Erkenntnis des Selbst.

Den beschriebenen Erkenntnisprozeß können wir selbst fördern, indem wir dafür sorgen, durch ausgeglichene Ernährung und Verhalten möglichst viel an Sattva, der Eigenschaft der Reinheit, aufzunehmen. Auf der Ebene der Sinnesorgane und des Bewußtseins bewirkt eine Zunahme von Sattva, daß der Verstand zu den richtigen Erkenntnissen gelangt. Darüber hinaus fördert sein Einfluß den Mut und die Entschlossenheit, Dinge zu meiden, die einem unzuträglich und schädlich, aber momentan angenehm sind, und verschafft ein aufmerksames Gedächtnis. Der Einfluß von Rajas und Tamas dagegen, den Eigenschaften der Unruhe und der Stumpfheit, führt zu falschen Entscheidungen, Furchtsamkeit und einem schlechten Gedächtnis.

Das Yoga-System unterstützt hier die Ayurvedische Medizin, indem es aufzeigt, wie man Sattva vermehren und Rajas und Tamas verringern kann, um geistig ausgeglichen zu werden. Zu diesem Zweck schlägt Yoga bestimmte Ernährungs- und Verhaltensweisen vor, Yama und Niyama (siehe Kapitel 16).

2.3 Beiträge des Mīmāṁsā und Vedānta

Auch diese beiden Philosophien haben zur Ayurvedischen Medizin beigetragen. Mīmāṁsā sagt aus, daß jede Seele, jeder Puruṣa ewig lebt und im großen Zyklus von Geburt und Tod unterwegs ist. Leid und Glück erfährt man als Konsequenz der Taten, die in diesem oder in früheren Leben ausgeführt wurden.

Die Unheilbarkeit bestimmter Krankheiten wird durch dieses Gesetz des Karma erklärt. Nicht alle Gebrechen sind der körperlichen oder psychologischen Behandlung zugänglich. Einige Leiden sind durch das Karma bedingt und müssen durchgestanden werden; nur eine Reinigung durch spirituelle oder religiöse Reinigungsmethoden ist möglich.

Auch dem Vedānta hat die Ayurvedische Medizin einige Anschauungen entlehnt, etwa die, daß die Seele (der Vedānta spricht von „Ātman") frei von allen Abhängigkeiten ist, die durch Leid und Freude zustande kommen, und auch, daß die individuelle Seele sich letztlich mit der universellen Seele vereinigt. Daraus ergibt sich auch die Notwendigkeit zur Selbsterkenntnis, zur Selbstverwirklichung dadurch, daß man das göttliche Selbst in allem erkennt, was existiert. In Abweichung von der Sāṁkhya-Philosophie übernimmt Ayurveda auch das Konzept des Vedānta, daß sich jedes grobstoffliche Element aus der Kombination aller fünf Urenergien (Tanmātras) bildet.

2.4 Beiträge nicht-vedischer Philosophien

Die Ayurvedische Medizin basiert hauptsächlich auf vedischen Philosophien. Sie kann jedoch auch vom Standpunkt der Buddhisten, Jainas und den Anhängern anderer nicht-vedischer Philosophien als wertvoll angesehen werden, von denen sie einige Punkte entliehen hat.

So behauptet die jainistische Philosophie nach ihrem Gesetz der Unsicherheit oder dem aller Wahrscheinlichkeiten (Naikāntavāda), daß eine beliebige Zahl von Anschauungen über die Erschaffung des Weltalls möglich ist. Die Ayurvedische Medizin überträgt dieses Gesetz auf die Entstehung von Krankheiten sowie ihre Symptome, Prognose und Behandlung. Alle diese Faktoren lassen sich nicht mit Bestimmtheit wissen und sie bleiben deshalb Wahrscheinlichkeiten.

Der Buddha lehrt, daß die Schöpfung eine momentane Angelegenheit ist und daß jedes Ding im nächsten Moment zerstört wird (Kśānābhaṅgavāda). Nach der Ayurvedischen Medizin macht man sich dieses Gesetz als Teil der Behandlung zu eigen, indem man Faktoren vermeidet, die Krankheiten hervorrufen. Ein krankhafter Zustand zerstört sich selbst und die Gesundheit wird wieder hergestellt, wenn man die Faktoren wegläßt, die ihn hervorrufen. Die ayurvedische Behandlung besteht darin, die Ursachen von Krankheiten zu entfernen; dann kehrt die Gesundheit von selbst zurück.

Wer etwas über Ayurveda lernen will, muß sich also wenigstens mit den Grundzügen der indischen philosophischen Systeme beschäftigen, da fast alle von ihnen einen Beitrag dazu geleistet haben. An dieser Tatsache zeigt sich das Ziel dieses medizinischen Systems: möglichst vielfältiger menschlicher Erkenntnis Raum zu geben, um zu einem möglichst erfüllten Leben zu gelangen.

3. Grundbegriffe der Ayurvedischen Medizin

Ayurveda ist die Wissenschaft von der positiven Gesundheit. Seine Zielsetzung ist dreifach:

- für das Individuum das Erreichen positiver Gesundheit;

- für das Volk der Schutz vor Krankheit;

- für die Seele die endgültige Erlösung.

Das letztere Ziel kann erreicht werden, indem man Vorschriften zum täglichen Verhalten einhält und streng auf eine geregelte, der Jahreszeit angepaßte Lebensweise achtet, so daß man dauerhaft gesund ist. Dieser Zustand ist vergleichbar mit dem Erreichen der endgültigen Erlösung, denn er beinhaltet das Ausmerzen der Faktoren, die Leid zur Folge haben.

Von Anfang an basiert der gesamte Ansatz der Ayurvedischen Medizin auf dem grundsätzlichen Drang des Körpers, das Leben zu erhalten. Seit das Leben auf der Welt existiert, gibt es den Instinkt, es gegen negative Auswirkungen abzuschirmen. Auch die alles durchdringenden Substanzen wie die fünf "großen" Elemente (siehe Kapitel 2) sind in ihren Eigenschaften unveränderlich. Sie offenbaren sich uns auf natürlichem Weg und müssen nicht durch Labortechniken nachgewiesen werden. Wir brauchen zum Beispiel kein Experiment, das zeigt, daß das Feuer brennt; seine Eigenschaft zu brennen gehört untrennbar zu seiner Natur. Dagegen werden in der modernen Medizin laufend andere Medikamente eingesetzt, obwohl die Eigenschaften menschlicher Zellen gleichgeblieben sind. Manche dieser Arzneien verlieren ihre Wirkung, wenn sie über eine längere Zeitspanne hinweg angewendet werden; dies zeigt, daß etwas am westlichen Heilungsansatz grundsätzlich falsch ist.

So wird die Ayurvedische Medizin von altersher in die gleichen acht Fächer gegliedert:

3.1 Die acht Fächer der Ayurvedischen Medizin (Aṣṭāṅga Āyurveda)

3.1.1 Innere Medizin (Kāyacikitsā)

Sie ist der wichtigste Bestandteil dieses Buches. Kurz gesagt, behandelt die Ayurvedische Medizin den Menschen als Ganzes, der aus Körper, Geist und Seele besteht. Geist und Körper beeinflussen sich gegenseitig und bedingen Gesundheit und Krankheit gemeinsam. Damit verfolgt Ayurveda von Anfang an einen psychosomatischen Ansatz.

Alle Menschen werden in sieben verschiedene Typen von Konstitutionen (Prakṛti) entsprechend dem Vorherrschen der drei biologischen Kräfte (Doṣa) eingeteilt. Eine ähnliche Aufteilung erfolgt in sieben psychologischen Konstitutionen, je nachdem, welche geistigen Einflüsse vorherrschen. Diese Einordnung wird bei der Diagnose, Prognose und der Behandlung der Krankheit immer berücksichtigt. Die Ursache von Krankheiten liegt im Ungleichgewicht dieser körperlichen und geistigen Einflüsse, wodurch verschiedene Gewebe und Systeme geschädigt werden. Pathologisch gesehen unterscheidet man sechs verschiedene Behandlungsstadien.

Zwar werden einige Infektionskrankheiten beschrieben, aber Erregern als Krankheitsursache wird kein großer Stellenwert eingeräumt. Die Ayurvedische Medizin hebt vielmehr innere Faktoren - nämlich den Zustand des Betroffenen - als Ursache aller Krankheiten hervor, auch derer, die von außen zu kommen scheinen. Es ist wohlbekannt, daß die Saat auf einem sterilen Boden nicht aufgeht. Genauso kann sich eine Krankheit nicht auswirken, wenn die inneren Energien ausgeglichen sind.

Im Verlauf der Behandlung stellt der ayurvedische Arzt fest, welche biologischen Kräfte (Doṣa) vermehrt und welche Gewebe (Dūṣya) beschädigt sind, ferner Umwelteinflüsse, die Vitalität des Patienten, seine Verdauungsfähigkeit und Konstitution, sein Alter, psychologische Veranlagungen und Neigungen und seine Ernährungsgewohnheiten.

Die Medikamente der Ayurvedischen Medizin stammen aus dem mineralischen, dem pflanzlichen und dem tierischen Bereich. In Indien sind mehr als 20.000 Arten von Heilpflanzen und -kräutern zu finden, von denen 2000 medizinisch verwendet werden. Sechs- bis siebenhundert davon sind in ayurvedischen Präparaten gängig. Auch einige Minerale und Metalle werden angewandt, die verschiedenen komplizierten Reinigungs- und Oxidationsprozessen unterworfen werden, bevor sie zum innerlichen Gebrauch geeignet sind. Eine spezielle Therapieform ist das Pañcakarma, die "fünf Reinigungspraktiken". Es handelt sich um Erbrechen, das Abführen des Stuhls, die Reinigung der Nase und um medizinische Einläufe mit und ohne Öl. Pañcakarma beinhaltet sowohl die vorbereitenden Praktiken des Snehana (die innerliche und äußerliche Ölung) und Svedana (verschiedene Arten von warmen und Schwitzbädern) als auch verwandte Verfahren zur Nachbehandlung wie Rasāyana (Verjüngungstherapie).

3.1.2 Chirurgie (Śalyatantra)

Die Chirurgie ist nicht erst eine Erfindung der modernen Medizin. Sie war in einigen antiken Kulturen sehr weit fortgeschritten, darunter in Indien, Griechenland und Ägypten. Suśruta hat die Chirurgie als die herausragende Spezialität des ayurvedischen Medizinsystems beschrieben (siehe Kapitel 1). Bereits damals waren Operationen im Bauchraum bekannt, so beim Darmverschluß und bei Blasensteinen. Später stand in der indischen Geschichte die philosophische Betonung der Gewaltlosigkeit der Entwicklung dieses Medizinzweiges im Weg

- schließlich erwarben die ayurvedischen Chirurgen ihre anatomischen Kenntnisse durch die Sektion von Leichen.

Gegenwärtig wird versucht, einige von Suśruta empfohlene Techniken aufzugreifen. So hat sich Kṣārasūtra Cikitsā für die Entfernung von Härmorrhoiden als vorteilhafter und effektiver erwiesen als moderne chirurgische Operationen. Bei dieser Technik wird die Ader durch einen Faden abgebunden, der mit einer Salbe getränkt ist, welche den Saft der Pflanze Snuhi (Euphorbia nerifolia) enthält. Im Lauf einiger Wochen trennt dieser auf schonende Weise die Ader ab.

3.1.3 *Krankheiten der Augen und des Kopfes (Śālākyatantra)*

Das Arbeitsgebiet dieses Zweiges von Ayurveda ist die Augen- sowie die Hals-Nasen-Ohrenheilkunde. Suśruta beschreibt zweiundsiebzig Krankheiten dieses Körperbereichs und zugleich Operationen für den grauen Star, das Flügelfell am Auge usw. Spezielle Techniken bestehen für die Behandlung der Krankheiten der Ohren, der Nase und des Rachens.

3.1.4 *Kinderheilkunde (Kaumārabhṛtaya)*

Dieser Zweig befaßt sich mit der Pflege von Kindern im Mutterleib und nach der Geburt, und ebenso der Mutter vor der Empfängnis und während der Schwangerschaft. Die Schriften der Ayurvedischen Medizin beschreiben, wie sich bei der Zeugung eines Kindes sein Geschlecht, die intellektuelle Veranlagung und seine Konstitution beeinflussen lassen. Verschiedene Kinderkrankheiten und ihre Behandlung gehören ebenfalls zu diesem Fach.

3.1.5 *Toxikologie (Agadatantra)*

Dieser Zweig befaßt sich mit pflanzlichen, mineralischen und tierischen Giften. Sehr interessant ist dabei, daß bereits die Ayurvedische Medizin die Verschmutzung von Luft und Wasser als Ursache verschiedener Epidemien und für den Zusammenbruch der Kultur ansieht.

3.1.6 *Psychiatrie (Bhūtavidyā)*

Auch in der Ayurvedischen Medizin sind Geisteskrankheiten und ihre Heilung bekannt. Zu den Behandlungsmethoden gehören nicht nur die Umstellung der Ernährung und die Gabe von Heilpflanzen, sondern auch die Praxis des Yoga zur Verbesserung des Bewußtseinszustands. Das Atharvaveda und die Ayurveda-Saṃhitās enthalten für die Forschung auf diesem Gebiet reichhaltiges Material.

3.1.7 *Die Wissenschaft von der Verjüngung (Rasāyana)*

Die Verjüngungstherapie dient der Verhütung von Krankheiten und dazu, ein gesundes Leben zu fördern und zu verlängern. Wie schon erwähnt, muß zunächst eine Reinigungs- (Pañcakarma-)Therapie vorausgehen. Wer jung bleiben will, muß außerdem einen Kodex richtiger Verhaltensweisen beachten. Die Wissenschaft von der Verjüngung beschreibt außerdem Einzelheiten des Eßverhaltens.

3.1.8 *Die Wissenschaft von den Aphrodisiaka (Vājikarana)*

Hier geht es um Steigerung der sexuellen Vitalität und der Potenz. Die Therapien des Rasāyana und Vājikarana sind eng verwandt, da es bei beiden um einen gesunden Nachwuchs geht. Vajikarana-Medikamente wirken also ebenfalls verjüngend.

3.2 Die drei biologischen Kräfte - die Tridoṣa-Theorie

Nach ayurvedischer Sicht ist der Körper aus drei Arten von Bestandteilen zusammengesetzt: den biologischen Kräften oder Körpersäften (Doṣas), den Abfallprodukten (Malas) und den Geweben (Dhātus).

Die Wissenschaftler des Altertums erklärten alle Körperfunktionen in bezug auf die Vorgänge im Weltall. So fanden sie bestimmte Phänomene, die dem Menschen und der Natur gemeinsam sind. Alle Vorgänge im Weltall und im Menschen gehören zu einer der drei Grundfunktionen - Schöpfung, Umwandlung und Zerstörung. Dies sind die Aufgaben der drei wichtigsten Götter des Hinduismus: Brahman, Viṣṇu und Śiva. Die Tridoṣa-Theorie ordnet diese Funktionen den drei „Doṣas" zu:

- Vāta, die energetische Kraft, steuert die Zerstörung;
- Pitta, die wärmeerzeugende Kraft, ist für den Erhalt der Umwandlungsprozesse verantwortlich;
- Kapha, die zusammenhaltende Kraft, ist für den Erhalt der Schöpfung verantwortlich.

(Der für die Ayurvedische Medizin zentrale Ausdruck „Doṣa" bedeutet wörtlich „Verderber" oder - modern ausgedrückt - „krank machender Faktor". In erster Linie werden die Doṣas als energetische Prinzipien verstanden, deren Zusammensetzung über die körperliche Grundkonstitution des Menschen und seinen momentanen gesundheitlichen Zustand bestimmt. In diesem Zusammenhang wird hier gelegentlich von „biologischer Kraft" die Rede sein. Es sei aber darauf hingewiesen, daß es auch ein ausgesprochen materielles Verständnis von diesen Faktoren gibt - so haben sie etwa eine Farbe, eine bestimmte Zähigkeit usw. - und sie daher in Anlehnung an die griechische Medizin im Deutschen auch als „Körpersäfte" bezeichnet werden. Im allgemeinen werde ich jedoch nur den Sanskritbegriff „Doṣa" gebrauchen, genau wie der Autor im englischsprachigen Original des Buches. Anm.d.Übers.)

Im äußeren Weltall gibt es im wesentlichen drei Prinzipien, die diese Funktionen verursachen: die Sonne, den Mond und die Bewegung bzw. den Wind. Sie hängen wiederum mit den fünf „großen" Elementen zusammen: Der Wind, das Prinzip der Bewegung, entsteht durch die Kombination der Luft mit dem Äther; die Sonne oder die Energie der Umwandlung zeigt sich als Feuer; und der Mond, also die Ursache von Kühlung und Zusammenhalt, ist eine Kombination von Erde und Wasser.

Die „Wind"-Energie der Fortbewegung bewirkt einen Wechsel des Standorts aller Dinge im Weltall wie etwa Staub, Rauch und Wolken in der Bewegungsrichtung dieser vorantreibenden Kraft. Beim Menschen sind Funktionen wie die Atmung, der Herzschlag oder die Ausscheidung von Abfallprodukten alle als Ortsveränderungen sichtbar. Diese Energie im Körper wird als Vāta bezeichnet und ist dem Wind ähnlich (das Wort Vāta bedeutet ebenfalls „Wind"). Dies ist jedoch eine Analogie; Vāta darf nicht einfach mit Wind gleichgesetzt werden. Vielmehr ist Vāta jede vorwärts treibende Kraft und ganz allgemein das Prinzip der Bewegung der Lebenskraft (Prāna). Als Körpersaft ist sie im unteren Teil des Dickdarms angesiedelt. Die Funktionen, die sich hier zeigen - die Trocknung des Stuhls und die Entfernung seines flüssigen Anteils -, sind denen des Winds in der Natur ähnlich.

Die Sonne ist hellrot und gelb. Jede Substanz, die mit der Sonnenhitze in Kontakt kommt, ändert ihre Temperatur, Form, ihr Aussehen oder ihren Geschmack. Im menschlichen Körper bewirkt dieselbe Art von wärmeerzeugender Energie, daß die aufgenommene Nahrung in Gewebebestandteile und Abfallprodukte umgewandelt wird. Sie heißt deshalb Pitta - wörtlich „was Wärme erzeugt". Der Schweiß, der bei Hitze vermehrt auftritt, und das Blut mit seiner roten Farbe haben gemeinsame Eigenschaften mit dem Feuer und sind daher die Orte, an denen Pitta hauptsächlich seinen Sitz hat.

Die Effekte dieser beiden Prinzipien werden von der dritten Energie behindert, die Kälte, Zusammenhalt oder - in der Natur - den Regen verursacht. Sie ist verantwortlich für neues Wachstum. Daher heißt sie Kapha - wörtlich „was durch Wasser wirksamer wird". Im Körper findet sie sich hauptsächlich in den Nährflüssigkeiten, in Sekreten, im Muskelgewebe, Knochenstrukturen, im Nerven- und Reproduktionssystem.

Tab. 2: Zusammenhang zwischen den drei Doṣas bzw. Prinzipien im Weltall mit den fünf Elementen und den drei Guṇas

Doṣa / Prinzip im Weltall	**Funktion**	**Enthaltene Elemente**	**Eigenschaften** (Guṇas)
Vāta - Wind	Antrieb, Bewegung	Äther, Luft	Sattva, Rajas
Pitta - Sonne	Umwandlung	Feuer	Sattva, Rajas
Kapha - Mond	Kühlung, Zusammenhalt	Wasser, Erde	Sattva, Tamas

3.2.1 *Entstehung der Doṣas*

Vāta:

Vāta kontrolliert die Bewegungen des Atmens und Schluckens, die Voraussetzungen für die Nahrungsaufnahme sind; andererseits ist die Aufnahme von Nahrung notwendig, damit solche Bewegungsvorgänge überhaupt ablaufen. Die biologische Kraft Vāta ist also eng mit der Nahrung verquickt. Die Ayurvedische Medizin bezeichnet sie als ein freigesetztes Stoffwechselprodukt: Anna Mala, der Abfallstoff der Nahrung, wird mit Vāta Doṣa gleichgesetzt. Diese Energieform wird vom Körper für die Bewegungen mit dem höchsten Stellenwert genutzt wie Atem, Herzschlag, Stuhlgang, Ausscheidung der Abfallprodukte usw. Solche Bewegungen sind nicht meß- oder wägbar. Vāta wird also ausschließlich über seine Funktionen wahrgenommen.

Pitta und Kapha:

Nach der Nahrungsaufnahme entstehen diese beiden Doṣas im oberen Teil des Magen-Darm-Trakts. Kapha bildet sich in der Form von Speichel und Schleimabsonderungen, und Pitta könnte man in einer modernen Ausdrucksweise als die Enzyme und Hormone bezeichnen, die mit der Verdauung zusammenhängen. Zusammen mit der aufgenommenen Nahrung gelangen sie in den unteren Teil.

Kapha, das im Mund, im Magen-Darm-Trakt, in den Lungen oder der Gehirnflüssigkeit auftritt, ist - wie oben erwähnt - das Abfallprodukt des Plasmagewebes (Rasa), das freigesetzt wird (Rasa Mala). Wenn das Plasma das Kreislaufsystem verläßt, bildet es je nach Bedarf verschiedene Gewebe - so kann es sich zum Bindegewebe der Muskeln verwandeln, seine schmierenden Kügelchen zugunsten einer Fettablagerung abgeben oder bei der Bildung von Knochen, Nerven oder Sperma helfen. Plasma, das nicht mehr in seinen Gefäßen zirkuliert, ist also ebenfalls Kapha Doṣa - es trägt zur Verknüpfung von Geweben bei.

Pitta Doṣa ist das Abfallprodukt, das beim Abbau des Blutes (Rakta) entsteht und heißt daher auch Rakta Mala. Dieses Pitta Doṣa tritt in der Form gefärbter Absonderungen im mittleren Teil des Verdauungstrakts auf und ist für alle Umwandlungsvorgänge verantwortlich. Das Blut ist mit keinem anderen Körperbestandteil verknüpft und unterscheidet sich in dieser Hinsicht von anderen Geweben. Pitta - wir würden sagen: abgebautes Hämoglobin - trägt auch zum Sehvorgang, zur Färbung der Haut und zur Entstehung der Gewebe in der Leber bei.

3.2.2 *Eigenschaften der Doṣas*

Vata ist an seinen Eigenschaften zu erkennen: es ist trocken, kühl, rauh, wenig nahrhaft, antreibend und feinstofflich. Sein Geschmack ist zusammenziehend. Ein lebendiger Körper, der mit ihm in Kontakt kommt, verliert an Substanz. Die Eigenschaften von Vāta sind also für die Körpergewebe abträglich - aber dennoch ist dieses Doṣa notwendig für die Funktionen des Körpers, denn Bewegungsvorgänge innerhalb der Gewebe sind nur mit seiner Hilfe möglich.

Pitta ist ein wenig ölig, durchdringend und heiß, scharf und sauer im Geschmack und von beißendem Geruch. Es fördert Sekretionsvorgänge und die Erweiterung von Gefäßen. Beim Verdauungsvorgang entsteht es als eine leicht bewegliche Flüssigkeit. Alle Farben außer weiß, dunkel und violett zeigen das Vorhandensein von Pitta an.

Kapha ist durch seine Eigenschaften ölig, kühl, glatt, weich, schwer, nahrhaft und schleimig zu beschreiben. Es ist von hoher Dichte, weißer Farbe und schmeckt süß und salzig.

3.2.3 Funktionen der Doṣas

Vāta:

Als Prinzip des Antriebs führt Vāta viele verschiedene Funktionen im menschlichen Körper aus. Es kontrolliert die Teilung und Anordnung von Zellen, die Ausbildung ihrer Schichten sowie die Differenzierung von Organen und Systemen. Es leitet die Impulse von den fünf Sinnesorganen (Jñānendriya) ans Gehirn und vom Gehirn an die motorischen Organe (Karmendriya) weiter sowie auch andere Impulse. Vāta sorgt für die Ausscheidung des Stuhls, des Urins, des Schweißes und der Menstruationsflüssigkeit und für den Ausstoß des Samens und des Fötus. Es steuert auch Atem-, Herz- und Verdauungsbewegungen sowie alle höheren Funktionen im Gehirn und Wirbelsäule. Vāta kontrolliert das Bewußtsein und vermittelt die Energie zur Ausführung aller Körperaktivitäten - seien sie winzig oder grob - und für die geistige Tätigkeit.

Pitta:

Pitta sorgt für die Bildung der Gewebe (Dhātu), Abfallstoffe (Mala) und der Doṣas aus der Nahrung, dem Wasser und der Luft, die wir von außen aufnehmen. Es ist verantwortlich für alle Sekretionen im Magen-Darm-Trakt, die Bildung von Enzymen sowie für die Abgabe von Hormonen aus endokrinen Drüsen in den Blutstrom. Pitta steuert die Körpertemperatur und kontrolliert die Empfindungen von Hunger, Durst, Furcht, Ängstlichkeit, Ärger und sinnlicher Begierde. Es ist auch für mutige Handlungen und für die Aufnahme allen Wissens von außen ausschlaggebend.

Kapha:

Kapha vermehrt die Ablagerungen in den Zellen und ist auch entscheidend an der Verknüpfung von Zellen, Geweben und Organen beteiligt. Somit sorgt es für das Wachstum des Körpers. Es verhindert die Zerstörung von Geweben durch Verschleiß (aufgrund von Reibung und Bewegung, die von Vāta verursacht werden), indem es die Stärke und Abwehrkraft des Körpers aufrechterhält. Die Fähigkeit zur Fortpflanzung, die Lebensfreude und das Gedächtnis hängen vom richtigen Funktionieren von Kapha ab.

Die Ayurvedische Medizin legt großes Gewicht auf das Gleichgewicht der drei Doṣas. Es sollte so weit als möglich aufrechterhalten werden, obwohl die Tridoṣas in einem Zustand ständigen Flusses sind. Für diese fortwährenden Veränderungen sind sowohl innerliche als auch äußere Faktoren verantwortlich: Ernährung und Verhalten einerseits; eine Störung der Wahrnehmung, ein bewußtes Ausbrechen aus dem Gleichgewichtszustand und auch die Wirkung der Zeit andererseits.

Mit der Störung dieses Gleichgewichts beginnt der Krankheitsprozeß. Nach dem indischen Medizinsystem werden alle Krankheiten durch eine Verstärkung oder Beeinträchtigung biologischer Kräfte hervorgerufen - oder materiell betrachtet: durch Vermehrung oder Verringerung der Körpersäfte. Selbst Verwundungen, die nicht direkt von einem solchen Zustand ausgelöst werden, führen nach kurzer Zeit zu diesem Ungleichgewicht.

3.2.4 Formen von Doṣas

Von jedem Doṣa gibt es fünf Formen, je nachdem, welche Aufgabe sie erfüllen und wo sie angesiedelt sind.

Vāta:

Die fünf Typen von Vāta sind Prāṇa, Udāna, Vyāna, Samāna und Apāna. All diese Formen von Vāta steuern verschiedene vorantreibende Bewegungen.

Prāṇa und Udāna Vāta haben entgegengesetzte Bewegungsrichtungen. Prāṇa Vata ist eine von außen nach innen gerichtete Antriebskraft, die für die Aufnahme von Stoffen wie Luft, Wasser, Nahrung und Wissen aus der Außenwelt über die fünf Sinnesorgane verantwortlich ist. Seine Funktion ist hauptsächlich auf der Ebene des Gehirns und der Lungen erfahrbar. Immer wenn wir uns einem Geräusch, einer Berührung, einer Geschmacks- oder Geruchsempfindung mit voller Konzentration widmen, beeinflußt das in irgendeiner Weise auch die Atmung.

Die Antriebskraft des Udāna Vāta ist von innen nach außen gerichtet und steuert vor allem die Ausatmung. Mit der Ausatmung kann auch eine Abgabe von flüchtigen Substanzen aus der Nahrung verbunden sein, etwa Alkohol oder dem Geruchsstoff des Knoblauchs. Auch die Sprache ist auf Udāna Vāta zurückzuführen, ebenso wie die Erinnerung - es wird etwas nach außen gebracht, was von Prāṇa Vāta hinein befördert wurde, nämlich Wissen. Prāṇa Vāta ist also für das Aufnehmen und Udāna Vāta für das Abgeben verantwortlich.

Auch Vyāna und Samāna Vāta sind entgegengesetzt gerichtet. Vyāna Vāta ist verantwortlich für den Antrieb vom Zentrum zur Peripherie des Körpers. Die Bewegung des Herzens und die Beförderung von Nährstoffen in äußere Körperbereiche ist die Funktion von Vyāna Vāta. Daneben steuert es auch die unterschiedlichen Bewegungen der Gliedmaßen und das Fließen von Blut und Schweiß.

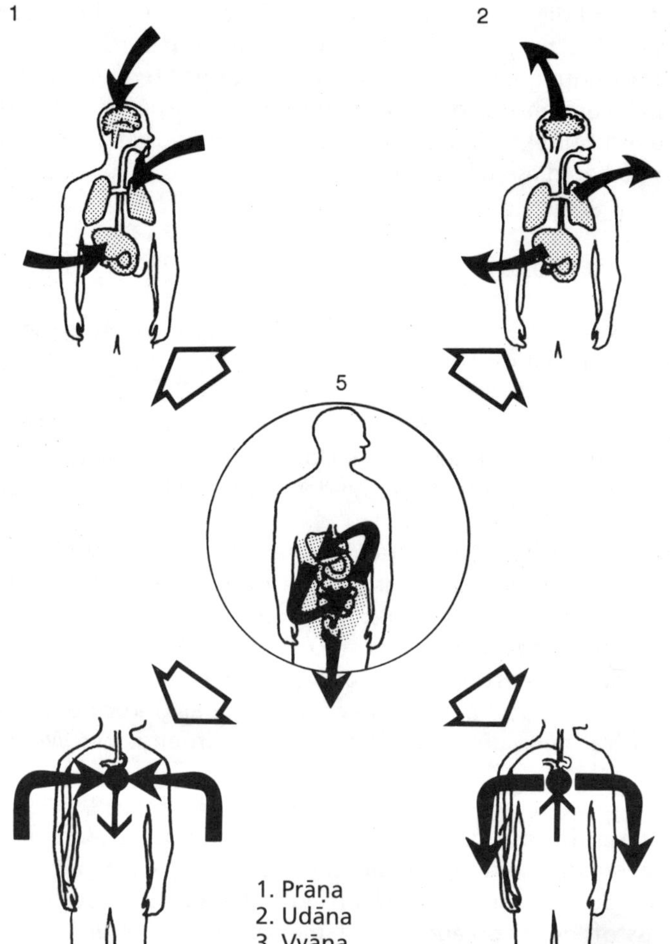

Abb. 4: Die fünf Arten von Vāta

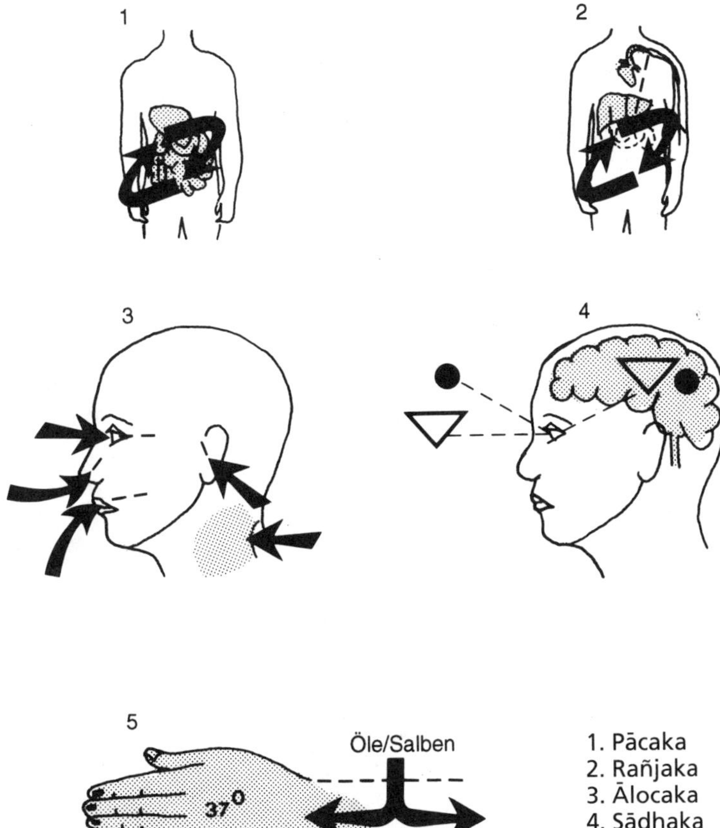

Abb. 5: Die fünf Arten von Pitta

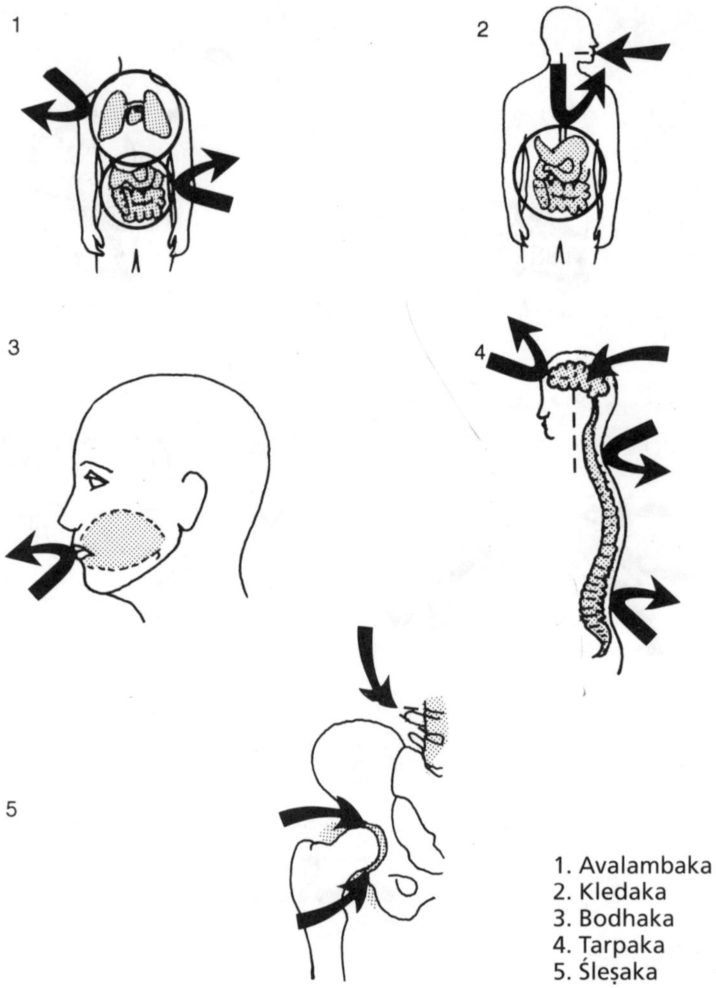

Abb. 6: Die fünf Arten von Kapha

Ferner befördert es efferente Nervenimpulse, die vom Gehirn zu den Sinnesorganen laufen.

Samāna Vāta steuert andererseits den Antrieb von der Peripherie zum Zentrum des Körpers. Dazu gehören afferente Nervenimpulse und der Rücktransport aller von Vyāna beförderten Flüssigkeiten zum Zentrum und in die Bauchhöhle. Samāna Vāta wirkt also durch die Anziehungskraft des Zentrums.

Im Gegensatz zu den beiden Paaren ist die Aufgabe von Apāna Vāta die Steuerung der Bewegungen von Substanzen wie Urin, Stuhl, Luft im Darm, Menstruationsflüssigkeit und Samen, bevor sie vom Körper abgestoßen werden. Diese Kontrolle, die eine bestimmte Zeitspanne anhält, dient dem Aufbau und der Erhaltung der Gewebe. Da sie sich auch auf die anderen Formen von Vāta günstig auswirkt, wird Apāna Vāta eine Steuerfunktion über sie zugeschrieben.

Pitta:
Die fünf Typen von Pitta sind Pācaka, Rañjaka, Ālocaka, Sādhaka und Bhrājaka. Sie alle sind für eine bestimmte Art von Umwandlung verantwortlich.

Pācaka Pitta steuert den wichtigsten Umwandlungsvorgang im Körper, die Zerlegung und Verdauung der Nahrung im Magen-Darm-Trakt. Es ist heiß und durchdringend und kann deshalb diese Aufgabe erfüllen.

Rañjaka Pitta beeinflußt die sekundäre Umwandlung der Nahrung: die Bildung der Gewebe in der Leber, vor allem die des Blutes (Rakta).

Ālocaka Pitta ist verantwortlich für die Umwandlungen, die stattfinden, wenn ein Objekt vom Auge wahrgenommen wird, also für den Mechanismus, welcher der Sinnesempfindung des Lichts zugrunde liegt. Analog setzt auch die Wahrnehmung von Geräusch, Berührung, Geschmack und Geruch eine gewisse Umwandlung voraus, die ebenfalls von Ālocaka Pitta gesteuert wird.

Sādhaka Pitta ist im Gehirn angesiedelt. Nach der Wahrnehmung eines Objekts hängt dessen eigentliches und rasches Verstehen von einer spezifischen Abfolge von Umwandlungen durch Sādhaka Pitta ab. Auffassungsgabe und künstlerische Kreativität gehören ebenfalls zu seinen Funktionen.

Bhrājaka Pitta hält die Temperatur und die Färbung der Haut aufrecht. Es fördert auch die Aufnahme von Massageölen und Salben über die Haut.

Kapha:
Die fünf Typen von Kapha sind Avalambaka, Kledaka, Bodhaka, Tarpaka und Śleṣaka. Sie alle helfen dabei, verschiedene Organe vor Vāta-bedingtem Verschleiß und vor den heißen und durchdringenden Wirkungen von Pitta zu schützen. Auch fördern sie den Zusammenhalt und die Verknüpfung von Geweben.

Avalambaka Kapha schützt die Lungen, das Herz und den zentralen Teil des Darms. Die Lungen und das Herz ziehen sich laufend zusammen und entspannen sich wieder und sind dadurch einem beträchtlichen Verschleiß ausgesetzt. Die dünnen schleimigen und öligen Sekrete innerhalb dieser Organe schützen sie jedoch und erhalten sie unversehrt.

Kledaka Kapha schützt den Ober- und Mittelbauch vor heißem, reizendem oder kaltem Essen sowie vor den Sekreten des Pācaka Pitta.

Bodhaka Kapha schützt den Mund vor scharfem, heißem, kaltem oder reizendem Essen oder Getränken. Es fördert auch das Schmecken von Speisen. Substanzen, die schädlich sein könnten, werden von vornherein von diesem Geschmackswächter zurückgewiesen.

Śleṣaka Kapha schmiert alle Enden der Knochen in den Gelenken und verhindert, daß sie bei Bewegungen brechen.

Tarpaka Kapha schließlich liefert den Zellen des Gehirns Nährstoffe und schmiert und schützt Gehirn und Wirbelsäule.

3.2.5 Mangelzustände der Doṣas

Folgende Symptome können auftreten, wenn eines der Doṣas zu schwach oder nicht ausreichend vorhanden ist:

Zu schwaches Vāta ist die Ursache von matten Gliedern, einer mangelhaften Sprechfähigkeit, fehlendem Enthusiasmus und verwirrten Sinneswahrnehmungen. Im Körper wird vermehrt Schleim in Verbindung mit Giftstoffen (Āma) gebildet. Dieser Zustand ähnelt also dem eines vermehrten Kapha. Es tritt ein Mangel an Bewegungen auf, der mit Trägheit und Schwere einhergeht; Empfindsamkeit und Wahrnehmungsfähigkeit sind verringert.

Unzureichendes Pitta hat eine Schwäche des Verdauungsfeuers, Kälte und Glanzlosigkeit zur Folge. Dieser Zustand ähnelt dem von starkem Vāta und Kapha. Das Merkmal der Kälte ist das ausgeprägteste; daneben ist der Stoffwechsel herabgesetzt, Appetit und Kreislauf sind schwach.

Mangelndes Kapha bedingt ein Gefühl der Leere im Magen, Herzklopfen und zu lockere Gelenke, ähnlich wie bei zu starkem Vāta. Stabilität und Festigkeit der Gewebe sind verringert, die Verankerung des Bewußtseins und der Gefühle schwindet.

Wenn Doṣas zu schwach ausgeprägt sind, wird das im allgemeinen jedoch nicht als so gravierend angesehen, daß Krankheiten entstehen könnten. Dies wird in erster Linie zu starken oder vermehrten Doṣas zugeschrieben.

3.2.6 *Überschußzustände von Doṣas - Ursachen, Symptome und Behandlungsmöglichkeiten*

Vāta:

Als Ursachen von erhöhtem Vāta werden angesehen:
- übermäßige Bewegung,
- das Arbeiten an kalten, trockenen Orten oder in klimatisierten Räumen,
- trockene und wenig kräftigende Nahrungsmittel wie etwa Kichererbsen,
- abgestandenes Essen,
- über lange Zeit im Kühlschrank aufbewahrtes Essen,
- kaltes, trockenes, bitteres, scharfes und zusammenziehend wirkendes Essen,
- übermäßige sexuelle Aktivität,
- Haschischrauchen.

Zu den Symptomen von übermäßigem Vāta gehören:
- alle Arten von Schmerz wie juckende, stechende, hämmernde, würgende, schneidende Schmerzen,
- die Verstopfung von Kanälen, z.B. die der Bronchiolen in der Lunge,
- die Vergrößerung oder Lageverschiebung von Organen,
- fehlerhafte Zellteilung,
- übermäßige Bewegung,
- Bewegungslosigkeit und andere Bewegungsstörungen.

Die Behandlung von erhöhtem Vāta hängt davon ab, ob die Ursache Fehlernährung (Dhātukṣaya) oder eine Blockade der Kanäle (Śrotorodha) ist.

Bei Fehlernährung wird eine Stärkungstherapie (Bṛṁhaṇa) durchgeführt. Eine Anti-Vāta-Diät sollte erst gegeben werden, wenn man sich vergewissert hat, daß das Verdauungsfeuer gut arbeitet. Sonst müssen stimulierende oder verdauungsfördernde Gewürze eingenommen werden wie getrockneter Ingwer, Cayenne- oder schwarzer Pfeffer. Eine leichte Ölmassage mit warmen Ölen, zum Beispiel mit Sesamöl, und eine Dampfbehandlung mit Auszügen aus Vāta-senkenden Pflanzen, wie etwa Daśamūla (die „zehn Wurzeln") oder Rāsnā (Vand roxburghi), sollten sich anschließen. Entscheidend ist auch eine Schwitztheraphie mit feuchter Hitze. Vor den Mahlzeiten sollte man Kräuterliköre zu sich nehmen, um den Appetit zu steigern, oder nach dem Essen als Stärkungsmittel. Liköre aus Weintrauben oder Aśvagandha (Withania somnifera) sind dazu am besten geeignet. Hilfreich sind auch Yogastellungen im Sitzen mit stiller Meditation.

Gegen verstopfte Kanäle sollte man entgiftende und stimulierende Pflanzen wie getrockneten Ingwer oder Fenchel zu sich nehmen. Für Massage können Öle aus Pflanzen wie Nirgundi (Vitex nirgundo) oder Viśagarbha verwendet werden, wobei mit Druck und tief massiert werden sollte. Ferner lassen sich spezielle alkalische Medikamente, welche die Kanäle öffnen, und milde Abführmittel anwenden. Einläufe mit pflanzlichen Aufgüssen sind empfehlenswert. Man sollte auch Kräuterliköre mit Zuckerzusatz aus Pflanzen wie Rāsnā und Daśamūla zu sich nehmen. Wenn das System sauber ist, können Anti-Vāta-Diät und die bereits genannten stärkenden Methoden angewandt werden. Das Aroma von Lavendel und der Einfluß eines Diamanten sind weitere Mittel.

Pitta:

Folgende Faktoren verursachen erhöhtes Pitta:

- das Arbeiten in der Nähe von Feuer oder von Öfen,
- der Umgang mit übelriechenden Substanzen, Gasen, schädlichen Chemikalien, Farbstoffen, Benzin, künstlich hergestellten Substanzen,
- Nachtarbeit oder nächtliches Aufbleiben,
- scharfes, salziges, saures, stark gewürztes und zu heißes Essen,
- Trinken von Alkohol,
- Tabakrauchen,
- Ärger, Furchtsamkeit, sexuelle Begierde.

Vermehrtes Pitta macht sich bemerkbar als:

- Bedürfnis nach kaltem Essen, kühler Umgebung und kühler Kleidung,
- übermäßiger Hunger und Durst,
- ein brennendes Gefühl auf der Haut, in den Augen, an den Händen oder Füßen,
- Überempfindlichkeit in Form von allergischen Ausschlägen,
- Fieber,
- Entzündungskrankheiten,
- Schwindel,
- Gelbfärbung von Haut, Augen, Urin und Stuhl,
- Ärger, Wut, Haß, Eifersucht.

Wer erhöhtes Pitta durch Diät behandeln möchte, sollte süße, bittere und zusammenziehende Nahrungsmittel vorziehen. Dazu gehören Milch und Milchprodukte wie Butter und Ghee (geklärte Butter), Mungbohnen, Basmati-Reis, Weizen, alle süßen Früchte und kühlend wirkende Gewürze wie Koriander. Daneben sollte man in kühlem Wasser schwimmen und sich anschließend leicht mit Kokosnuß- oder Sandelholzöl massieren lassen. In schwereren Fällen kann der Stuhl abgeführt oder der Patient zur Ader gelassen werden. Auch das Aroma der Rose oder Rosenwasser und kühlende Edelsteine wie Saphir oder echte Perlen senken Pitta.

Kapha:

Ursachen von zuviel Kapha im Körper sind:

- kalte, ölige und schwere Speisen wie Joghurt, Käse, Butter, Milch und Fleisch,
- wasserhaltiges Obst und Gemüse wie Gurken, Melonen, Orangen und Weintrauben,
- Vollkornkost im Übermaß, z.B. Weizen und Reis,
- kalte und feuchte Arbeits- und Lebensbedingungen,
- Habgier,
- übertriebene Anhänglichkeit.

Bemerkbar macht sich erhöhtes Kapha in Form von:

- Appetitverlust,
- Übelkeit bis hin zum Erbrechen,
- einem Schweregefühl des Körpers,
- Blässe,
- kalten Händen und Füßen,
- geschwollenen Gelenken,
- Husten mit Schleimauswurf,
- übermäßigem Schlafbedürfnis,
- Lethargie,
- Konzentrationsschwierigkeiten.

Wer zuviel Kapha hat, sollte sich körperlich stark anstrengen. Eine tiefgehende Massage mit Senföl und starkes trockenes Schwitzen oder Aufenthalte in der Sauna sind ratsam. Anti-Kapha-Diät besteht aus trockenen, heißen Speisen von scharfer, bitterer und zusammenziehender Geschmacksrichtung. Um die Verdauung zu fördern, sollten Ingwer, schwarzer Pfeffer und Gelbwurz zugefügt werden. In schweren Fällen kann die Behandlung auch durch Erbrechen erfolgen. Der Einfluß von Moschusduft und von Korallen sind weitere Maßnahmen.

3.3 Abfallprodukte oder Mala

Abfallprodukte (Mala) sind die Bestandteile, die dauernd aus dem Körper ausgeschieden werden. Ihre äußere Erscheinung variiert von gasförmig über flüssig und halbfest bis hin zur festen Form. Die grobstofflichen Abfallprodukte (Sthūla) sind Urin, Stuhl und Schweiß.

Die feinstofflichen Abfallprodukte (Sūkṣma Mala oder Kleda) sind Absonderungen der Hautschichten der Augen, der Nase, des Mundes, der Ohren und der Geschlechtsorgane. Auch viele Abfallprodukte, die in kleinen Mengen bei der Bildung von Geweben aus der Nahrung im Körperinneren entstehen, gehören zu dieser feinstofflichen Gruppe.

Nur wenn diese Abfallprodukte richtig eleminiert werden, bleibt man gesund. Wo sie sich anhäufen, entstehen verschiedene Krankheiten.

3.4 Die sieben Gewebe (Dhātu)

Im Gegensatz dazu sind die Gewebe (Dhātu) die Bestandteile, die nicht vom Körper ausgeschieden werden (das reproduktive Gewebe ausgenommen) und die immer in einem abgegrenzten Bereich bleiben. Diese Begrenzungen sind die Haut von außen und die Auskleidungen des Körperinneren (z.B. von Magen-Darm-Trakt, Blase, Gelenken, Gehirn usw.). Mit der Zunahme der Körperkräfte entwickeln sich diese Gewebe immer mehr.

Die sieben Gewebe, ihre Eigenschaften und Funktionen sind in der folgenden Tabelle dargestellt.

Tab. 3: Die Dhātus

Name		**Funktion**
Rasa Dhātu	Plasma	Ernährung
Rakta Dhātu	Blut (Hämoglobinanteil)	Versorgung mit Sauerstoff
Māṁsa Dhātu	Muskeln	Bewegung
Meda Dhātu	Fett	Schmierung
Asthi Dhātu	Knochen	Stütze und Körpervolumen
Majja Dhātu	Nerven und Knochenmark	Verstandesfunktion
Śukra Dhātu	Fortpflanzungsgewebe	Fortpflanzung

Das Plasma (Rasa) besteht hauptsächlich aus Wasser und ist die wichtigste Lösung, in der alle anderen Körpergewebe suspendiert sind. Es enthält auch die Nährstoffe für alle fünf Elemente im Körper. Blut ist aus Feuer und Wasser zusammengesetzt, denn es ist eine Flüssigkeit, die Hitze überträgt (heute würde man sagen: Es stellt den Sauerstoff für die Zellatmung zur Verfügung). Das Muskelgewebe enthält hauptsächlich Erde, daneben auch Wasser und Feuer. Es ist schwer und macht einen großen Teil der Körpermasse aus. Auch das Fett setzt sich hauptsächlich aus Wasser zusammen, das Knochengewebe dagegen (als poröse Struktur) aus Erde und Luft. Das Knochenmark besteht aus einer feinstofflicheren Form des Wassers, die Nervenimpulse zu übertragen vermag - etwas, was die weniger weit entwickelten Formen des Wassers wie das Plasma und das Fett nicht können. Dazu kommt etwas Erde, was sein Gewicht erklärt. Die Reproduktionsflüssigkeit oder der Samen ist die Kernform des Wassers mit der Fähigkeit, neues Leben zu erzeugen - das Konzentrat, das aus allen Geweben hervorgeht.

Die wichtigste Funktion der sieben Gewebe ist es, dem Körper größtmöglichen Halt und Stärke zu verleihen. Der Organismus kann es sich daher nicht leisten, sie auszuscheiden wie die Abfallprodukte. Wenn sie die Begrenzungen der Haut oder der inneren Auskleidungen überschreiten, kommt es zu sehr ernsthaften krankhaften Bedingungen, denn es geht lebensnotwendige Substanz verloren.

Die Doṣas dagegen entwickeln sich nicht immer weiter wie die Gewebe, werden aber auch nicht aus dem Körper ausgeschieden wie die Abfallprodukte. Vāta hat keine physischen Dimensionen. Es ist anhand der verschiedenen

Bewegungen zu begreifen, die es verursacht. Pitta und Kapha sind flüssiger Natur, wobei Pitta aus leichteren und Kapha aus schwereren Flüssigkeiten besteht. Kapha (Wasser) als Grundsubstanz des Körpers macht alle Gewebe aus, insbesondere aber fünf Typen, nämlich Plasma, Muskel, Fett, Knochenmark und den Samen.

Zwar sind die Doṣas die ursächlichen Faktoren von Krankheiten, doch angesiedelt sind sie in den Geweben. Diese werden daher auch „Dūṣya" genannt - wörtlich „was verdorben werden kann". Die Gewebe entstehen aus verdauten Nährstoffen, deren Abfallprodukte in Form von Stuhl und Urin ausgeschieden werden.

3.4.1 Funktionen der Gewebe

Plasma (Rasa):

Die Wirkung des Plasmas besteht darin, Nahrung und Freude zu geben (Prīṇana). Das Plasma liefert allen Geweben die Nährstoffe; zugleich füllt es sie aber auch an und verschafft uns so eine Empfindung der Fülle des Lebens. Es ist für den Wassergehalt der Gewebe und für das Aufrechterhalten des elektrolytischen Gleichgewichts verantwortlich.

Wenn das Plasma ausreichend vorhanden ist, fühlen wir uns glücklich und zufrieden. Wir haben Saft und Lebenskraft und genießen es, uns zu bewegen und zu handeln. Rasa verschafft Lebensfreude und eine Empfindung von Schönheit und Glückseligkeit. Der Ausdruck „Rasa" selbst bedeutet sowohl „Essenz" oder „Lebenssaft" als auch „sich herumdrehen" wie in der Freude des Tanzes.

Das Plasma durchströmt den gesamten Körper, sitzt aber hauptsächlich im Herzen, den Blutgefäßen, im lymphatischen System, der Haut und in den Schleimhäuten. Plasma und Kapha hängen eng zusammen: das Plasma ist das Behältnis, Kapha der Inhalt.

Blut (Rakta):

Aufgabe des Blutes ist es, zu beleben und so eine Empfindung des Lebens (Jīvana) zu schaffen. Auf der körperlichen Ebene ist das seine Fähigkeit, die Zellen mit Sauerstoff zu versorgen, die sonst nicht atmen könnten und zugrunde gehen würden. Viele Krankheiten, wie etwa Krebs, entstehen dann, wenn den Zellen Sauerstoff fehlt.

Wenn unser Blut in ausreichender Menge vorhanden ist, strotzen wir vor Lebensenergie. Wir haben Glauben, Liebe und Begeisterung. „Rakta" bedeutet wörtlich das, was farbig oder rot ist. Das Blut gibt uns Farbe im wörtlichen wie im übertragenen Sinn, und - weil es genau wie das Plasma eine strömende Flüssigkeit ist - auch Leichtigkeit in der Bewegung, die zusätzlich noch eine Stufe leidenschaftlicher ist.

Das Blut ist in seinen Eigenschaften und Funktionen dem Pitta ähnlich: Das Blut ist das Behältnis, Pitta der Inhalt.

Muskeln (Māṁsa):
Die Funktion des Muskelgewebes ist es, zu beschichten und zu verbinden (Lepana). Wie eine Gelatineschicht dienen die Muskeln dazu, das Skelett unseres Körpers zu bedecken und ihm Festigkeit zu verleihen. Sie geben uns die Fähigkeit zur Arbeit und Handlung. Wenn unser Muskelgewebe zu wenig ausgebildet ist, fehlt es uns am Zusammenhalt und Zusammenspiel unserer Struktur. Wenn es dagegen ausreichend vorhanden ist, haben wir Mut, Zuversicht und Stärke, sind fähig zur Offenheit, Versöhnlichkeit und fühlen uns glücklich. Der Ausdruck „māṁsa" kommt von der Wurzel „mam", die „festhalten" bedeutet.

Fett (Meda):
Die Funktion des Fettgewebes ist die Schmierung (Snehana, was auch „Zuneigung" bedeutet) vor allem der Muskeln und Sehnen, aber auch anderer Gewebe. So schmiert es etwa den Rachen und verhilft so zu einer wohlklingenden Stimme. Das Fett vermittelt uns eine Empfindung von Weichheit, Leichtigkeit und - auf der psychologischen Ebene - des Umsorgtseins. Um dem Gefühl zu begegnen, nicht geliebt zu werden, werden daher viele Menschen dick. „Medas" bedeutet das, was ölig ist.

Knochen (Asthi):
Die Funktion des Knochengewebes ist die Unterstützung (Dharaṇa). Die Knochen dienen dazu, alle unsere Gewebe zu halten und ihnen Festigkeit und ein starkes Fundament zu verleihen. Ausreichend Knochengewebe gibt uns Stabilität, Vertrauen, innere Sicherheit, Überzeugung und ein gutes Stehvermögen. „Asthi" kommt von der Wurzel „stha", stehen oder aushalten.

Die Knochen enthalten Vāta oder die biologische Kraft des „Windes" im Körper - sie sind der Behälter und Vāta der Inhalt.

Nerven und Knochenmark (Majja):
Die Funktion des Knochenmarks und der Nerven ist das Ausfüllen und die Zufriedenheit (Purāṇa). Dieses Gewebe dient dazu, die Hohlräume des Körpers auszufüllen, zum Beispiel die Nervenkanäle, Knochen und die Schädelhöhle. Es sorgt auch für die Sekretion der Gelenkflüssigkeit und hilft bei der Schmierung der Augen, des Stuhls und der Haut. Zwei Arten lassen sich unterscheiden, zum einen Gehirn und Wirbelsäule (Nervengewebe) und zum anderen das Knochenmark, das auch die roten Blutkörperchen produziert.

Das Knochenmarksgewebe gibt uns eine Empfindung der Fülle und der Genugtuung im Leben. Wenn zuwenig davon vorhanden ist, fühlen wir uns leer und sind ängstlich. Durch seine schmierende Wirkung sorgt es für Zuneigung, Liebe und Leidenschaft. „Majja" kommt von der Wurzel „maj", sinken, denn das Nervengewebe ist tief in den Knochen versunken. Es dient also auch dazu, uns zu verankern.

Reproduktionsflüssigkeit (Śukra):

Die Funktion des reproduktiven Gewebes ist die Fortpflanzung (Garbhotpādana). Es erlaubt uns, ein anderes Leben hervorzubringen und so den großen Strom des menschlichen Lebens weiterzuführen. Dabei steht „Samen" für den Samen des Mannes oder den Eierstock der Frau und allgemein für alle Flüssigkeiten, die mit der Fortpflanzung zusammenhängen. Wenn er nicht ausreichend vorhanden ist, bewirkt das allgemein fehlende Kreativität im Leben und speziell Impotenz und Unfruchtbarkeit.

Dieses Gewebe vermittelt Stärke, Energie und Standfestigkeit für den gesamten Körper und hält die Abwehrfunktion aufrecht. „Śukra" selbst bedeutet „Samen" und „leuchtend" und ist im Sanskrit auch die Bezeichnung für den Planeten Venus. Die reproduktive Flüssigkeit gibt den Augen Licht und der Seele Inspiration.

Ojas:

Häufig wird Ojas als ein achter Gewebefaktor angesehen. Es ist das feinstoffliche Konzentrat des gesamten Kapha oder des Wassers im Körper, der Sekrete lebenswichtiger Organe und speziell die Essenz der reproduktiven Flüssigkeit. Es ist also das Endprodukt der Nahrung und Verdauung sowie die wichtigste Energiereserve für den ganzen Körper. Wörtlich bedeutet Ojas „Lebenskraft". Diese Vorstellung einer Quellflüssigkeit, die all unseren seelischen und körperlichen Fähigkeiten zugrunde liegt, ist spezifisch für die Ayurvedische Medizin.

Ojas ist keine faßbare Substanz. Es ist das Mark unserer Lebensenergie und existiert in feinstofflicher Form im Herz-Chakra. Es durchströmt den ganzen Körper und vermittelt Stabilität und Stütze. Es ist feucht, von der Art des Nektars (Soma), durchsichtig, etwas rot und gelb. Seine Zerstörung führt zum Tod; nur wenn es zur Genüge vorhanden ist, ist man gesund. Krankheiten entstehen an den Orten, wo es unzureichend ist. Im heutigen Sprachgebrauch könnte man es etwa als die Energie umschreiben, die dem Immunsystem zugrunde liegt.

Ojas wird von Faktoren wie Ärger, Hunger, Sorgen, Kummer und Überarbeitung vermindert. Auch übertriebene oder unnatürliche sexuelle Betätigung, der Gebrauch von Drogen oder Aufputschmitteln, Streß und Angst verringern Ojas, aber auch Nahrungsmittel, die das zum Leben Notwendige nicht mehr enthalten, die Verschmutzung der Umwelt, eine unnatürliche Umgebung und ein Lebensstil, dem es an Rechtschaffenheit fehlt - mit anderen Worten führen die meisten Auswüchse der modernen Kultur und die zunehmende Durchdringung der Technik eher dazu, daß Ojas abnimmt.

Wem es an Ojas mangelt, wird furchtsam, kraftlos, ist ständig besorgt und nicht bei klarem Verstand. Glanzlos und nicht im Vollbesitz seiner geistigen Kräfte verfällt er zusehends. Eigenschaften wie Geduld und Zuversicht schwinden. Zuwenig Ojas verursacht darüber hinaus chronische, degenerative Erkrankungen oder geheimnisvolle, schlecht behandelbare Infektions- und Nervenkrankheiten. AIDS ist ein modernes Beispiel einer Krankheit, die alle Symptome von zu geringem Ojas aufweist. Auch weniger schwere anhaltende Zustände von

Energielosigkeit, darunter schleichende chronische Infektionen, lassen sich spezifisch auf fehlendes Ojas zurückführen.

Ojas kann zugeführt werden durch bestimmte Nahrungsmittel wie Milch, Ghee (geklärte Butter) oder Honig und durch spezielle stärkende Pflanzen wie Aśvagandha (Withania somnifera), die Juckbohne Kapikacchu (Mucuna pruriens) oder die Spargelart Śatāvarī (Asparagus racemosus). Praktiken wie Meditation oder Prāṇāyāma (siehe Kapitel 16), Mantras wie Oṁ oder Rām und sexuelle Beschränkung sind gleichfalls hilfreich, denn Ojas ist im wesentlichen Sattva-artig (rein). Die Reinigung des Herzens und die positiven Haltungen des Glaubens, Friedens, der Liebe, des Mitgefühls und der Zufriedenheit vermehren ebenfalls Ojas. Genauso trägt auch dazu bei, ein ruhiges Leben zu führen, viel Zeit in der Natur zu verbringen und sich der Lebenskraft zu öffnen, die das Weltall durchströmt.

3.4.2 Die Versorgung der Gewebe mit Nährstoffen

Rasa ist das Grundplasma des Körpers und hängt eng mit der Lymphe zusammen. Es entsteht aus der verdauten Nährflüssigkeit durch die Wirkung seines besonderen Verdauungsfeuers (Agni, siehe Kapitel 8). Aus ihm werden die anderen Gewebe gebildet, deren Ernährung vom Plasma abhängt. Die sieben Gewebearten sind in dieser vitalen Flüssigkeit des Körpers enthalten, die für sie die Urlösung darstellt.

Wie die Sahne aus der Milch, so entwickelt sich jedes Gewebe durch einen Verdauungsvorgang aus einem anderen. Dabei wird es aus einer Substanz gebildet, die grobstofflicher ist als es selbst; im gleichen Ausmaß gibt es seinerseits feinstofflichere Substanz ab. Dabei sind die in der Rangfolge tiefer stehenden Gewebe die Nahrung für die höher stehenden. Verdautes Plasma wird demnach zum Blut, Blut zum Muskel, aus den Muskeln entsteht das Fett, daraus die Knochen, aus diesen das Knochenmark und aus dem Knochenmark wiederum der Samen. In Wirklichkeit gibt es also nur eine Art von Gewebe im menschlichen Körper, das sieben Ebenen der Umwandlung durchläuft. Dasselbe Grundgewebe hat sieben Dichtegrade oder Schichtdicken, ganz ähnlich wie die fünf Elemente, die die fünf verschiedenen Dichtestufen der Materie sind. Treten in einem Gewebetyp Störungen auf, teilen diese sich deshalb bis zu einem gewissen Grad allen anderen mit.

3.4.3 Wandelbare und stabile Aspekte der Gewebe

Jedes Gewebe hat zwei Aspekte, einen stabilen (sthāyin) und einen wandelbaren oder instabilen (asthāyin). Der wandelbare Teil wird durch die Wirkung des speziellen Verdauungsfeuers, das jedes Gewebe besitzt (Gewebs-Agni), zur stabilen Form. Bei diesem Prozeß der Gewebsverdauung bilden sich daneben sekundäre Gewebe (Upadhātus, siehe unten; z.B. die Menstruationsflüssigkeit aus dem Plasma) und Abfallprodukte (wie Kapha aus dem Plasma). Es bleibt ein gereinigter Anteil des wandelbaren Gewebes zurück; dieser ist der wandelbare Anteil der nächsten Gewebeschicht.

Ist zum Beispiel aus der wandelbaren Form des Plasmas das stabile Plasma, seine sekundären Gewebe und sein Abfallprodukt Kapha hervorgegangen, so bleibt eine feinstofflichere Substanz übrig, die das wandelbare Gewebe des Blutes wird, der nächsten Gewebsebene des Körpers. Auf diese Weise gibt es einen ständigen Fluß von Ernährung und Umwandlung durch die sieben Gewebe.

Die Störung der Ernährung eines Gewebes wird sich also in denen, die nach ihm folgen, widerspiegeln. Die richtige Entstehung jeden Gewebes hängt von zwei Faktoren ab:

Das vorhergehende Gewebe muß richtig ausgebildet und das Verdauungsfeuer (Agni) des Gewebes normal und ausgeglichen sein. Wenn Gewebs-Agni zu gering ist, wird zuviel Gewebe gebildet, jedoch von schlechter Qualität. Bei zu starkem Gewebs-Agni entsteht zu wenig Gewebe - es wird buchstäblich verbrannt.

3.4.4 Beziehungen der Gewebe untereinander

Umgekehrt haben die feinstofflicheren Gewebe die Aufgabe, die grobstofflicheren zu unterstützen und die in ihnen angehäufte Energie zu speichern. Das Blut ist also konzentriertes Plasma, der Muskel ein Konzentrat des Blutes und so weiter bis hin zum Samen als konzentriertem Knochenmark. Damit ist die Reproduktionsflüssigkeit die konzentrierte Essenz und Energiereserve des gesamten Körpers. Sie unterstützt alle anderen Gewebe von innen, genau wie das Plasma von außen. So wie eine gestörte Ernährung durch das Plasma alle Gewebe von außen schwächt, bewirkt eine geringe Energiereserve wegen eines Mangels an Reproduktionsflüssigkeit einen Zusammenbruch der Gewebe von innen.

Die grobstofflicheren Gewebe sind in größerer Menge vorhanden. Nur aus einem Teil des Plasmas entsteht Blut, von dem wiederum nur ein Teil zum Muskel wird usw., bis nur eine relativ geringe Menge von Reproduktionsflüssigkeit gebildet wird. Die feinstofflicheren Gewebe sind jedoch konzentrierter und belastbarer. Ihre Entwicklung nimmt einen längeren Zeitraum in Anspruch. Das Plasma bildet sich täglich aus unserer Nahrung, doch dauert es fünf Tage, bis es sich in Blut umwandelt. Für die vollständige Bildung des Samens werden daher dreißig Tage benötigt.

Die Gewebe bilden somit konzentrische Kreise, bei denen eine äußere Schicht aus der inneren hervorgeht. Jedoch sind der äußerste und der innerste dieser Kreise, Plasma und Samen, miteinander in Verbindung wie bei einem Ring. Viele Substanzen, die das Plasma vermehren - wie etwa Milch -, lassen auch mehr Samen entstehen. Auch gehen Fehlen und Überschuß von Plasma und Reproduktionsflüssigkeit häufig miteinander einher.

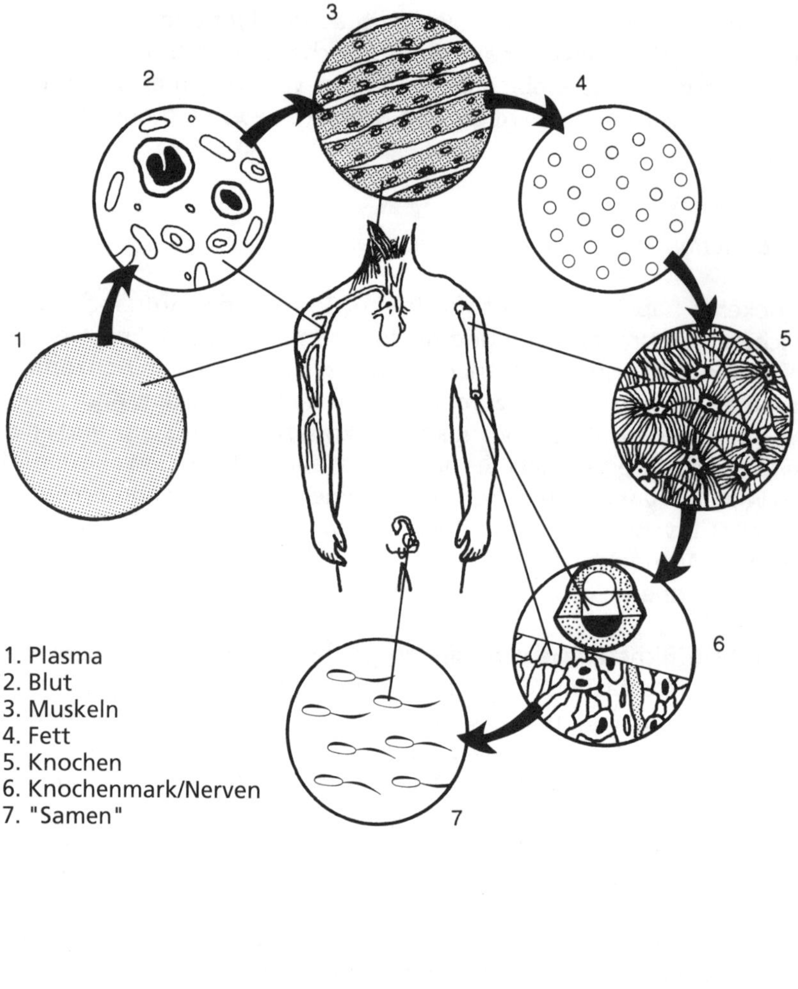

Abb. 7: Die sieben Gewebe (Dhātus)

3.4.5 *Sekundäre Gewebe (Upadhātu) und Abfallprodukte (Mala) der Gewebe*

Zu jedem Gewebe gehört ein sekundäres Gewebe und ein Abfallprodukt, die in der folgenden Tabelle wiedergegeben sind. Die Tauglichkeit des Gewebes spiegelt sich in seinem Sekundärgewebe wider, ein Überschuß oder eine Unreinheit zeigt sich dagegen an seinen Abfallprodukten.

Tab.4: Zusammenhang zwischen Geweben, sekundären Geweben und Abfallprodukten

Gewebe (Dhātu)	**Sekundäres Gewebe** (Upadhātu)	**Abfallprodukte** (Mala)
Plasma	Muttermilch, Menstruationsflüssigkeit	Kapha
Blut	Blutgefäße, Sehnen	Pitta
Muskeln	Bänder, Haut	Absonderungen in den äußeren Hohlräumen des Körpers, z. B. Ohren und Nabel
Fett	Bauchnetz	Schweiß
Knochen	Zähne	Nägel, Haare
Knochenmark	Kammerwasser des Auges	Tränen, „Augenbutter"
Samen	Ojas	Smegma

Es ist daraus ersichtlich, daß Kapha und Pitta nicht nur - wie oben erwähnt - das Plasma bzw. das Blut erzeugen, sondern auch ihre Abfallprodukte sind. In normaler Menge helfen sie bei der Entstehung dieser Gewebe, aber wenn zuviel Plasma und Blut vorhanden sind, werden diese beiden Körpersäfte ebenfalls im Überschuß erzeugt und verteilen sich dann zum Teil als Abfall in den Geweben. Daher betreffen die meisten Kapha-Erkrankungen das Plasma und die Pitta-Krankheiten das Blut.

Vāta ist zwar kein Abfallstoff der Knochen, doch ist es eng mit ihnen verbunden und in ihnen enthalten. Die meisten Vāta-Krankheiten betreffen daher die Knochen; ein Beispiel ist Arthritis.

3.4.6 *Überschuß- und Mangelzustände der Gewebe*

Über- und unterentwickelte Gewebe rufen charakteristische Krankheitssymptome hervor. Wie schon erwähnt wurde, führt ein zu schwach arbeitendes Verdauungsfeuer zu überschüssigem, jedoch minderwertigem Gewebe. Ist es zu stark, bewirkt dies einen Mangel an Gewebe.

Tab. 5: Symptome bei Überschuß und Mangel eines Gewebes

Gewebe	**Symptome bei Überschuß**	**Symptome bei Mangel**
Plasma	Ansammlung von Speichel und Schleim, Blockierung der Kanäle, Appetitverlust, Übelkeit, tendenzielle Zunahme von Kapha	rauhe Haut, trockene Lippen, Austrocknung, Müdigkeit, Geräuschempfindlichkeit, Zittern, Herzklopfen und -schmerzen, Gefühl der Leere im Herzen, geringe Belastbarkeit, gestörte Nahrungszufuhr
Blut	Hautkrankheiten, Abszesse, Vergrößerungen der Leber und der Milz, Bluthochdruck, Tumoren, Gelbsucht, Verdauungsschwäche, Delirium, brennende, gerötete oder blutende Haut, Augen und Urin	Blässe, niedriger Blutdruck, Schockzustände, Kollaps der Blutgefäße, Bedürfnis nach saurem und kaltem Essen, schlaffes und trockenes Gefühl im Kopf, stumpfe, trockene, rauhe, rissige Haut
Muskeln	Muskelschwellungen oder -tumoren, schwere, geschwollene Drüsen, Korpulenz, Vergrößerung der Leber, Irritierbarkeit, Aggressivität, Verfaserung der Gebärmutter, Fehlgeburten, sexuelle Schwäche	Auszehrung vor allem an den Hüften, am Bauch und an der Rückseite des Nackens, Mattigkeit und Schlaffheit der Glieder, mangelndes Koordinationsvermögen, Furcht, Unsicherheit, Gefühl des Unglücklichseins
Fett	Korpulenz, Müdigkeit, fehlende Beweglichkeit, Asthma, sexuelle Schwäche, Durst, Bluthochdruck, Diabetes, geringe Lebenserwartung, Hängebrust und -bauch, Furcht, übertriebene Anhänglichkeit	Erschöpfung, krachende Gelenke, müde Augen, Vergrößerung der Milz, abgemagerte Glieder, dünner Bauch, spröde Haare und Nägel, schwache Zähne und Knochen

Gewebe	Symptome bei Überschuß	Symptome bei Mangel
Knochen	zusätzliche Knochen, Überbeine, zusätzliche Zähne, ungewöhnlich großer Körperbau, Gelenkschmerzen, Furcht, Ängstlichkeit, schlechtes Stehvermögen, Anfälligkeit für Arthritis, in Extremfällen Knochenkrebs oder Riesenwuchs	Müdigkeit, Gelenkschmerzen, schlaksige Gelenke, Ausfall von Zähnen, Haaren und Nägeln, schwach ausgebildete Knochen und Zähne, in Extremfällen Zwergwuchs
Knochenmark	Schwere in den Augen, Gliedern und im Inneren der Gelenke, tiefe, nicht heilende Wunden, Trübungen oder Infektionen der Augen	instabile oder poröse Knochen, Schmerzen in den kleinen Gelenken, Schwindel, Punkte vor den Augen, dunkle Ränder unter den Augen, sexuelle Schwäche, Gefühle von Leere und Furcht, Tendenz zu Vāta-Erkrankungen
Samen	exzessive und aggressive Sexualität, zuviel Samen, Steine im Sperma, geschwollene Prostata	fehlende Lebenskraft, geringe sexuelle Begierde, Sterilität, Impotenz, trockener Mund, Mattigkeit, Müdigkeit, Schmerzen im unteren Rückenbereich, Ejakulationsstörungen, Blut im Sperma, Furcht, Ängstlichkeit, Mangel an Liebe

Ein Übermaß eines bestimmten Gewebetyps äußert sich demnach als Überschußzustand desjenigen Doṣa, das ihn hervorbringt. Ein Zuviel an Plasma, Muskeln, Fett, Knochenmark und Samen sind verschiedene Abstufungen von erhöhtem Kapha. Überschüssiges Blut entspricht zuviel Pitta, übermäßiges Knochengewebe erhöhtem Vāta.

Ein Mangelzustand eines Gewebes ist entweder unmittelbar als solcher zu erkennen, oder er macht sich indirekt als erhöhtes Vāta bemerkbar.

4. Konstitution - Prakṛti

Die ayurvedische Behandlung basiert auf der sicheren Ermittlung der individuellen Konstitution. Es ist die außergewöhnliche Stärke dieses Medizinsystem, daß der Patient mit seiner Veranlagung und seinem Lebensstil im Vordergrund steht. Krankheit wird dabei nicht als eine eigenständige Macht angesehen, die von außen angreift, sondern als eine Komplikation, die dann auftritt, wenn die Konstitution aus dem Gleichgewicht gerät.

Das Verhältnis der Elemente, Guṇas und Doṣas zum Zeitpunkt der Befruchtung entscheidet über die Konstitution oder den Biotypus des Individiuums. Wenn dieses Verhältnis einmal festgelegt ist, bleibt es im allgemeinen während des ganzen Lebens gleich. Die köperliche Konstitution (Prakṛti) einer Person hängt ab von

- dem Zustand des Spermas und des Eis zum Zeitpunkt der Empfängnis,
- der Jahreszeit,
- den Bedingungen in der Gebärmutter,
- der Ernährung und anderen Verhaltensweisen der Mutter während der Schwangerschaft,
- den Elementen, aus denen der Fötus zusammengesetzt ist.

Daneben haben auch die gesellschaftliche Schicht, Merkmale der Familie, Ort und Zeit, das Alter und individuelle Faktoren einen Einfluß auf die körperliche Konstitution.

Neben dieser körperlichen Konstitution, die durch das Verhältnis der Elemente gegeben ist, gibt es noch eine psychologische Konstitution, die durch die Zusammensetzung der drei Guṇas bestimmt wird. Noch wesentlicher ist jedoch das Verhältnis der Doṣas, die funktionelle oder energetische Konstitution des Körpers. Sie ist das wichtigste Kriterium bei der Untersuchung sowohl von gesunden Menschen als auch von Patienten.

4.1 Funktionelle (durch die Doṣas bestimmte) Konstitution

Je nachdem, welches Doṣa oder welche Doṣas in einem Menschen vorherrschen, hat er eine der sieben Arten von Konstitution: Vāta, Pitta, Kapha, Vāta-Pitta, Vāta-Kapha, Pitta-Kapha und schließlich Vāta-Pitta-Kapha oder die ausgeglichene Konstitution (Samaprakṛti). Eine Veranlagung, die nur von einem einzigen Doṣa bestimmt wird, ist ebenso selten wie die günstigste Form, nämlich die ausgeglichene Konstitution.

Was die gesundheitliche Stabilität und die Lebensdauer angeht, so ist eine reine Vāta-Konstitution im allgemeinen ungünstig, eine Kapha-Konstitution vorteilhaft und Pitta steht dazwischen. Die Kombination Pitta-Kapha ist heikel,

Vāta-Kapha noch problematischer und Vāta-Pitta besonders kritisch. Am günstigsten ist die Samaprakṛti, also die Konstitution, in der alle drei Doṣas im gleichen Verhältnis vorliegen. Im folgenden werden die wichtigen Charakteristika der drei Reinformen der funktionellen Konstitution beschrieben.

4.1.1 Vāta-Konstitution

Personen mit einer Vāta-Konstitution sind im allgemeinen groß, dünn und nicht besonders kräftig. Ihr Körpergewicht ist gering, ebenso die Widerstandsfähigkeit gegen Krankheiten. Die Qualität ihrer Verdauung und des Stoffwechsels schwankt ständig; daher können sie keine kräftigen und stabilen Gewebe bilden. Sie leben im allgemeinen nicht so lange wie andere Menschen. Wegen ihrer instabilen Natur können sie ihre Aufgaben nicht gleichmäßig und kontinuierlich ausführen. Sie erreichen daher möglicherweise ihre Ziele nicht oder geraten auf Abwegen von ihnen.

Solche Personen brauchen eine Arbeit, die körperlich nicht anstrengend ist, bei der es nicht auf dauerhafte Aufmerksamkeit ankommt und die nicht in einer kalten oder klimatisierten Atmosphäre ausgeführt wird. Wenn sie dennoch zu einer derartigen Arbeit gezwungen sind, erkranken am ehesten ihre Nerven und Knochen, sie leiden unter Verstopfung und verlieren Gewicht.

4.1.2 Pitta-Konstitution

Diese Personen haben eine hohe Verdauungs- und Stoffwechselaktivität. Sie müssen daher regelmäßig essen und kühlende und fetthaltige Getränke zu sich nehmen. Sie können die Nahrung zu Gewebe von guter Qualität umwandeln; ihre Lebenserwartung ist jedoch unterdurchschnittlich, nachdem alle Umwandlungsvorgänge im Körper sehr schnell ablaufen. Ihre Haut ist weich, ölig und glatt. Sie neigen zu frühzeitigem Haarausfall und Grauwerden der Haare. Trotz ihres dynamischen Naturells sind sie nur mittelmäßig stark und arbeitsfähig. Aufnahmevermögen und Intelligenz sind gut ausgeprägt. Pitta-Typen verfügen im allgemeinen über gutes Wissen in ihrem Fach, sind kreativ und als Folge davon auch wohlhabend und gesellschaftlich angesehen.

Diese Personen brauchen eine Arbeit in einer kühlen Umgebung, bei der Kreativität und Intelligenz gefordert sind. Sie sollten nicht mit Chemikalien, Farben oder Erdölprodukten umgehen. Sie neigen zu allen Arten von Entzündungskrankheiten und zu Magen- und Zwölffingerdarmgeschwüren.

4.1.3 Kapha-Konstitution

Diese Personen sind von stämmiger, robuster und dicker Statur und verfügen über eine gut ausgebildete und ausdauernde Muskulatur. Sie besitzen von Natur aus große Körperkraft, Abwehrkraft und Lebendigkeit und leben lange und gesund. Sie haben sanfte und tiefe Stimmen und sehen häufig gut aus. Insgesamt ist ihre Verdauung und ihr Stoffwechsel sehr langsam; daher benötigen sie wenig Nahrung und Getränke. Sie erwecken einen ruhigen und leisen Eindruck.

Kapha-Typen können Arbeiten ausführen, die schwer oder anstrengend sind. Sie eignen sich besonders für Public-Relations-Aufgaben. Allerdings sollten sie nicht in kalter und feuchter Atmosphäre arbeiten. Sie werden leicht dick und sind anfällig für Gelenkkrankheiten und Herzprobleme.

4.2 Physische Konstitution

Sie wird nach dem Vorherrschen der Elemente zum Zeitpunkt der Vereinigung von Samen und Ei bestimmt. Sie hängt mit der funktionellen Konstitution zusammen, denn normalerweise ist Kapha wäßrig, Pitta feurig und Vāta luftartig. Ebenso dominiert Kapha bei einer erdartigen und Vāta bei einer ätherischen Konstitution.

Personen mit einer erdartigen (pārthiva) Konstitution haben einen massigen, schweren, vierschrötigen und dicken Körper. Ihre Knochen sind normalerweise groß; der Körper kann stark behaart sein. Individuen mit ätherischer (ākāśya) Konstitution sind leicht und locker; die Sinne sind klar und die Körperöffnungen weit.

4.3 Psychologische Konstitution

Sie wird vom Verhältnis der drei Guṇas zum Zeitpunkt der Geburt bestimmt; allerdings kann sie - als geistiger Faktor - leichter durch das Verhalten und durch Lernen verändert werden.

Sattva-artige Konstitution:
Diese Personen haben ausgeprägte intellektuelle Fähigkeiten und ein gutes Gedächtnis. Sie wissen viel und bemühen sich fortwährend, noch mehr zu erfahren. Eine Neigung zur Reinlichkeit ist ihnen angeboren. Ihr Wille ist stark; dennoch fördern sie auch andere. Sie sind höflich, glauben an das Göttliche und sind dem Guten verpflichtet.

Rajas-artige Konstitution:
Es liegt im Wesen dieser Menschen, andere zu bezwingen. Sie sind antreibend und sehr dynamisch. Ihre Stellung und ihr Besitz kann sie nicht befriedigen; sie streben laufend nach mehr. Ehrgeiz und Fleiß sind daher ausgeprägt. Rajas-Charaktere wirken im allgemeinen heißblütig und egoistisch. Schmerz oder Vergnügen lassen sie freien Lauf. Sie sind zwar mutig, aber zugleich eifersüchtig und grausam.

Tamas-artige Konstitution:
Diese Personen sind faul, wissen nicht viel und sind auch an nichts interessiert. Ihre Intelligenz ist gering, sie arbeiten nicht, wenn es nicht unbedingt sein muß,

und ihr Hauptaugenmerk gilt dem Essen und Schlafen. Reinlichkeit ist ihnen ebenso unwichtig wie ihre Gesundheit. Sie fürchten sich vor vielem; daher ergreifen sie auch von sich aus keine Initiative.

Die folgende Tabelle faßt die Reinformen der psychologischen Konstitution zusammen:

Tab. 6: Die drei psychologischen Konstitutionstypen

Überwiegend Sattva	**Überwiegend Rajas**	**Überwiegend Tamas**
vermehrt sein Wissen mit fairen Mitteln	vermehrt sein Wissen um jeden Preis	kümmert sich nicht um Wissen
sehr intelligent	durchschnittlich intelligent	nicht intelligent
gutes Gedächtnis	variables Gedächtnis	schlechtes Gedächtnis
akzeptiert Status, Geld, Essen - kein starker Ehrgeiz	starker Ehrgeiz nach Status, Reichtum - daher vorantreibend und dynamisch	kein Ehrgeiz - lethargisch
gibt anderen ihren fairen Anteil, uneigennützig	bezwingt andere in eigennütziger Weise	eigennützig, aber nicht kämpferisch
entwickelt Reinheit von Körper, Geist und Sprache	erregter Körper, Geist und Sprache	unrein in bezug auf Körper, Geist und Sprache
höflich, freudvoll	manchmal grob und ärgerlich	besorgt und niedergeschlagen
ruhig und leise	kühn, grausam und gierig	furchtsam und gemein
glaubt an Gott oder die Wahrheit	hinterfragt Gott oder die Wahrheit	glaubt an die Falschheit
angeborene Gesundheit, ist sich seiner Belastbarkeit bewußt	folgt Gesundheitsratschlägen, wenn er überzeugt ist	kümmert sich nicht um seine Gesundheit, folgt medizinischen Ratschlägen nicht
gibt Schmerz und Vergnügen angemessen Ausdruck	gibt Schmerz und Vergnügen übertrieben Ausdruck	

4.4 Bedeutung der Konstitution

Wenn man verschiedene Menschen daraufhin beobachtet, welche Nahrung sie brauchen, wie sie mit ihrer Umgebung fertig werden oder welche Verhaltensweisen für sie typisch sind, so fällt auf, daß sie für ihr Wohlergehen unterschiedliche Bedürfnisse haben. Sie ziehen verschiedene Arten von Nahrung, Getränken und Tätigkeiten vor. Selbst zwei Personen, die in bezug auf Gewicht und Größe identisch zu sein scheinen, können doch sehr verschiedene Bedürfnisse haben. Der eine ißt und trinkt vielleicht viel und der andere wesentlich weniger.

Diese Unterschiede machen sich nicht bemerkbar, wenn man beispielsweise versucht, das Blut dieser Menschen zu analysieren. Diese Toleranz gegenüber Nahrung, Getränken oder der Umgebung hängt vielmehr vom Persönlichkeitstyp, von der Konstitution ab. Nur die Ermittlung der Prakṛti ermöglicht es, daß der Betreffende die Nahrungsmittel und Getränke auswählen, diejenige Arbeit und das Ausmaß an körperlicher Tätigkeit ausführen kann, die ihm entspricht, um gesund zu bleiben.

Dabei sollte er Eigenschaften vorziehen, die denjenigen entgegengesetzt sind, die ihm sein dominierendes Doṣa ohnehin liefert. Auf einen Vāta-Menschen bezogen bedeutet das konkret: Er ist eher kalt, trocken, rauh und leicht und sollte sich daher vorzugsweise mit warmen oder heißen, öligen oder fettigen Speisen ernähren. Auch süße, saure und salzige Nahrung ist ihm zuträglich, da sie Vāta verringert. Sonst wird bei ihm immer die Tendenz bestehen, daß sein Vāta zunimmt und letztlich Vāta-Krankheiten auslöst.

Jede Person sollte also ihre Konstitution kennen, um entsprechend ihrer Veranlagung gesund leben zu können. Wenn die täglichen Aktivitäten, die Nahrung, Beschäftigung und das Verhalten nicht so angepaßt sind, daß sie das vorherrschende Doṣa ausgleichen, wird dieses zunehmen und seine typischen Krankheiten hervorrufen. Bei bekannter Konstitution können jedoch die richtigen Heilpflanzen, Nahrungsmittel und Verhaltensweisen empfohlen werden - dazu gehören auch Yogastellungen -, einerlei, ob eine momentane Erkrankung zu behandeln ist oder ob man ein langes, gesundes Leben führen möchte.

4.5 Die Untersuchung der Konstitution

Für die folgende eingehende Prakṛti-Analyse können Sie notieren, welches Doṣa Sie am häufigsten ankreuzen; dieses wird normalerweise die vorherrschende Kraft sein. Die an zweiter und dritter Stelle stehenden Doṣas gehen daraus ebenfalls hervor; es läßt sich auch ermitteln, ob es sich um einen gemischten Typ handelt. Besonders wenn die Entscheidung nicht eindeutig ist, sollten Sie den als wichtig bezeichneten Faktoren mehr Gewicht geben.

Im allgemeinen kennen wir uns gut genug, um unsere eigene Konstitution herauszufinden. Die von Freunden zu ermitteln, ist schwieriger. Selbst hochqualifizierte ayurvedische Ärzte sind nicht immer der gleichen Meinung. Das bedeutet nicht unbedingt, daß einer von ihnen einen Fehler gemacht hat. Vielmehr ist auch die Empfindsamkeit gegenüber den Doṣas verschieden ausgeprägt. Es gibt daher Ärzte, die auf die Behandlung nur eines Doṣas spezialisiert sind.

Die natürliche Konstitution zeigt sich am ehesten an den festen Eigenschaften des Körpers. Dazu gehören der Körperbau, das Gewicht und die Hautfarbe. Der allgemeine Zustand des Stoffwechsels und der Verdauung ist ebenfalls ein guter Indikator. Ebenso aussagekräftig sind Lebensgewohnheiten und Vorlieben sowie die Neigung zu Krankheiten.

Zwar bleibt die Konstitution im allgemeinen während des ganzen Lebens gleich, doch können außergewöhnliche Faktoren wie eine lang anhaltende Krankheit sie ändern. Manchmal verändert sie sich - wenn auch nicht stark - mit dem Lebensalter.

V - steht für Vāta, das Doṣa der Luft,
P - für Pitta, das Feuer, und
K - für Kapha, das Wasser.

4.5.1 Grundlegender Körperaufbau

4.5.1.1 Körperbau

V - ungewöhnlich groß oder klein, dünn; schwach entwickelter Köper,
P - mittlere Körpergröße; mäßig entwickelter Körper,
K - stämmig, untersetzt, klein; gut entwickelter Körper.

Vāta-Menschen sind im allgemeinen überdurchschnittlich groß oder klein. Viele Menschen, deren Größe aus dem Rahmen fällt, sind typischerweise Vāta; im allgemeinen sind sie dann jedoch schlank. Kapha-Menschen können ebenfalls groß sein, dabei aber eher untersetzt oder breit in ihrem Körperbau und schwergewichtig. Einen Pitta-Typ, der hier keine Extreme aufweist, erkennt man eher an anderen Merkmalen wie an seinem Appetit.

4.5.1.2 Gewicht

V - geringes Gewicht, kann nicht zunehmen, hervortretende Venen und Knochen,
P - mittleres Gewicht, muskulöser Körper,
K - schwer, mit einer Tendenz zur Fettleibigkeit.

Vāta-Menschen können durchaus dick sein, aber sie nehmen immer wieder zu und ab und haben ein schwammiges Gewebe. Selbst wenn sie exzessiv essen, wirkt sich das bei ihnen nicht in einer Gewichtszunahme aus. Kapha-Typen wiegen nicht unbedingt viel, aber sie müssen sich dauernd bemühen, nicht zuzunehmen, da sie leicht Fett und Wasser anlagern. Pitta-Typen haben normalerweise gleichbleibendes Gewicht, selbst wenn sie viel essen; allerdings kann zuviel rotes Fleisch oder fettiges Essen auch bei ihnen Übergewicht hervorrufen.

4.5.1.3 Hautfarbe

V - glanzlos, braun, eher dunkel,
P - rot, rotwangig, leicht errötend, glühend,
K - weiß, blaß.

Bei der Hautfarbe müssen selbstverständlich die Charakteristika der Rasse berücksichtigt werden. Die dunkle Haut von Schwarzen zeigt also nicht unbedingt Vāta an. Nordeuropäische Typen tendieren zu rötlicher Haut, müssen aber deswegen nicht Pitta sein.

Vāta-Typen haben eine wenig glänzende Haut. Sie erscheint dadurch dunkel und stumpf. Pitta-Typen erröten leicht und sind heiß. Ihre Haut scheint Licht abzugeben. Kapha-Typen haben eine weiße oder perlmuttartige Haut.

Krankheiten, die eine Verfärbung der Haut hervorrufen, deuten auf Pitta hin, selbst dann, wenn die Haut stellenweise unpigmentiert ist - das ist bei der in Indien häufigen Weißfleckenkrankheit (Vitiligo) oder bei einem Albino der Fall.

4.5.1.4 Beschaffenheit und Temperatur der Haut

V - dünn, trocken, kalt, rauh, rissig, ausgeprägte Venen,
P - warm, feucht, rosa, mit Muttermalen, Sommersprossen, Akne,
K - dick, weiß, feucht, kalt, weich, glatt.

Die Beschaffenheit der Haut ist häufig ein verläßlicheres Merkmal als ihre Farbe. Menschen, die von Pitta dominiert werden, bekommen leicht Sonnenbrand und leiden häufiger unter Wunden und Hautausschlägen. Dazu zählt auch Akne; sie kann allerdings auch vorübergehend auf eine Unreinheit des Blutes bei jedem Konstitutionstyp zurückgehen. Eine Pitta-Haut fühlt sich warm an.

Vāta-Typen leiden unter einer chronischen Trockenheit von Haut und Haaren. Die Haut hat häufig Falten, Sprünge oder Risse, ist kalt und nicht sehr dick. Kapha-Typen haben eine ölige Haut und fettige Haare und auch unterhalb der Haut häufig Fett- oder Wasserablagerungen. Ihre Haut fühlt sich kühl, feucht oder schwammig an.

4.5.1.5 Haare

V - spärlich, grob, trocken, braun, leicht gelockt,
P - mäßig, fein, weich, frühzeitig ergraut oder glatzköpfig,
K - reichlich, ölig, dick, sehr gelockt, glänzend.

Die Haarfarbe variiert ebenfalls nach rassischen Eigenarten.Häufig sind eher der Glanz, die Struktur und Qualität des Haares aussagekräftig.

Pitta-Typen kriegen frühzeitig eine Glatze oder graue Haare, aber der Kopf ist dann rötlich und sonnenempfindlich. Auch bei Vāta-Typen können die Haare frühzeitig ausfallen, da sie Nahrung schlecht verwerten. Sie haben häufig Schuppen. Sie sind gegenüber Wind empfindlich und haben eine eher dunkle Kopffarbe. Das Haar von Kapha-Typen wirkt attraktiv, ist reichlich und dick; auch ihr Körper kann sehr stark behaart sein.

4.5.1.6 Kopf

V - klein, dünn, lang, unstet,
P - mittelgroß,
K - groß, untersetzt, ruhig.

Die Größe des Kopfes spiegelt eher die geistige Konstitution, also Sattva, Rajas oder Tamas wieder. Ein größerer Kopf kann auch ein Anzeichen von mehr Intelligenz sein. Für die funktionelle Konstitution ist die Bewegungsweise des Kopfes wichtiger als seine Größe.

Bei Menschen, die von Vāta dominiert werden, fällt entweder ein steifer Nacken und ein starrer Kopf auf, oder andererseits unkoordinierte, ziellose Kopfbewegungen. Kapha-Typen bewegen ihren Kopf sehr wenig und haben eher „Quadratschädel". Pitta-Menschen liegen auch hier zwischen den beiden Extremen.

4.5.1.7 Stirn

V - klein, gerunzelt,
P - faltig,
K - groß, breit.

Auch die Stirn spiegelt eher die geistige Konstitution wieder. Wer einen guten Verstand und ein gutes Gedächtnis hat, hat häufig auch eine ausgeprägte Stirn, selbst bei einer Vāta-Konstitution. Sonst gelten ähnliche Merkmale wie beim Kopf.

4.5.1.8 Gesicht

V - dünn, klein, lang, zerfurcht, ausdruckslos, langweilig,
P - mittlere Größe und Breite, rötlich, scharfkantige Züge,
K - groß, rund, fett, weiß oder blaß, weiche Züge.

Kapha-Personen, vor allem Frauen, haben ein typisches großes, rundes „Vollmondgesicht". Das Gesicht von Pitta-Typen sieht eher eckig aus, ihr Blick durchdringend. Vāta-Typen wirken hager und wettergegerbt. Für die Farbe des Gesichts gelten ansonsten die gleichen Kriterien wie für die Hautfarbe generell.

Ein guter ayurvedischer Arzt kann normalerweise allein aus dem Gesicht die Konstitution bestimmen.

4.5.1.9 Nacken

V - lang, dünn,
P - mittlere Länge und Dicke,
K - groß, dick.

Kapha-Typen wirken vierschrötig durch ihren großen und dicken Nacken. Vāta-Typen haben ein langes Genick und in diesem Körperbereich häufig Probleme mit zu lockeren Sehnen.

4.5.1.10 Augenbrauen

V - klein, dünn, ungleichmäßig,
P - mäßig, fein,
K - dick, buschig, mit vielen Haaren.

4.5.1.11 Wimpern

V - klein, trocken, fest,
P - klein, dünn, fein,
K - groß, dick, ölig, fest.

4.5.1.12 Augen

V - klein, trocken, dünn, braun, stumpf,unruhig,
P - mittelgroß, schmal, rot (leicht entzündet) oder grün, durchdringend,
K - breit, hervorstehend, dick, ölig, weiß, attraktiv.

Die Augen sind ein weiterer wichtiger Indikator. Pitta-Typen haben häufig einen bohrenden und durchdringenden Blick. Zugleich sind sie lichtempfindlich, bekommen deswegen leicht Kopfschmerzen und brauchen Brillen und Sonnenbrillen.

Kapha-Typen haben große, breite, attraktive Augen, die wie Perlen aussehen, und große Wimpern und Brauen. Sie weinen auch leicht und neigen zu Schleimabsonderungen in den Augen. Ihre Augenbewegungen sind regelmäßig, aber nicht präzise. Vāta-Typen haben unter häufigem Blinzeln zu leiden, das im allgemeinen durch eine Trockenheit der Augen verursacht wird sowie unter Augenzittern, besonders starken oder ungerichteten Augenbewegungen. Es fällt ihnen schwer, ihre Augen lange auf einen bestimmten Punkt zu konzentrieren.

4.5.1.13 Nase

V - dünn, klein, lang, trocken, gebogen,
P - mittelgroß,
K - dick, groß, fest, ölig.

Auch die Nase ist je nach der Menschenrasse verschieden, kann aber trotzdem zur Beurteilung hilfreich sein. Ihre Größe, Breite und Farbe sind die wichtigsten Merkmale. Pitta-Menschen haben häufig eine kantige und spitze Nase; ist sie dagegen lang und spitz, so zeigt das Vāta an.

4.5.1.14 Lippen
V - dünn, klein, dunkel, trocken, unstet,
P - mitteldick, weich, rot,
K - dick, groß, ölig, glatt, fest.

Kapha-Typen haben häufig große und attraktive Lippen. Die rote Farbe ist bei Lippen und Gesicht von Personen auffällig, bei denen Pitta vorherrscht. Die Lippen von Vāta-Menschen sind dünn; sie beißen häufig darauf.

4.5.1.15 Zähne und Zahnfleisch
V - dünn, klein, rauh, gebogen; wenig und trockenes Zahnfleisch,
P - mittelgroß; weiches, rosa und leicht blutendes Zahnfleisch,
K - groß, dick; weiches, rosa und schleimiges Zahnfleisch.

Der Zustand des Mundes hängt natürlich von Ernährung und Zahnhygiene ab; dennoch sind die Form, Farbe und die allgemeine Struktur der Zähne wichtige Merkmale. Vāta-Typen können Zwischenräume zwischen den Zähnen haben. Wer von Kapha dominiert wird, hat große, weiße und attraktive Zähne.

4.5.1.16 Schultern
V - dünn, klein, flach, krumm,
P - mittelgroß,
K - breit, dick, fest, ölig.

Vāta-Typen, die eher von Angst beherrscht sind, haben eher bucklige Schultern, die zudem häufig verspannt sind. Pitta-Menschen haben im allgemeinen die am besten gebauten Schultern, denn sie sind normalerweise weder über- noch untergewichtig.

4.5.1.17 Brust
V - dünn, klein, schmal, schwach entwickelt,
P - mittelbreit,
K- breit, groß,gut oder zu stark entwickelt.

Bei Vāta-Typen ist der Winkel zwischen den Rippenbögen klein, bei Kapha-Typen relativ groß. Pitta-Typen sind häufig drahtig gebaut.

4.5.1.18 Arme
V - dünn, übermäßig kurz oder lang, schwach entwickelt,
P - mittlere Dicke und Länge,
K - groß, dick, rund, gut entwickelt.

Vāta-Menschen können dünne, spindelartige Arme mit deutlich sichtbaren Ellenbogen haben. Kapha-Typen haben runde und fleischige, Pitta-Typen drahtige Arme.

4.5.1.19 Hände

V - klein, dünn, trocken, kalt, rauh, rissig, unstet,
P - mittelgroß, warm, rosa,
K - groß, dick, ölig, kalt, fest.

Kapha-Typen haben häufig große, kräftig gebaute Hände mit wenigen Linien. Von Vāta bestimmte Menschen tendieren zu schmalen Händen mit vielen Linien, hervorstehenden Gelenken, eventuell auch zu unregelmäßig geformten Fingern. Die Venen sind bei Vāta-Typen auf den Händen so ausgeprägt wie überall. Pitta-Menschen haben selbst bei kaltem Wetter häufig warme Hände.

Die Hände zeigen auch den geistigen Zustand, also den Anteil an Sattva. Feine Hände deuten auf einen höher entwickelten Charakter hin. Lange und elegante Hände spiegeln mehr Empfindsamkeit wider als kleine, klobige Hände mit kurzen und dicken Fingern.

4.5.1.20 Oberschenkel

V - dünn, schmal,
P - mittlere Stärke,
K - gut entwickelt, rund, fett.

Große und plumpe Oberschenkel sind bei Kapha-Typen häufiger, die auch zu Zellulitis neigen. Generell gilt natürlich, daß Frauen mehr Körperfett und größere Oberschenkel haben als Männer, bei denen eher die Schultern stärker entwickelt sind.

4.5.1.21 Beine

V - dünn, außergewöhnlich lang oder kurz, hervorstehende Knie,
P - mittlere Länge und Dicke,
K - groß, stämmig.

Vāta-Personen gehen und laufen gern, haben aber häufig Koordinationsstörungen beim Gehen. Kapha-Typen macht es nichts aus, lange Zeit zu stehen.

4.5.1.22 Waden

V - klein, hart, verspannt,
P - locker, weich,
K - wohlgeformt, fest.

4.5.1.23 Füße

V - klein, dünn, lang, trocken, rauh, rissig, unstet,
P - mittelgroß, weich, rosa,
K - groß, dick, hart, fest.

Die Trockenheit von Vāta manifestiert sich häufig an den Füßen, die einer regelmäßigen Ölung bedürfen. Pitta-Typen haben selbst an den Füßen eine gesunde Hautfarbe und Durchblutung. Kapha-Personen mit ihrer dicken Haut können leicht barfuß laufen.

4.5.1.24 Gelenke

V - klein, schlecht gepolstert, trocken, unruhig, knackend,
P - mittelgroß, weich, locker,
K - groß, dick, gut gebaut.

Ein typisches Merkmal von Vāta-Personen sind ihre herausstehenden Gelenke. Die Ursache ist häufig, daß die Gelenke durch das geringe Körpergewicht gut sichtbar sind. Kapha-Typen haben größere Gelenke, die aber durch umgebendes Gewebe verdeckt sein können. Viel Pitta schmiert die Gelenke ebenfalls und macht sie weich.

4.5.1.25 Nägel

V - klein, dünn, trocken, rauh, mit Rissen und Sprüngen, dunkel,
P - mittelgroß, weich, rosa,
K - groß, dick, weich, weiß, fest, ölig.

Die Nägel zeigen an, wie unser allgemeiner Ernährungszustand ist, wie gut unser Körper Mineralien aufnimmt und wie der Stoffwechsel des Knochengewebes beschaffen ist. Vāta-Typen haben infolgedessen die schlechtesten Nägel.

4.5.2 Abfallprodukte/Stoffwechsel

4.5.2.1 Urin

V - spärlich, Schwierigkeiten beim Wasserlassen, farblos,
P - üppig, gelb oder rot, brennend,
K - durchschnittliche Menge, weißlich, milchig.

Die Urinanalyse ist ein wichtiges diagnostisches Hilfsmittel der Ayurvedischen Medizin. Vāta-Typen haben schaumigen Urin.

4.5.2.2 Stuhl

V - spärlich, trocken, Schwierigkeiten oder Schmerzen beim Stuhlgang, Blähungen, Tendenz zur Verstopfung,
P - reichlich, locker, manchmal gelblich, Tendenz zum Durchfall, Brennen beim Stuhlgang,
K - durchschnittliche Menge, fest, manchmal hell, Schleim im Stuhl.

Der Stuhl ist ein weiteres wichtiges Merkmal bei der Ermittlung der Konstitution. Kapha-Personen können aufgrund ihres langsamen Stoffwechsels Verstopfung haben, aber ihr Stuhl ist nicht hart. Pitta-Typen neigen bei Fieber zu Darmträgheit. Chronische Verstopfung, vor allem bei älteren Menschen, ist auf Vāta zurückzuführen.

4.5.2.3 Schweiß/Körpergeruch

V - spärlich, geruchlos,
P - reichlich, heiß, starker Geruch,
K - durchschnittliche Menge, kalt, angenehmer Geruch.

Wie stark man schwitzt, hängt von vielen Faktoren wie der Temperatur und der Ernährung ab, die bei der Analyse berücksichtigt werden müssen. So schwitzt jemand, der Fleisch ißt, stärker als ein Vegetarier.

Vāta-Personen schwitzen selten, Pitta-Typen dagegen viel, vor allem in der Hitze. Kapha-dominierte Menschen schwitzen nur bei körperlicher Anstrengung stark.

4.5.2.4 Appetit

V - unterschiedlich, nicht vorhersehbar,
P - stark, heftig,
K - gleichbleibend, gering.

Über lange Sicht beobachtet, ist der Appetit einer der besten Indikatoren der Konstitution. Vāta-Typen sind in dieser Hinsicht extrem - entweder haben sie keinen Appetit oder starken Hunger. Wenn sie hungrig sind, werden sie leichtsinnig und ängstlich. Kapha-Menschen haben einen regelmäßigen, doch geringen Appetit. Am Essen selbst hängen sie aber - sie haben gerne Speisen um sich oder beruflich mit Nahrungsmitteln zu tun. Pitta-Typen sind in der Lage, fast alles zu verdauen und große Mengen Nahrung zu sich zu nehmen, ohne daß sie dabei an Gewicht zunehmen. Sie werden leicht ärgerlich, wenn sie nichts gegessen haben.

4.5.2.5 Geschmack

V - mag süßes, saures oder salziges Essen, das mit Öl gekocht und gut gewürzt ist,
P - mag süßes, bitteres oder zusammenziehend schmeckendes Essen, entweder roh oder nur wenig gekocht, ohne Öl und Gewürze,
K - mag scharfes, bitteres oder zusammenziehend schmeckendes Essen, das mit Gewürzen, aber ohne Öl gekocht ist.

Diese Geschmacksaufstellung trifft nur dann zu, wenn die Doṣas einigermaßen im Gleichgewicht sind. Wenn das System jedoch vergiftet ist, können diese Vorlieben bis in ihr Gegenteil verschoben sein. Auch bei diesem Merkmal spielen die Kultur und äußere Einflüsse eine Rolle. So haben die meisten Inder einen Hang zu Süßspeisen. Daher ist es besser, nach den Geschmacksrichtungen zu urteilen, bei denen sich die Menschen besser, gesünder und freier von Giftstoffen fühlen.

4.5.2.6 Kreislauf

V - schlecht, unterschiedlich, ungleichmäßig,
P - gut, warmer Körper,
K - langsam, regelmäßig.

Vāta-Personen haben einen schlechten Kreislauf und bekommen leicht Herzklopfen. Ihr Bauch und ihre Extremitäten sind häufig kalt und trocken. Von Pitta bestimmte Personen haben eine sehr gute Durchblutung und erröten daher auch leicht. Der Kreislauf von Kapha-Menschen ist langsam, aber gleichmäßig. Durch ihr Übergewicht kann die Durchblutung in der Peripherie schlecht sein und die Glieder kalt, der Bauch ist jedoch warm.

4.5.3. *Allgemeine Charakteristika*

4.5.3.1 Aktivität

V - schnell, leichtsinnig, unstet, nicht vorhersagbar, überaktiv,
P - mittelschnell, motiviert, absichtsvoll, zielgerichtet,
K - langsam, stetig, würdevoll.

Vāta-Typen sind auch bezüglich ihrer Aktivität extrem. Ihre Überaktivität kann sie jedoch in einen Zustand der Erschöpfung, des Weggetretenseins oder der Lähmung führen. Auch kann ihre geistige Tätigkeit so ausgeprägt sein, daß die äußere Aktivität darunter leidet. Pitta-Menschen sind nur auf ein bestimmtes Ziel hin aktiv. Kapha-Typen sind zuverlässig, aber in ihren Handlungen nicht immer anpassungsfähig und möglicherweise schematisch. Ihr Tatendrang ist nicht besonders ausgeprägt.

4.5.3.2 Körperkraft/ Fähigkeit zur Anstrengung

V - schwach, geringe Ausdauer, gute Schnellkraft,
P - mittlere Körperkraft, verträgt keine Hitze,
K - stark, gute Ausdauer, langsam beim Starten.

Vāta-Typen sind häufig gute Läufer und können ein hohes Maß an körperlicher Anpassungsfähigkeit entwickeln. Beim Heben oder Tragen von Gewichten tun sie sich jedoch schwer. Personen, die von Pitta dominiert werden, sind gern stark und demonstrieren ihre Macht und Dominanz, dabei haben sie aber weniger Ausdauer als sie gerne hätten. Kapha-Typen sind zwar ausdauernd, aber nicht besonders leistungsfähig.

4.5.3.3 Sexualität

V - ungleichmäßig, sprunghaft, abartig;
starkes Bedürfnis, aber geringe Energie; wenige Kinder,
P - mäßiges Bedürfnis, leidenschaftlich, streitsüchtig, dominant,
K - geringes, aber gleichbleibendes sexuelles Bedürfnis; starke sexuelle Energie; ordnet sich unter; viele Kinder.

Das Sexualverhalten von Vāta-bestimmten Menschen kann extrem sein. Partnerwechsel und von der Norm abweichendes Verhalten sind häufiger als bei anderen; andererseits gibt es unter ihnen auch Zölibatäre. Kapha-Typen wechseln selten ihren Partner; sie würden aber auch niemals auf Sexualität verzichten, außer wenn sie schon von Kind an starke Bindungen zu einem traditionellen oder klösterlichen Glauben hatten. Pitta-Menschen lieben beim Sex eher das Dramatische - wobei sie gerne die führende Rolle spielen.

4.5.3.4 Abneigungen, Ängste, Vorlieben

V - Angst vor Kälte und Wind, empfindlich gegen Trockenheit,
P - Angst vor Hitze, Abneigung gegen Sonne und Feuer,
K - Angst vor Kälte und Feuchtigkeit, Vorliebe für Wind und Sonne.

Vāta-Menschen sind gegenüber den Elementen der Natur am empfindlichsten und müssen sich gut vor ihnen schützen. Wer viel Kapha hat, der fühlt sich im Freien durchaus wohl - allerdings eher bei einem Sonnenbad oder zur Entspannung als bei der Arbeit oder einer anstrengenden Tätigkeit.

4.5.3.5 Widerstandsfähigkeit gegenüber Krankheiten

V - unterschiedlich, allgemein jedoch schwaches Abwehrsystem,
P - mittel, anfällig gegenüber Infektionen,
K - gut und verläßlich, starkes Abwehrsystem.

Vāta-Typen neigen dazu, jede Krankheit zu bekommen, die kursiert; bei ihnen geht sie leicht in eine chronische Form über. Pitta-Menschen haben vor allem mit Infektionen und Blutungen zu kämpfen. Von Kapha dominierte Personen sind in der Lage, den meisten Krankheiten zu widerstehen.

4.5.3.6 Krankheitsanfälligkeiten

V - Krankheiten des Nervensystems, Schmerzzustände, Arthritis, geistige Störungen,
P - fiebrige Krankheiten, Infektionen, Entzündungskrankheiten,
K - Erkrankungen der Atemwege, Schleimbildungen, Wasserablagerungen (Ödeme).

Vāta-Typen bekommen leicht Schmerzen und sind auch sehr schmerzempfindlich. Die Krankheiten betreffen vor allem die Knochen und die Nerven. Pitta-Menschen neigen zu Krankheiten, die mit dem Blut zu tun haben. Bei Kapha-Typen kommt es häufig zu Verstopfungen von Kanälen und zu Lungenkrankheiten.

4.5.3.7 Reaktion auf Behandlung mit Medikamenten

V - rasch, niedrige Dosis ausreichend, unerwartete Nebenwirkungen oder nervöse Reaktionen,
P - mittelschnell,
K - langsam, hohe Dosis erforderlich, langsame Wirkung.

Vāta-Typen neigen zur Überempfindlichkeit gegenüber Arzneien und reagieren leicht über das gewünschte Ziel hinaus. Ihre Reaktion auf pflanzliche Produkte oder Medikamente ist manchmal extrem oder unvorhersehbar. Bei wem Kapha vorherrscht, der benötigt mitunter starke Dosen oder Therapien, bis ein Effekt eintritt.

4.5.3.8 Puls
V - dünn, schnell, unregelmäßig, schwach („wie eine Schlange"),
P - drahtig, springend, mäßig stark („wie ein Frosch"),
K - tief, langsam, regelmäßig, rollend, schlüpfrig („wie ein Schwan").

Der Puls ist für ayurvedische Ärzte das wichtigste Merkmal zur Ermittlung der Konstitution (vgl. Kapitel 12). Vāta macht den Puls dünn und unregelmäßig. Bei Pitta-Typen ist er drahtig und springend. Kapha-Menschen haben einen langsamen, breiten und tief sitzenden Puls.

4.5.3.9 Stimme
V - leise, schwach, heiser,
P - hoch, scharf,
K - angenehm, tief, wohlklingend.

Wie die Stimme klingt, wird vom körperlichen Gesamtzustand ebenso beeinflußt wie von vorübergehenden Umständen. Viel Kapha bewirkt eine schöne Stimme; die betreffenden Menschen sind gute Sänger. Pitta-Typen sind gute Redner. Vāta-Personen neigen zu einer monotonen Stimme.

4.5.3.10 Sprechweise
V - schnell, zusammenhanglos, sprunghaft, geschwätzig,
P - mäßig schnell, argumentativ, überzeugend,
K - langsam, entschieden, nicht geschwätzig.

Die Sprache ist ein weiteres wichtiges Merkmal. Vāta-Personen sind in ihrer Sprache überaktiv und reden immerzu drauflos. Das schließt nicht aus, daß sie auch still sein können; dann reden sie aber in ihrem Inneren weiter. Kapha-Menschen reden wenig; es ist ihnen wichtig, daß es dabei auch tatsächlich zu einer Kommunikation kommt. Pitta-Typen reden lieber auf andere ein als mit ihnen.

4.5.3.11 Verstand
V - geschwind, anpassungsfähig, unentschlossen,
P - intelligent, durchdringend, kritisch,
K - langsam, unverständlich, stumpf.

Das geistige Naturell ist ein eigenes Charakteristikum und geht nur teilweise mit der körperlichen Konstitution einher.

Bei wem Vāta vorherrscht, ist der Verstand zwar schnell, aber häufig oberflächlich; die Stärken liegen beim Aufnehmen von Informationen und beim abstrakten Denken. Bei Pitta-Personen ist die Intelligenz an ihrem Hinterfragen erkennbar. Sie haben häufig eine Neigung zu den Wissenschaften und sind in der Lage, Ziele und Werte zu definieren. Kapha-Menschen halten sich an grobe Prinzipien, bei denen ihre starken Empfindungen angesprochen werden; in Detailfragen ist ihr Verstand jedoch langsam.

4.5.3.12 Gedächtnis

V - schlecht; nimmt Dinge leicht auf, vergißt sie aber auch leicht,
P - scharf, klar,
K - nimmt Dinge langsam auf, aber vergißt sie nicht.

Das Gedächtnis gehört eher zur geistigen als zur körperlichen Konstitution. Ein guter Verstand geht häufig mit einem guten Gedächtnis einher. Die Qualität oder Art des Gedächtnisses ist ein wichtigeres Merkmal als seine Stärke.

Kapha-Personen erinnern sich an persönliche Gefühle, Liebe und Empfindungen. Ihr Gedächtnis ist von Emotion gefärbt. Pitta-Personen erinnern sich an Verletzungen, Beleidigungen und auch an Siege und Erreichtes. Ihr Gedächtnis ist vom Willen eingefärbt. Vāta-Menschen können sich an Ideen oder Informationen erinnern. Ihr Gedächtnis wird von Ideen oder Ereignissen beherrscht.

4.5.3.13 Gefühle

V - ängstlich, furchtsam, nervös,
P - ärgerlich, irritierbar, streitsüchtig,
K - ruhig, zufrieden, anhänglich, sentimental.

Die Gefühle sind ein sehr wichtiges Merkmal. Die fehlende Verankerung von Vāta hat immer Angst zur Folge. Vāta-Personen sind nicht sehr gefühlsbetont, sondern nervös und empfindlich und können so einen launischen Eindruck erwecken. Die Heftigkeit von Pitta verursacht Ärger und starke Gefühlsausbrüche. Kapha-Menschen mit ihrer gefestigten Natur neigen zu Anhänglichkeit und Sentimentalität.

Jeder von uns kennt jedoch alle diese Gefühle; auch ändern sie sich ständig. Es muß also auch hier unterschieden werden, welche von ihnen charakteristisch sind und welche eher vorübergehend auftreten.

4.5.3.14 Neigungen zu Geisteskrankheiten

V - Hysterie, Zittern, Angstanfälle,
P - extreme Launen, Raserei, Wutanfälle,
K - Depression, Unansprechbarkeit, Sorgen.

Vāta-Personen neigen zu extremen Gefühlsausbrüchen und verlieren dabei häufig die Kontrolle über Empfindungen oder Bewegungen. Im allgemeinen sind diese Zustände jedoch vorübergehend und oberflächlich. Pitta-Typen bekommen leicht Wutanfälle. Kapha-Menschen können chronisch deprimiert, lethargisch oder besorgt werden.

4.5.3.15 Glauben

V - unberechenbar, veränderlich, rebellisch,
P - entschlossen, fanatisch, Führerpersönlichkeit,
K - gleichbleibend, loyal, konservativ.

Der Glauben ist ein wichtiges Merkmal der psychologischen Natur. Ein starker Glauben an das Leben und an die Wahrheit deutet auf Sattva hin, innere Tugendhaftigkeit.

Unsteter und häufig in widersprüchliche Richtungen wechselnder Glauben oder auch Glauben an viele verschiedene Ideen kennzeichnet diejenigen, bei denen Vāta vorherrscht. Pitta-Typen sind heftig in ihrer Glaubensausübung bis hin zur Aggressivität. Kapha-Personen halten an ihrem Glauben fest, häufig unabhängig davon, ob er gut oder schlecht ist, und können einen nicht hinterfragenden Loyalitätssinn haben.

4.5.3.16 Schlaf
V - leicht, Neigung zur Schlaflosigkeit,
P - mäßig, wacht leicht auf und schläft dann wieder ein,
K - schwer, Schwierigkeiten beim Aufwachen.

Der Schlaf ist ein wichtiges körperliches und geistiges Merkmal. Vāta-Typen, die einen höheren Anteil an Luft und Äther haben, haben es mit dem Schlafen schwer. Fast alles stört ihren Schlaf und weckt sie auf. Der Schlaf von Pitta-Personen wird häufig von Träumen gestört. Kapha-Menschen haben mehr Erde und Wasser, schlafen leicht und gern auch tagsüber.

4.5.3.17 Träume
V - vom Fliegen und von Bewegung, rastlos, Alpträume,
P - farbig, leidenschaftlich, konfliktbeladen,
K - vom Wasser, romantisch, sentimental; wenige Träume.

Die Träume sind ebenfalls ein wichtiges Konstitutionsmerkmal. Streß und psychologische Probleme, die den Schlaf aller Typen stören können, müssen dabei allerdings gebührend berücksichtigt werden.

Vāta-Menschen haben die meisten Träume, die jedoch häufig sprunghaft oder verwirrt sind. Pitta-Typen können überaus farbige oder dramatische Träume haben; jedoch kann ihr Schlaf durch sie gestört werden, besonders wenn sie gewaltsam sind. Kapha-Typen sind oft nicht in der Lage, sich an ihre Träume zu erinnern; sie hinterlassen aber ein nicht näher definierbares Wohlgefühl.

4.5.3.18 Lebensgewohnheiten
V - bewegt sich, reist und spielt gern, mag Parks, erzählt Witze und Geschichten, ist künstlerisch tätig,
P - mag Sport, Politik, Tanzen, Jagd,
K - hält sich gern am Wasser auf, z.B. zum Segeln, mag Blumen und Kosmetika, betreibt Geschäfte.

Auch die Lebensgewohnheiten zeigen eher persönliche Neigungen oder das geistige Naturell auf. Bei der Ermittlung der Konstitution sollte man sie nicht zu wichtig nehmen. Vāta-Typen haben im allgemeinen sehr unterschiedliche, seltsame und unberechenbare Gewohnheiten, die bis ins Exzentrische reichen können. Pitta-Menschen sind zielgerichtet, am Wettbewerb orientiert und streben Ergebnisse und Erfolge an. Kapha-Typen lieben den Luxus, die Entspannung und das Faulsein.

4.6 Funktionell-geistige Konstitution

Jedem Doṣa können sieben verschiedene geistige Typen zugeordnet werden (analog den sieben Arten der funktionellen Konstitution). Es handelt sich um reines Sattva, Rajas oder Tamas, Sattva-Rajas, Sattva-Tamas, Rajas-Tamas und alle drei im gleichen Verhältnis. Das völlig reine Sattva (Śuddha Sattva) verschafft Erleuchtung.

Jeder kann im folgenden selbst sehen, welchem dieser geistigen Typen er am ehesten angehört. Die negativen Züge, etwa Angewohnheiten, die Krankheiten verursachen, sollte man versuchen, im Lauf der Zeit zu vermindern.

Es sollte festgehalten werden, daß unsere heutige Kultur sehr von Rajas dominiert wird: sie ist hochgradig ablenkend, bedingt viele Störungen und macht einen überaktiv und überstimuliert. Einige Rajas-Merkmale können also eher auf die Umwelt zurückgehen als auf unsere eigene Veranlagung.

4.6.1 Vāta-artiger Geisteszustand

Sattva-artig (harmonisch)
energetisch, anpassungsfähig, flexibel, schnell in der Auffassung, kommunikationsfähig, starkes Empfinden für die Einheit aller Menschen, starke heilende Energie, sehr begeisterungsfähig, positives Denken, Initiative ergreifend, fähig zur positiven Veränderung und Bewegung

Rajas-artig (verwirrt)
unentschlossen, unzuverlässig, überaktiv, erregt, unbeständig, rastlos, verwirrt, abgelenkt, nervös, ängstlich, geschwätzig, oberflächlich, laut, zerrüttend, voll falscher Begeisterung, erregbar

Tamas-artig (verdunkelt)
furchtsam, dienerisch, unehrlich, heimlichtuerisch, deprimiert, selbstzerstörerisch, drogenabhängig, zu sexuellen Perversionen neigend, geistig gestört, selbstmordgefährdet

4.6.2 Pitta-artiger Geisteszustand

Sattva-artig (harmonisch)
intelligent, klar erfassend, erleuchtet, differenzierend, gutwillig, unabhängig, warm, freundlich, mutig, guter Führer und Leiter

Rajas-artig (verwirrt)
eigensinnig, impulsiv, ehrgeizig, aggressiv, kontrollierend, kritisch, dominant, manipulierend, böse, grimmig, rücksichtslos, stolz, eitel

Tamas-artig (verdunkelt):
haßerfüllt, gemein, rächerisch, gewalttätig, zerstörerisch, psychopathisch, kriminell, Handel mit Drogen, Figur der Unterwelt

4.6.3 Kapha-artiger Geisteszustand

Sattva-artig (harmonisch):
ruhig, friedlich, zufrieden, stabil, konsequent, loyal, liebevoll, leidenschaftlich, vergebend, geduldig, hingebungsvoll, empfangend, nährend, unterstützend, starker Glaube

Rajas-artig (verwirrt):
kontrollierend, anhänglich, habgierig, lüstern, materialistisch, sentimental, sicherheitsbedürftig, nach Komfort und Luxus strebend

Tamas-artig (verdunkelt):
langweilig, lethargisch, deprimiert, apathisch, faul, derb, ungehobelt, begriffsstutzig, gefühllos, diebisch

5. Śrotas (Kanalsysteme des Körpers)

Nach der Ayurvedischen Medizin ist der menschliche Körper aus unzähligen Kanälen aufgebaut, die Nährstoffe zu den Körpergeweben befördern. Im Sanskrit heißen sie „Śrotas" von der Wurzel „śru", was „fließen" bedeutet. Der Körper ist also wie ein System von Flüssen oder Kanälen, die dazu dienen, die Gewebe und Organe des Körpers zu ernähren und sie rein zu halten. Darüber hinaus sind sie das Netz der Kräfte, welche die Gewebe am Leben erhalten und in das sie eingebettet sind.

Es heißt, daß die Kanäle eine ähnliche Farbe wie das Gewebe oder der Stoff haben, den sie befördern. Sie sind wie Röhren unterschiedlicher Dicke; die größeren von ihnen verlaufen gerade von Punkt zu Punkt und die kleineren bilden gitterartige Netze.

Gesundheit bedeutet den fehlerfreien Fluß durch diese Kanäle. Wenn sie nicht verstopft sind, sind die Aufnahme und Abgabe von Nähr- und Abfallstoffen sowie die Kommunikation zwischen den Geweben und Organen in ihrem normalen Zustand. Krankheit bedeutet nichts anderes, als daß das Strömen durch diese Kanäle gestört ist. Eine derartige Behinderung kann vier verschiedene Ursachen haben: zu starken oder zu schwachen Fluß, eine Blockade der Strömung oder das völlige Leerfließen eines Kanals.

Eine übermäßige Strömung bedeutet einen zu starken oder zu schnellen Fluß durch die Kanäle. Dadurch werden die Gewebe überflutet, arbeiten zu stark oder entwickeln sich über Gebühr. Mangelhafter Fluß tritt dann auf, wenn die Strömung zu schwach oder zu langsam ist. Es kommt zu einer Unterfunktion der Gewebe, sie trocknen aus und es sammeln sich Abfallstoffe in ihnen an.

Wenn sich die Doṣas, Abfall- oder Giftstoffe ansammeln, in den Kanälen steckenbleiben und verhärten, kommt es zu einer Blockade der Strömung. Sie verhindern auch die Versorgung der Gewebe, was dazu führen kann, daß sich in ihnen Abfallstoffe anhäufen oder daß sie mit der Zeit zugrunde gehen. Eine derartige Blockade hat manchmal auch eine zu schwache Strömung zur Ursache, wodurch die Stoffe steckenbleiben und gerinnen können.

Das Leerfließen eines Kanals ist im allgemeinen das Ergebnis einer Strömungsblockade. Wenn der Inhalt eines Kanals nicht richtig fließen kann, sucht er sich einen anderen Weg, strömt also in ein Gewebe ein, in das er nicht gelangen soll. Eine andere Möglichkeit ist, daß der Kanal zerreißt und sein Inhalt sich in irgendein Gewebe entleert. Wenn er vom Stoffwechsel noch nicht richtig umgesetzt wurde, ist ein solches Auslaufen für das betreffende Gewebe äußerst schädlich. Dies ist der schlimmste Zustand und das Endergebnis der anderen Durchflußstörungen durch die Kanäle.

Überschüssige Doṣas und Abfallstoffe können in die Kanäle gelangen und dort zu Durchflußstörungen führen. Ganz allgemein werden diese durch überschüssige oder fehlerhafte Stoffe verursacht, die sich in den Kanälen ansammeln. Der Antrieb für die Strömung in allen Kanälen kommt von Vāta, das alle Impulse und den Energiefluß steuert. Die Reinigung der Kanäle ist ein wichtiges Element bei der ayurvedischen Heilung, genau wie bei der chinesischen Medizin.

Die Kanäle sind den physiologischen Systemen der westlichen Medizin ähnlich; jedoch werden in ihnen auch feinstofflichere Energien transportiert (vgl. das Meridiansystem in der chinesischen Medizin). Die Krankheiten werden nach den Kanälen eingeteilt, die sie befallen. In der Ayurvedischen Medizin ergibt sich daraus eine komplizierte Lehre, die beschreibt, welche Symptome bei der Störung welcher Kanalsysteme auftreten. Entsprechend ist die Untersuchung der Kanäle auch eine der wichtigsten Methoden, um zu bestimmen, welche Krankheit vorliegt, wo sie angesiedelt und wie weit sie fortgeschritten ist.

Drei Kanäle verbinden den Körper mit der Außenwelt und nähren ihn mit Atem, Speisen und Wasser:

Prāṇa Vaha Śrotas:
Die Kanäle, die Prāṇa befördern, den Atem und damit auch die Lebenskraft; es handelt sich vorwiegend um die Bronchien, obwohl der Begriff auch Aspekte des Blutkreislaufs und der Verdauung umfaßt. Diese Kanäle gehen vom Herzen und dem Magen-Darm-Trakt aus, insbesondere vom Dickdarm. Prāṇa wird nicht nur über die Lungen, sondern auch über den Dickdarm aufgenommen. Es wird durch das Herz im Blut und im Plasma verteilt.

Anna Vaha Śrotas:
Die Kanäle, die feste Nahrung (Anna) befördern, vor allem das Verdauungssystem. Ihre Quelle ist der Magen und die linke Körperhälfte. Dieses System heißt auch „Mahaśrotas", der große Kanal, das es der wichtigste Kanal des Körpers ist, nämlich der Magen-Darm-Trakt.

Ambu Vaha Śrotas:
Die Kanäle, die Wasser (Ambu) befördern oder den Stoffwechsel des Wassers regulieren. Sie haben keine Entsprechung in der westlichen Medizin, sondern sind so etwas wie der Teil des Verdauungssystems, der Flüssigkeiten in den Körper aufnimmt. Sie steuern die Aufnahme von Wasser und wasserhaltigen Nahrungsmitteln wie Zucker. Diabetes etwa ist eine Krankheit dieser Kanäle. Sie beginnen am Gaumen und der Bauchspeicheldrüse, die am Zuckerstoffwechsel beteiligt ist.

Es gibt noch drei Kanäle, die wie die erstgenannten den Körper mit der Außenwelt verbinden. Während diese die drei lebensnotwendigen Substanzen - Atem, feste Nahrung und Wasser - in den Körper hinein befördern, ermöglichen sie, daß die zugehörigen Abfallprodukte nach außen transportiert werden - der Schweiß, der Stuhl und der Urin. Auch die Kanalsysteme dieser drei Abfallstoffe (Mala) können durch zuviel Abfall oder einen Überschuß an Doṣas beschädigt oder verstopft werden.

Sveda Vaha Śrotas:

Die Kanäle, die den Schweiß (Sveda) befördern. Sie beginnen im Fettgewebe und in den Haarfollikeln, die mit den Talgdrüsen in Verbindung stehen. So erklärt sich auch, daß wir umso mehr schwitzen, je mehr Fett wir haben.

Purīṣa Vaha Śrotas:

Die Kanäle, die den Stuhl (Purīṣa) transportieren, mit anderen Worten das Ausscheidungssystem. Ihre Ursprungsorte sind der Dickdarm und der Mastdarm, die Ausscheidungsorgane.

Mūtra Vaha Śrotas:

Die Kanäle, in denen der Urin (Mūtra) geleitet wird, also das Harnleitungssystem. Es geht von den Orten der Harnbildung aus, von der Blase und den Nieren.

Weitere Kanäle befördern die sieben Gewebe des Körpers:

Rasa Vaha Śrotas:

Die Kanäle, die das Plasma (Rasa) befördern. Sie sind dem lymphatischen und dem Blutkreislaufsystem ähnlich. Das Plasma ist die Lösung, in der alle Körpergewebe liegen wie Inseln im Meer. Diese Kanäle haben ihren Ursprung im Herzen und in den Blutgefäßen. Sie sind das grundlegende Netz aller Kanäle im Körper.

Rakta Vaha Śrotas:

Die Kanäle, die das Blut (Rakta) transportieren, vor allem den Hämoglobin enthaltenden Teil des Blutes, also die roten Blutkörperchen. Gemeint ist der Blutkreislauf. Diese Kanäle gehen von der Leber und der Milz aus, wo die roten Blutkörperchen erzeugt und zerstört werden.

Māṁsa Vaha Śrotas:

Diese Kanäle transportieren die Stoffe, aus denen die Muskeln (Māṁsa) aufgebaut sind. Sie beginnen in den Bändern und in der Haut - den Körperteilen, die mit Muskeln verbunden sind.

Medo Vaha Śrotas:

Die Kanäle, die Fett oder Fettgewebe (Medas) befördern. Sie gehen von den Nieren und vom Bauchnetz (Bauchfett) aus.

Asthi Vaha Śrotas:

Die Kanäle, welche die Stoffe befördern, aus denen die Knochen (Asthi) und das Skelettsystem aufgebaut sind. Ihr Ursprung sind das Fettgewebe und die Hüften, die größten Knochen des Körpers.

Majja Vaha Śrotas:

Die Kanäle, die das Knochenmark und das Nervengewebe (Majja) transportieren. In erster Linie handelt es sich um das Nervensystem, das die Gehirn-

und Rückenmarksflüssigkeit enthält. Sie beginnen in den Knochen und den Gelenken.

Śukra Vaha Śrotas:
Die Kanäle, über die das Fortpflanzungsgewebe (Śukra) befördert wird. Ihr Ursprung ist in den Hoden oder den Eierstöcken, wo der Samen bzw. das Ei gebildet wird.

Bei Frauen gibt es zwei spezielle Kanalsysteme, die zum Bereich der Fortpflanzung und des Austragens der Kinder gehören. Von diesen beiden Systemen ist jeweils nur eines aktiv - entweder die Brust produziert Milch oder die Frau kann ihre Regel bekommen. Beide können daher als ein System aufgefaßt werden; auch sind beide Produkte, die Menstruationsflüssigkeit und die Milch, sekundäre Gewebe (Upadhātu) des Plasmas (Rasa).

Ārtava Vaha Śrotas:
Die Kanäle, welche die Menstruationsflüssigkeit (Ārtava) und andere Ausscheidungen des weiblichen Fortpflanzungssystems befördern. Sie beginnen in der Gebärmutter. (Im Gegensatz dazu transportieren die Śukra Vaha Śrotas bei den Frauen während des gesamten Zyklus das, was allgemein zur Fortpflanzungsfunktion erforderlich ist - zum Beispiel auch Hormone.)

Stanya Vaha Śrotas:
Die Kanäle, welche die Muttermilch (Stanya) mit sich führen. Sie gelten als ein Teil des eben genannten Systems und haben ebenfalls ihren Ursprung in der Gebärmutter.

Schließlich ist noch die geistige Funktion zu nennen, die eines eigenen Kanalsystems bedarf:

Mano Vaha Śrotas:
Die Kanäle, welche die Gedanken enthalten. Sie haben keine körperliche Entsprechung, ihre Aktivität ist vielmehr Voraussetzung für die Funktion des Körpers. Sie gehen vom Nervengewebe und den Gefühlen aus. Der Geist hat Verbindung mit dem Nervensystem (Majja Vaha Śrotas), über das er den ganzen Körper motivieren kann, und mit dem Fortpflanzungssystem (Śukra Vaha Śrotas), welches das Zentrum unserer körperlichen Bedürfnisse ist. Mit „Geist" ist hier diejenige Verstandesfunktion gemeint, die mit dem Körper in Verbindung steht und seine Sinnes- und motorischen Organe aktiviert, und nicht der Aspekt des Geistes, der nicht faßbar und mit körperlichen Vorgängen nicht direkt verknüpft ist.

Damit ergeben sich bei der Frau insgesamt sechzehn und beim Mann vierzehn Kanalsysteme.

6. Anatomie und Marmas - lebenswichtige anatomische Punkte

Zu Suśrutas Zeiten war die Sektion gestorbener Kleinkinder die einzige Möglichkeit, etwas über die Anatomie des menschlichen Körpers zu erfahren. Starb ein Kind, das älter als zwei Jahre war, so wurde es den hinduistischen Gebräuchen entsprechend wie ein Erwachsener verbrannt. Nur kleinere Kinder wurden in einem fließenden Gewässer eingeweicht und die Schichten der Haut mit Hilfen eines scharfen Holzspatels entfernt - bis zu sieben solcher Schichten meinte man so unterscheiden zu können. Das gesamte anatomische Konzept ist damit stark an Kleinkindern ausgerichtet; es betrachtet auch, wie sich der Fötus zum Kleinkind entwickelt.

Die Ayurvedische Medizin unterscheidet folgende anatomische Bestandteile des Körpers:

Knochen (Asthi):
Suśruta führt 300 und Caraka 360 Knochen auf (die moderne Anatomie 203). Suśruta nennt folgende Gruppen: flache (Kapala), lange (Nalaka), gebogene - etwa die Rippen (Valaya) oder durchscheinende Knochen - die Zähne (Rucaka) sowie Knorpel (Taruṇa). Nach Vāgbhaṭa sind Nägel und Haare die Abfallprodukte des Knochengewebes.

Gelenke (Saṁdhi):
Es gibt 210 Gelenke, 68 davon in den Extremitäten, 83 im Brust- und Bauchraum und 59 im Bereich von Nacken und Kopf. Ihre Bewegung wird durch Vāta gesteuert, für ihre Schmierung ist Śleṣaka Kapha verantwortlich.

Muskeln (Peśī):
Darunter sind die fleischigen Muskeln zu verstehen. Von ihnen kennt die Ayurvedische Medizin 500: 400 liegen in den Extremitäten, 66 im Brust- und Bauchraum und 34 in Kopf und Nacken. Frauen haben 20 zusätzliche Muskeln - 5 in jeder Brust und 10 in der Gebärmutter.

Sehnen (Snāyu):
900 Sehnen sind bekannt: 600 in den Extremitäten, 230 im Brust-Bauch- und 70 im Kopf-Nacken-Bereich. Sie sind die sekundären Gewebe, die dem Fettgewebe zugeordnet werden.

Blutkapillaren (Sirā):
Als kleine Verzweigungen der Arterien und Venen befördern sie reines oder mit Doṣas verunreinigtes Blut und werden entsprechend als Rakta, Vāta, Pitta bzw. Kapha Sirā bezeichnet. Die Ayurvedische Medizin kennt 700 Sirā.

Ferner sind noch Dhamanya erwähnt, Kanäle, die Vāta befördern. Sie lassen sich etwa mit den Nerven vergleichen.

6.1 Marma-Punkte

Die Marma-Punkte sind ein spezifisches Konzept der Ayurvedischen Medizin. Wie bei den Akupunkturpunkten handelt es sich bei ihnen um wichtige Druckpunkte auf dem Körper. Sie werden erstmals im Atharvaveda erwähnt. Die Kenntnis dieser empfindlichen anatomischen Punkte wurde in der Kriegführung angewandt, um den Feind zu töten und um sich selbst zu schützen. Erfahrung mit ihnen wurde zu einem wichtigen Teil der Ausbildung für Chirurgen, da eine Verletzung dieser Punkte den Tod oder eine Behinderung hervorrufen kann.

Ein Marma-Punkt ist definiert als eine anatomische Stelle, an der Fleisch, Venen, Arterien, Sehnen, Knochen und Gelenke zusammenlaufen. Mit der Entwicklung der Massagetechnik wurden diese Punkte dazu benutzt, innere Organe oder Kanäle des Körpers zu stimulieren. Die Marma-Punkte werden eingeteilt nach ihrer Lage in den verschiedenen Körperregionen, dem Gewebe, aus dem sie bestehen und den Wirkungen, die bei ihrer Verletzung auftreten.

Wie bei den chinesischen Akupukturpunkten wird die Größe und die Lage der Marma-Punkte nach Fingerbreiten, Aṅgulī gemessen (vgl. Kap. 7.1.5). Dieses Maß ist für jede Person unterschiedlich.

6.1.1 Zahl der Marma-Punkte

Nach Körperregion:
22 an den oberen Extremitäten, 22 an den unteren Extremitäten, 12 auf dem Bauch und Brustkorb, 14 auf dem Rücken und Rumpf sowie 37 auf dem Kopf und Nacken.

Nach ihrer Struktur:
11 bestehen aus Muskelgewebe, 41 sind Blutgefäße, 27 Bänder und Sehnen, 20 Gelenke und 8 Knochen.

Nach den Anzeichen bei Verletzung:
Die Verletzung von 9 Marmas führt den sofortigen Tod herbei (sādhyāhāra prāṇahara), von 33 den Tod nach einiger Zeit (kālāntara prāṇahara), von 3 dann den Tod, wenn ein Fremdkörper wie eine Gewehrkugel oder ein Pfeil eindringt oder entfernt wird (viśalyaghnakara), die Verletzung von 8 Marmas erzeugt Schmerzen (rujākara), von 44 eine Behinderung (vikalatvakara).

6.2 Erklärung der Sanskritbezeichnungen für die Marmas

Nicht für alle Marma-Punkte läßt sich eine Übersetzung anführen. Die meisten Marmas sind nach ihrer Lage oder Funktion benannt.

6.2.1 *Hände und Füße*

Talahṛdaya	-	das Herz oder die Mitte der Handfläche bzw. Fußsohle
Kṣipra	-	wörtlich „schnell", nach seiner sofortigen Wirkung
Kūrca	-	wörtlich „ein Knoten oder Bündel" von Muskeln oder Sehnen an der Basis des Daumens bzw. der großen Zehe
Kūrcaśiras	-	wörtlich „das Herz der Kūrca" an der Basis der Hand bzw. des Fußes
Maṇibandha	-	ein Armreif, da dieses Marma um das Handgelenk verläuft
Gulpha	-	Knöchel
Indravasti	-	„die Blase Indras", die Mitte der Unterarme bzw. der Waden
Kūrpara	-	Ellenbogen
Jānu	-	Knie
Urvī	-	„das Weite", die weite Mittelregion der Oberarme bzw. Oberschenkel
Lohitākṣa	-	wörtlich „rotäugig", im Bereich des Schulter- bzw. Hüftgelenks
Viṭapa	-	der Damm

6.2.2 *Bauch*

Guḍa	-	wörtlich „Kugel", der After
Vasti	-	die Blase
Nābhi	-	der Nabel

6.2.3 *Brustkorb*

Hṛdaya	-	das Herz
Stanamūla	-	die Wurzel der Brust
Stanarohita	-	die Schräge (obere Region) der Brust

6.2.4 *Rücken*

Nitamba	-	Gesäß
Bṛhati	-	„das Große" (des Rückens)
Aṁsaphalaka	-	die „Schulter-Blätter"
Aṁsa	-	die Schulter

6.2.5 *Nacken*

Manyā	-	wörtlich „Edelstein, Halsband", da es wie ein Halsband um den Nacken verläuft
Nīla	-	dunkelblau
Sirā Matruka	-	die Mutter der Blutgefäße

6.2.6 *Kopf*

Phaṇa	-	wörtlich „Brille der Kobra", die Nasenflügel
Apāṅga	-	die äußere Ecke der Augen
Śaṅkha	-	„die Muschel", da sie in der Nähe der Ohren sind
Utkṣepa	-	„was nach oben geworfen wird", da oberhalb der Schläfen gelegen
Sthapanī	-	„was unterstützt"
Sīmanta	-	der Gipfel
Adhipati	-	der Herrscher

Tab. 7: Marma-Punkte

Name	Größe	Anzahl	Lage	Zusammensetzung	Anzeichen bei Verletzung	Bedeutung in der Behandlung
Arme und Beine						
Talahṛdaya	1/2 Aṅgulum	4	in der Mitte beider Handflächen und Fußsohlen	Muskeln	Langsamer Tod	Stimulation der Lunge
Kṣipra	1/2 Aṅgulum	4	zwischen Daumen und Zeigefingern bzw. den großen und zweiten Zehen	Sehnen/Bänder	Langsamer Tod	Stimulation des Herzens
Kūrca	4 Aṅgulī	4	2 Aṅgulī oberhalb des Kṣipra-Marmas, an den Wurzeln der Daumen bzw. der großen Zehen	Sehnen/Bänder	Behinderung, Schmerzen	die Kūrca-Marmas auf der Fußsohle kontrollieren das Ālocaka Pitta
Kūrcaśiras	1 Aṅgulum	4	unterhalb des Handgelenks bzw. des Knöchelgelenks	Sehnen/Bänder	Schmerzen	
Maṅibandha	2 Aṅgulī	2	Handgelenke	Gelenke	Schmerzen	
Gulpha	2 Aṅgulī	2	Knöchelgelenke	Gelenke	Schmerzen	
Indravasti	1/2 Aṅgulum	4	in der Mitte der Innenseiten der Unterarme bzw. der Rückseiten der Waden	Muskeln	Blutarmut und langsamer Tod	Stimulation des Verdauungsfeuers (Agni) und des Dünndarms
Kūrpara	3 Aṅgulī	2	Ellenbogengelenke	Gelenke	Behinderung	Stimulation der Leber und der Milz
Jānu	3 Aṅgulī	2	Kniegelenke	Gelenke	Behinderung	Stimulation der Leber und der Milz
Āṇi	1/2 Aṅgulum	4	jeweils 3 Aṅgulī oberhalb der Kūrpara- und Jānu-Marmas	Sehnen/Bänder	Behinderung und Schwellung des Oberschenkels	
Urvī	1 Aṅgulum	4	in der Mitte der Oberarme bzw. Oberschenkel	Blutgefäße	Behinderung, Verkrümmung der Oberschenkelmuskeln und Blutarmut	
Lohitākṣa	1/2 Aṅgulum	4	in der Mitte der Achsel- bzw. Leistenregion	Blutgefäße	Behinderung und Lähmung aufgrund von Blutverlust	

Tab. 7: (Fortsetzung)

Name	**Größe**	**Anzahl**	**Lage**	**Zusammensetzung**	**Anzeichen bei Verletzung**	**Bedeutung in der Behandlung**
Kakṣidhara	1 Aṅgulum	2	auf der Armvorderseite in Höhe des Schultergelenks, 2 Aṅgulī oberhalb der Lohitākṣa-Marmas	Sehnen/Bänder	Behinderung	
Viṭapa	1 Aṅgulum	2	an der Wurzel des Hodensacks bzw. am Damm, 2 Aṅgulī unterhalb der Lohitākṣa-Marmas	Sehnen/Bänder	Behinderung und Impotenz	
Bauch						
Guḍa	4 Aṅgulī	1	Umgebung des Afters	Muskeln	Sofortiger Tod	Stimulation des ersten Chakras sowie des Fortpflanzungs-, Harnleitungs- und Menstruationssystems
Vasti	4 Aṅgulī	1	Blase, zwischen der Schambeinfuge und dem Nabel	Sehnen/Bänder	Sofortiger Tod	Steuerung des Kapha
Nābhi	4 Aṅgulī	1	Umgebung des Nabels	Sehnen/Bänder	Sofortiger Tod	Steuerung des Dünndarms und des Pacaka Pitta
Brustkorb						
Hṛdaya	4 Aṅgulī	1	Mitte des Brustkorbs	Blutgefäße	Sofortiger Tod	Steuerung des Sadhaka Pitta und des Vyāna Vāta
Stanamūla	2 Aṅgulī	2	unterhalb der Brustwarzen	Blutgefäße	Langsamer Tod	
Stanarohita	1/2 Aṅgulum	2	2 Aṅgulī oberhalb des Stanamūla-Marmas	Muskeln	Langsamer Tod	
Apastambha	1/2 Aṅgulum	2	in der Mitte zwischen der Brustwarze und dem Schlüsselbein	Blutgefäße	Langsamer Tod	
Apalāpa	1/2 Aṅgulum	2	seitlich des Stanarohita-Marmas in den Achselhöhlen	Blutgefäße	Langsamer Tod	
Rücken						
Kaṭikataruṇa	1/2 Aṅgulum	2	im Kreuzbein-Darmbein-Gelenk des Gesäßes	Knochen	Langsamer Tod	Steuerung des Fettgewebes

Tab. 7: (Fortsetzung)

Name	Größe	Anzahl	Lage	Zusammensetzung	Anzeichen bei Verletzung	Bedeutung in der Behandlung
Kukundara	1/2 Aṅgulum	2	beiderseits des 2. Kreuzbeinwirbels	Gelenk	Behinderung	Kontrolle über das zweite Chakra
Nitamba	1/2 Aṅgulum	2	4 Aṅgulī oberhalb der Kukundara-Marmas und seitlich davon, oberer Rand der Beckenschaufeln	Knochen	Langsamer Tod	
Parśvasandhi	1/2 Aṅgulum	2	2 Aṅgulī oberhalb der Nitamba-Marmas	Blutgefäße	Langsamer Tod	
Bṛhati	1/2 Aṅgulum	2	unterhalb der Schulterblätter beiderseits der Wirbelsäule	Blutgefäße	Langsamer Tod	Kontrolle über das dritte Chakra
Aṁsaphalaka	1/2 Aṅgulum	2	2 Aṅgulī oberhalb der Bṛhati-Marmas, auf den Schulterblättern	Knochen	Behinderung und Verkümmerung der Schultermuskulatur	Kontrolle über das vierte Chakra
Aṁsa	1/2 Aṅgulum	2	4 Aṅgulī oberhalb der Aṁsaphalaka-Marmas, zwischen den Schultern und dem Nacken	Sehnen/Bänder	Behinderung und Steifheit der Schultern	Kontrolle über das fünfte Chakra
Nacken						
Manyā	1/2 Aṅgulum	2	Halsvenen auf der Rückseite der Luftröhre	Blutgefäße	Behinderung	Steuerung des Blutkreislaufs
Nīla	1/2 Aṅgulum	2	Halsvenen auf der Vorderseite der Luftröhre	Blutgefäße	Behinderung	
Sirā Matruka	1/2 Aṅgulum	8	an den Kreuzungspunkten der Halsschlagadern mit den über die Schilddrüse verlaufenden Sehnen	Blutgefäße	Sofortiger Tod	
Kṛkāṭika	1/2 Aṅgulum	2	das untere Kopfgelenk zwischen dem 1. und 2. Halswirbel	Gelenke	Behinderung	
Kopf						
Vidhura	1/2 Aṅgulum	2	unterhalb der Ohrläppchen	Sehnen/Bänder	Behinderung, Taubheit	
Phaṇa	1/2 Aṅgulum	2	am Rand der Nasenflügel	Blutgefäße	Behinderung, Verlust des Geruchssinns	

Tab. 7: (Fortsetzung)

Name	Größe	Anzahl	Lage	Zusammen-setzung	Anzeichen bei Verletzung	Bedeutung in der Behandlung
Apāṅga	1/2 Aṅgulum	2	seitliche Augenwinkel	Blutgefäße	Behinderung, Blindheit	
Āvarta	1/2 Aṅgulum	2	äußere Enden der Augenbrauen	Gelenke	Behinderung, Blindheit	
Śaṅkha	1/2 Aṅgulum	2	zwischen den Ohren und den Apāṅga-Marmas	Knochen	Sofortiger Tod	Steuerung des Dickdarms
Utkṣepa	1/2 Aṅgulum	2	oberhalb des Śaṅkha-Marmas auf den Schläfen	Sehnen/Bänder	Tod beim Entfernen eines Fremdkörpers	Steuerung des Dickdarms
Sthapanī	1/2 Aṅgulum	1	zwischen den Augenbrauen	Blutgefäße	Tod beim Entfernen eines Fremdkörpers	Steuerung des Geistes und der Nerven beim Aufbringen von Öl
Śṛṅgātaka	4 Aṅgulī	4	Gaumensegel	Blutgefäße	Sofortiger Tod	Steuerung der Nerven
Sīmanta	linear	5	Gelenke der Schädelknochen	Gelenke	Langsamer Tod	Steuerung der Nerven
Adhipati	1/2 Aṅgulum	1	Scheitelpunkt	Gelenke	Sofortiger Tod	Steuerung des Geistes und der Nerven

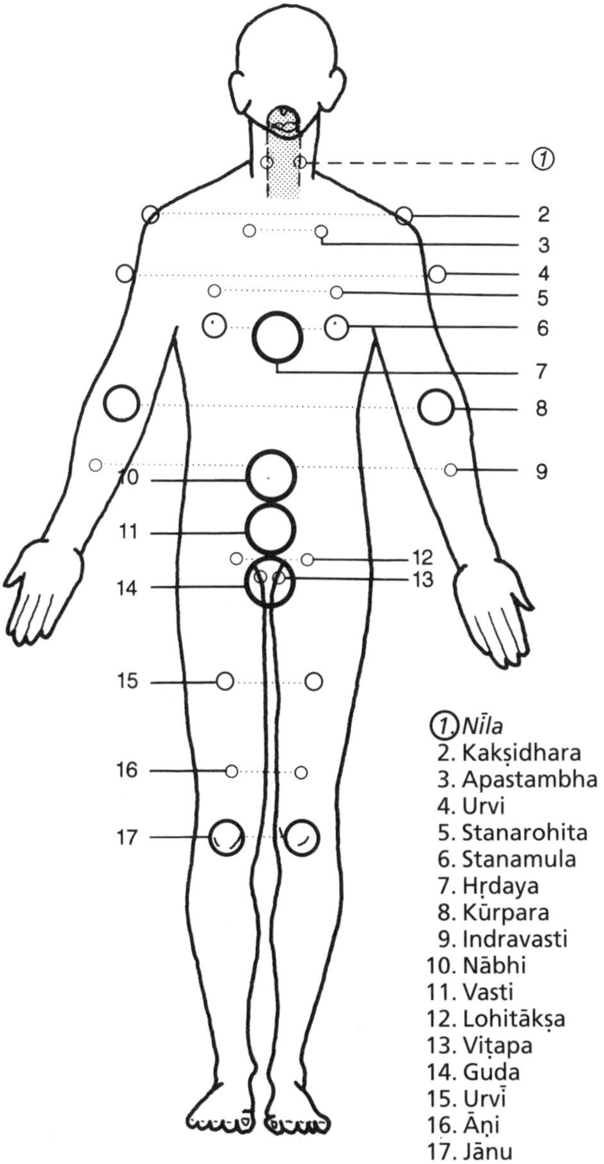

Abb. 8: Marma-Punkte des Körpers (Frontalansicht)
Anmerkung: Kursiv gesetzte Marma-Punkte befinden sich im Körperinneren.

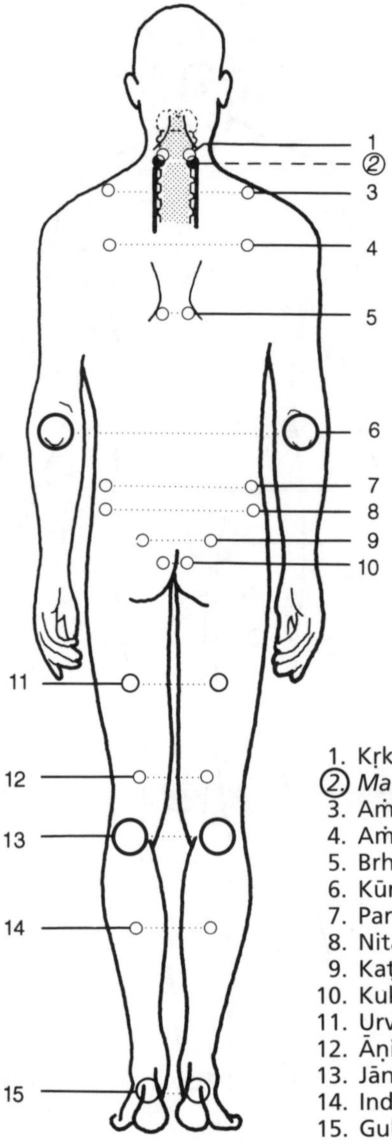

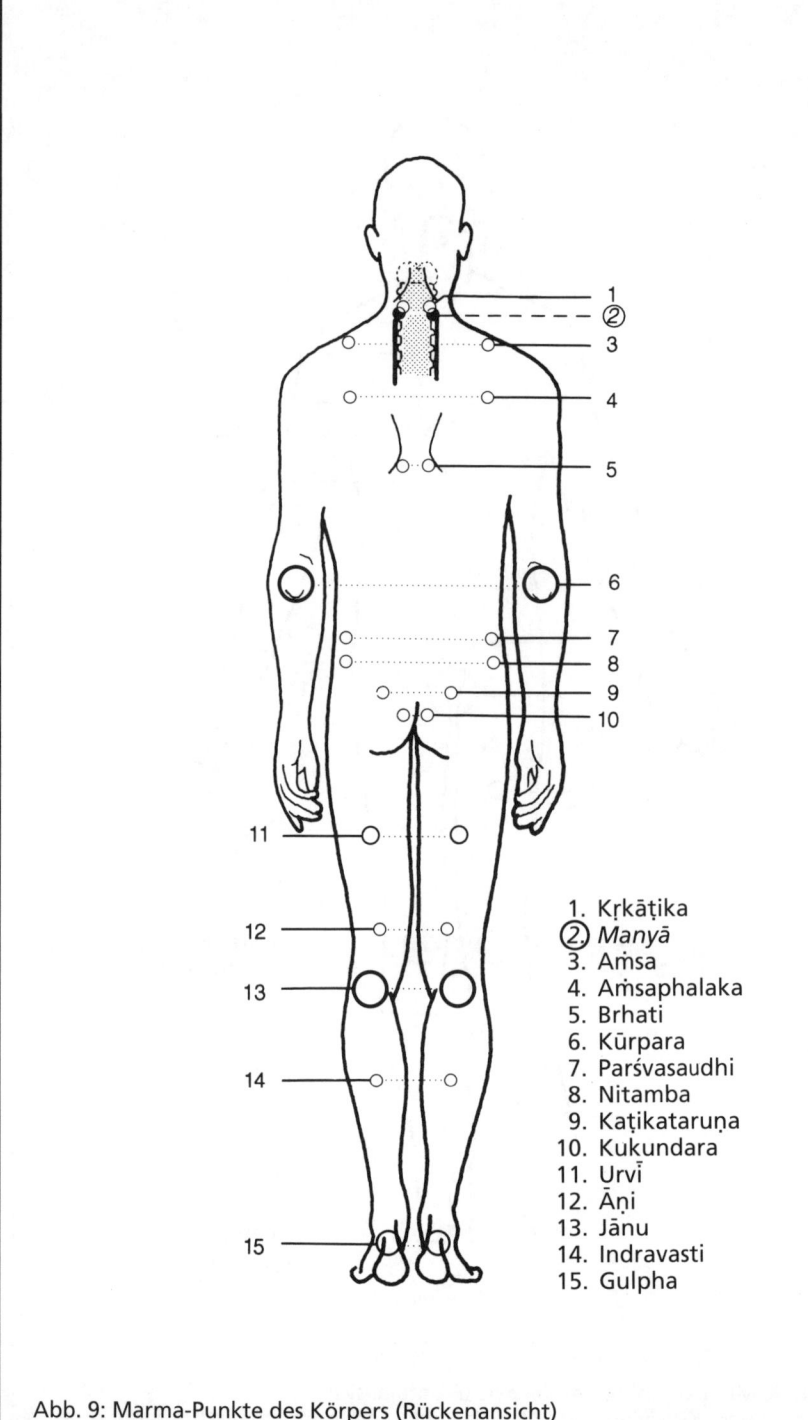

Abb. 9: Marma-Punkte des Körpers (Rückenansicht)

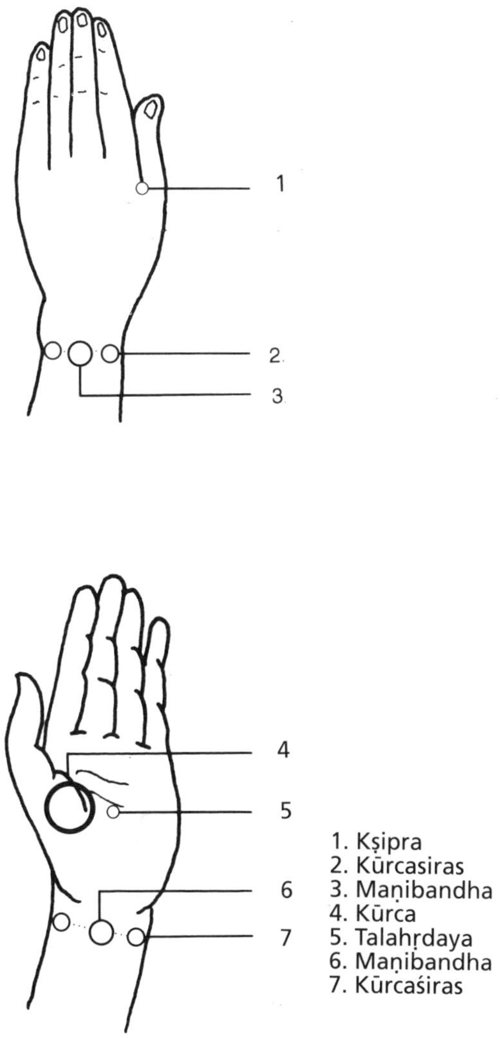

Abb. 10: Marma-Punkte der Hände, Ansicht außen und innen

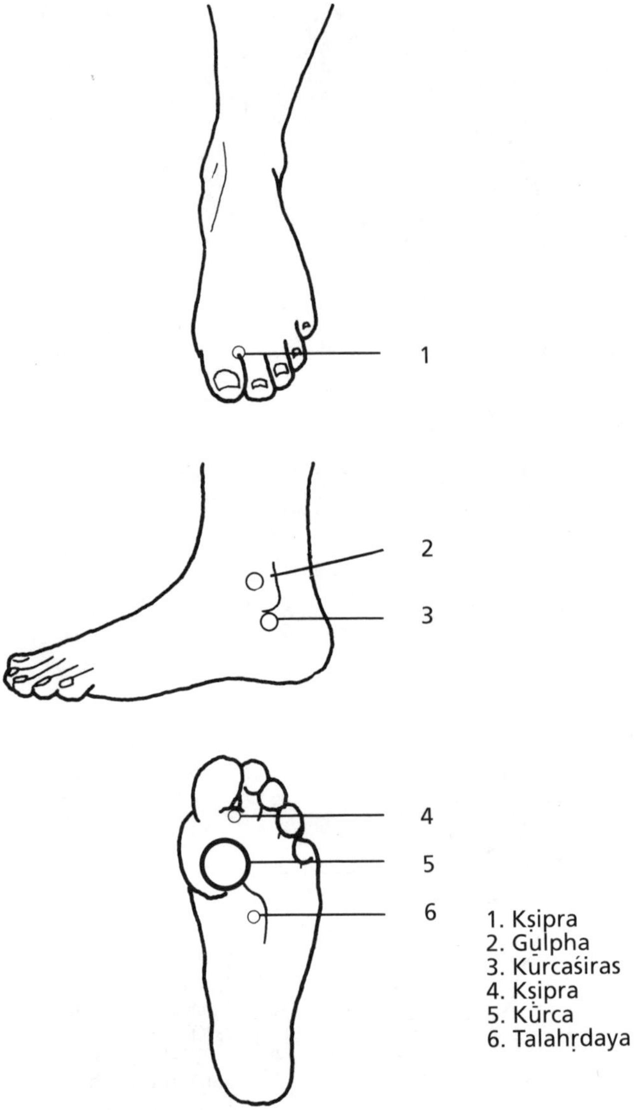

Abb. 11: Marma-Punkte der Füße (Ansicht oben, seitlich und unten)

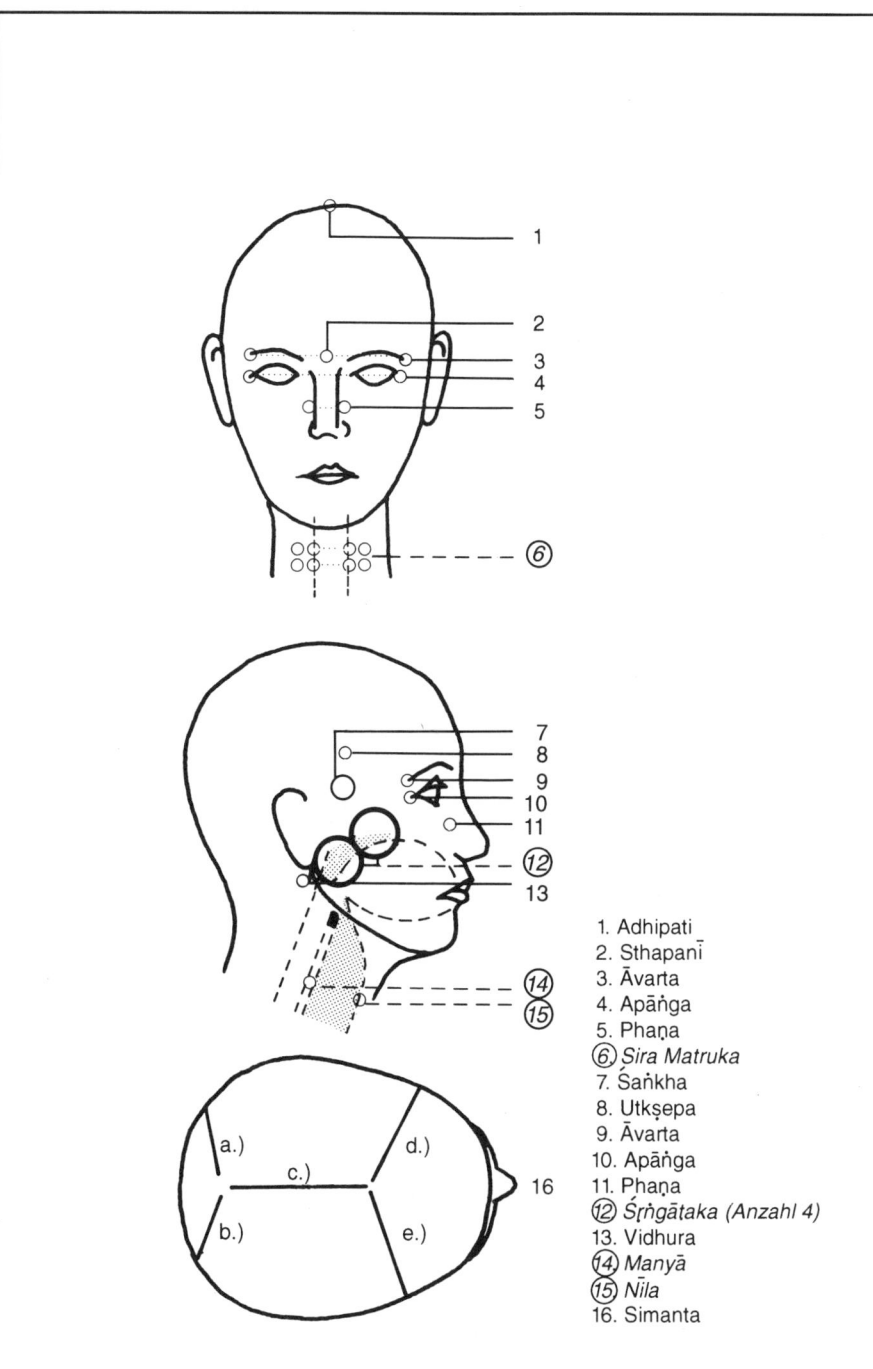

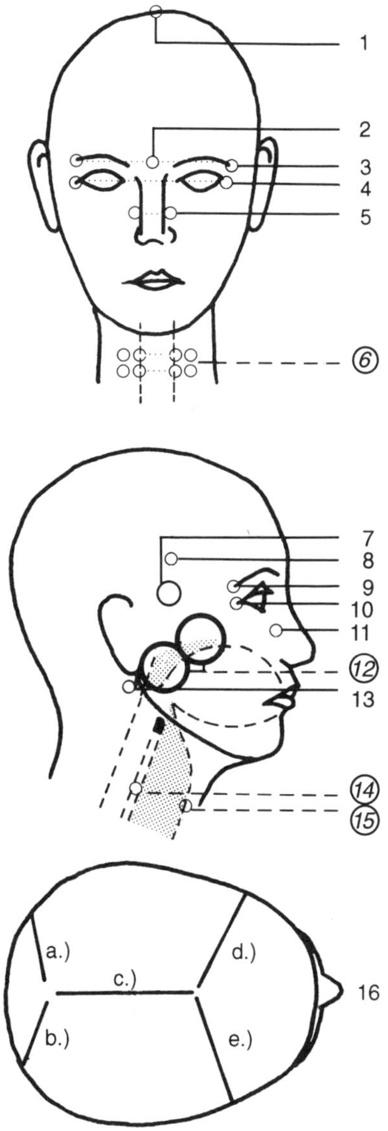

1. Adhipati
2. Sthapanī
3. Āvarta
4. Apāṅga
5. Phaṇa

⑥ *Śira Matruka*

7. Śaṅkha
8. Utkṣepa
9. Āvarta
10. Apāṅga
11. Phaṇa

⑫ *Śṛṅgāṭaka (Anzahl 4)*

13. Vidhura

⑭ *Manyā*

⑮ *Nīla*

16. Simanta

Abb. 12: Marma-Punkte des Kopfes (Ansicht vorne, seitlich und oben)

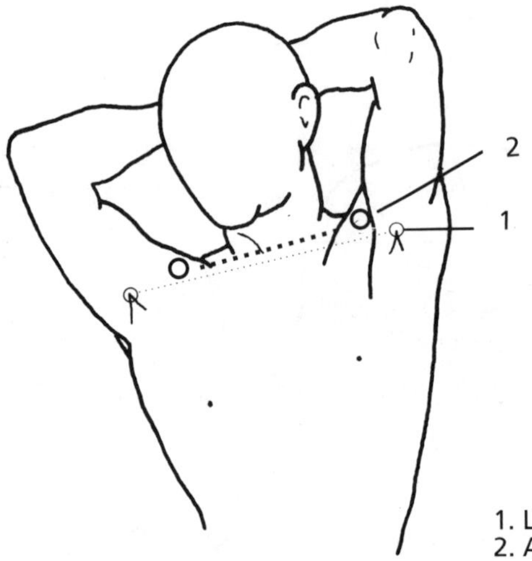

Abb. 13: Marma-Punkte der Achselhöhle

7. Gesundheit

Wie schon in den einleitenden Kapiteln erwähnt wurde, zeigt die Ayurvedische Medizin nicht nur auf, wie man Krankheiten behandelt. Ein wesentliches Thema ist für sie auch, wie man so lebt, daß man bei bestmöglicher Gesundheit ist und seine Fähigkeiten maximal ausnützt. Nach dem Verständnis des Yoga und des Ayurveda sind diese Fähigkeiten nahezu unbegrenzt.

7. 1 Die ayurvedische gesunde Lebensweise

Durch sein eigenes richtiges Verhalten gesund zu leben heißt im Sanskrit „Svasthavṛtta" - wörtlich „die Lebensweise, die der eigenen Natur gehorcht". Nach der ayurvedischen Wissenschaft vom Leben und der Yoga-Wissenschaft der Selbstverwirklichung ist die Harmonie unser natürlicher Zustand. Um diesen Zustand aufrechtzuerhalten, müssen wir jedoch unsere Natur kennen und lernen, genau nach ihren Bedürfnissen zu leben. Dies ist der Schlüssel zur Gesundheit - wenn wir uns selbst pflegen, dann führen wir ein gesundes und glückliches Leben. Dazu müssen wir bestimmte Regeln einhalten, die folgende Bereiche umfassen:

1. die tägliche Lebensweise,
2. eine der Jahreszeit angepaßte Lebensweise,
3. gelegentliche Verpflichtungen,
4. Umsicht beim sexuellen Verhalten,
5. allgemeine Verhaltensregeln für das Zurechtkommen in der Gesellschaft,
6. Vorsichtsmaßnahmen gegen vorzeitiges Altern,
7. Verhaltensregeln und Praktiken, um die Selbstverwirklichung (Mokṣa) zu erlangen.

Die ayurvedische Lebensweise ist darauf ausgerichtet, die Gesundheit zu erhalten, ein langes, gesundes und aktives Lebens zu erreichen, von Schmerzen und Krankheit frei zu sein, die Freuden des Lebens zu genießen und die Selbstverwirklichung zu erlangen. Dies entspricht den vier wichtigsten Zielen im Leben, nämlich Dharma (dem Dienst an der Gesellschaft), Artha (dem Dienst an der Familie), Kāma (dem Dienst an sich selbst), und Mokṣa (der Selbstverwirklichung).

7.1.1 Definition der bestmöglichen Gesundheit (Svastha)

Wahrhaft gesund ist der,

- dessen Doṣas (Vāta, Pitta, Kapha) im Gleichgewicht sind,
- der über eine ausgewogene Verdauung und Stoffwechsel (Agni) verfügt,

- bei dem die Gewebe richtig aufgebaut sind und die Abfallstoffe ausgeschieden werden,
- dessen Sinne (die fünf Wahrnehmungs- und die fünf Handlungsorgane) richtig arbeiten
- und der dabei glücklich ist.

Wenn von Geburt an dieser gesunde Zustand (Svastha) vorliegt und wenn die drei Doṣas in ihrem ausgewogenen Verhältnis bleiben, erreicht die Person eine gut ausgeprägte Konstitution, sieht schön aus, hat kräftige Muskeln und lebt im völligen geistigen Frieden.

Die Gesundheit bleibt bis zum Tod erhalten, wenn man sich an alle Regeln (Vṛtta) der ayurvedischen Lebensweise hält. Nur dann wird man hundert Jahre alt - die für unser Leben vorgesehene Dauer -, ohne jemals von einer Krankheit befallen zu werden. Als Folge davon stellen sich zusätzlich gesellschaftliches Ansehen und Ehre, Freundschaft mit allen Menschen und Wohlstand ein.

Der altehrwürdige ayurvedische Schreiber Vāgbhaṭa hat zum Erreichen von Gesundheit an Körper, Geist und Seele vier Verhaltensregeln aufgestellt:

1. Gehe nur mit angenehmen Dingen um und begib dich nur in solche Umstände, die für deine Organe und deinen Geist gewohnt und wohltuend sind.
2. Tue alle Dinge gründlich und nur dann, wenn du immer wieder darüber nachgedacht hast, ob sie dir angepaßt sind.
3. Gewöhne dir an, deinen eigenen Handlungen selbstkritisch gegenüberzustehen.
4. Verwende immer Dinge, die einen Ausgleich zwischen deiner Konstitution und der Jahreszeit herstellen; so erhältst du dir vollständig die Unbeschwertheit deines Körpers.

Nach Suśruta hat die ideale gesunde Person eine ausgeglichene Konstitution (Samaprakṛti). Wenn die Doṣas von Geburt an im Gleichgewichtszustand sind, wird der Betreffende von sich aus die richtige Menge an Nahrung verdauen und regelmäßigen Stuhlgang haben; seine Kanalsysteme und Organe funktionieren normal und er ist glücklich.

7.1.2 Anzeichen der Langlebigkeit

Vāgbhaṭa und Caraka haben ausführlich beschrieben, an welchen körperlichen Anzeichen ein langlebiger Mensch zu erkennen ist.

Die Haut einer solchen Person ist weich, glatt, fest und fein. Die Stirn ist ausgeprägt und halbmondförmig. Sieht man die Augen von vorne an, erscheinen sie klein, doch von der Seite sehen sie groß, erhoben und fleischig aus. Die weißen und die dunklen Teile der Augen sind deutlich zu unterscheiden. Die

Wimpern sind gerade und sitzen richtig. Die Nase ist gerade und ragt nicht weit heraus, ihr Ende steht etwas nach oben und die Nasenlöcher sind ziemlich groß. Die Lippen sind rot, aber nicht wulstig. Die Zähne berühren sich und glänzen, sind glatt, weiß und gleich groß. Die Zunge ist rot, lang und dünn. Das Kinn ist groß und fleischig. Die Nägel sind dünn, rot und stehen etwas nach oben. Hände und Füße sind ziemlich groß, glänzen, sind fleischig und rötlich. Die Finger sind lang; wenn man sie nebeneinander legt, entsteht keine Lücke.

Der Rücken ist ausgedehnt, die Wirbelsäule mit Fleisch bedeckt. Die Stimme ist tief und wohlklingend, hat einen etwas nasalen Klang und lebt nach dem Sprechen noch weiter. Die Haut glänzt ebenfalls und pulsiert. Alle Knochen haben angemessene Proportionen und können sich unabhängig voneinander und leicht bewegen. Die Gelenke sind gut zusammengefügt und durch Muskeln und Blut fest miteinander verbunden. Sie sind stark und fleischig. Fleisch und Blut sind von sehr guter Qualität und im richtigen Mengenverhältnis. Alle Körperteile liegen optimal nebeneinander.

Solche Menschen sind sehr kräftig, weil sie eine gut proportionierte Muskulatur und einen kompakten Körper haben. Sie können daher Krankheiten starken Widerstand leisten. Auch ertragen sie Hunger, Durst, Hitze, Kälte und außergewöhnliche körperliche Anstrengung. Selbst wenn sie zuviel Nahrung zu sich nehmen, verdauen sie diese richtig und wandeln sie in Körpergewebe um.

7.1.3 Besondere Qualität der Gewebe (Dhātu Sāra)

Auch am Zustand der Gewebe läßt sich erkennen, ob jemand ein langes Leben haben wird:

Eine optimale Beschaffenheit des Plasmas (Rasa Dhātu) erkennt man an einer gesunden Haut. Sie glänzt und ist glatt, weich, attraktiv, dünn und zart. Wenn das Blut (Rakta Dhātu) in seinem optimalen Zustand ist, haben alle Körperteile einen roten Glanz, zum Beispiel Ohren, Mund, Zunge, Lippen, Nase, Handflächen und Fußsohlen. Hervorragendes Muskelgewebe (Māṃsa Dhātu) erkennt man daran, daß Nacken, Stirn, Schläfen, Augen, Kinn, Schultern, Magen, Brust und Handgelenke alle fest, stark, attraktiv und fleischig sind. Optimales Fettgewebe (Meda Dhātu) macht sich an der glänzenden, feinen Haut bemerkbar, an den hellen, attraktiven Augen, der tiefen, gefälligen Stimme und den weichen und glänzenden Haaren und Nägeln.

Ist das Knochengewebe (Asthi Dhātu) in seinem bestmöglichen Zustand, so sind Fersen, Knöchel, Knie, Ellenbogen, Schlüsselbeine, Kinn und Stirn groß und gut gebaut. Auch die anderen Knochen, Nägel und Zähne sind groß, kompakt und gleichmäßig. Das Nervengewebe (Majja Dhātu) ist dann in einer optimalen Verfassung, wenn der Körper sehr weich, aber stark ist und die Stimme tief, wenn die Haut glänzt und man lange und abgerundete Gelenke hat. Der bestmögliche Zustand des Fortpflanzungsgewebes (Śukra Dhātu) schließlich zeigt sich an einer attraktiven Persönlichkeit und am fröhlichen Wesen. Körperlich bemerkt man ihn an den glänzenden und starken Zähnen, Haaren und Nägeln, den großen roten Lippen und an der sexuellen Kraft.

7.1.4 Vorboten eines langen Lebens

Caraka beschreibt folgende Anzeichen, an denen man schon Kindern ansieht, ob sie lange leben werden:

Haare:	einzeln stehend, weich, spärlich, ölig, fest verwurzelt und schwarz
Haut:	dick und fest
Kopf:	groß und in gutem Verhältnis zu den anderen Körperteilen
Stirn:	breit, stark, gleichmäßig, fest mit den Schläfen verbunden, drei quer verlaufende Linien, halbmondförmig
Ohren:	dick, groß, mit ebenen Ohrläppchen, gleich groß und gleich lang, nach unten gerichtet mit großer Öffnung
Augen:	gleich groß, Regenbogen- und Lederhaut deutlich unterscheidbar, stark, glänzend und schön
Nase:	gerade, an der Spitze etwas nach oben gebogen
Zunge:	glatt, dünn, rot
Stimme:	süß, tief klingend
Nacken:	rund
Brust:	breit und rundlich
Hände und Arme:	rund, voll und gestreckt
Oberschenkel:	nach unten sich verjüngend, rund und prall

Ferner beschreibt Caraka 47 weitere Vorboten, an denen man später erkennt, ob jemand lange leben wird. Dazu gehören die Sinnesorgane, Geisteshaltungen (Wünsche, Reinheit, Einstellungen, Verhalten, Gedächtnis, Intelligenz) und charakteristische Krankheitssymptome.

7.1.5 Messungen der Körperproportionen

Auch an ihren Proportionen kann man eine gesunde Person erkennen. Sie werden in einer individuellen Fingereinheit angegeben, die Aṅgulī Pramāṇa heißt. Diese Fingerbreite wird ermittelt, indem man die Hände an den Fingergrundgelenken nebeneinander legt und die gemessene Breite durch acht teilt (da sie acht Fingern entspricht). Durchschnittlich sollte die Körpergröße einer gesunden Person das 84fache ihrer Fingereinheit sein. Wer eine Fingerbreite von 2 cm hat, ist im Idealfall also 1,68 m groß.

7.1.6 Lebensdauer

Die optimale Lebensdauer ist hundert Jahre. Die Einteilung erfolgt in drei Stadien: Das junge Lebensalter bis zu 30 Jahren (dabei dauert der „unreife" Lebenszustand bis zum 16. Lebensjahr, dann folgt der reife Zustand), das mittlere Lebensalter bis zum 60. Lebensjahr und anschließend das Alter.

Die Lebensdauer hängt von vielen Faktoren ab und vor allem von der Prakṛti oder Konstitution. Personen mit einer Kapha- oder ausgeglichenen Konstitution leben länger. Wenn sie darüber hinaus noch gutes Ojas haben und ihre Gewebe im optimalen Zustand (Dhātu Sara) sind, können sie das Alter von 120 Jahren erreichen. Um so lange zu leben, muß man auch allen im Svasthavṛtta beschrieben Verhaltensregeln folgen.

7.2 Abwehrkräfte (Vyādhikṣamatva)

Das Abwehrsystem befähigt den Körper, das Entstehen einer Krankheit zu verhindern oder einer begonnenen Krankheit zu widerstehen, egal ob diese ansteckend ist oder nicht. Eindeutig heißt es auch in den ayurvedischen Schriften, daß nicht alle Menschen die gleiche Widerstandsfähigkeit gegen Krankheiten haben. Wer zu schwer, zu schlaff oder zu fett ist, hat genauso wenig Abwehrkraft wie zu magere, zu schwache oder zu dünne Menschen, solche mit unreinem Blut oder schwachen Knochen und Muskeln. Auch wer sich unausgeglichen oder zuwenig ernährt oder wer nervös ist, hat Krankheiten nicht viel entgegenzusetzen. Die Ayurvedische Medizin vertritt die Auffassung, daß man selbst sehr ansteckenden Krankheiten nicht zum Opfer fallen kann, wenn man den Körper so stark wie möglich und bei perfekter Gesundheit erhält.

Die Stärke des Körpers (Bala) wird in zwei Bereiche eingeordnet, nämlich die Körperkraft im eigentlichen Sinn (Vyāyāmaśakti) und die Widerstandskraft gegen Krankheiten (Vyādhikṣamatva). Von dieser Abwehrfähigkeit gibt es eine natürliche Form (sahaja), die angeboren oder vererbt ist und von Geburt an besteht. Richtiges Handeln im Leben, also angemessenes Essen, Schlafen und Ruhen, die Kontrolle der sexuellen Energie, die Anwendung einer Verjüngungstherapie (Rasāyana) und vor allem das Befolgen der Gesundheitsregeln (Svasthavṛtta) zeitigt dagegen die erworbene Form der Abwehrkraft (yuktikṛt). Zur Widerstandsfähigkeit des Körpers trägt auch eine gute Beschaffenheit der Gewebe bei, vor allem von Plasma, Blut, Fortpflanzungsgewebe, Kapha und Ojas.

Die Doṣas sind immer in einem Zustand des Fließens, ihr Gleichgewicht verschiebt sich laufend. Auch die Umweltfaktoren wandeln sich ständig. Es ist wichtig, daß man sich diesen Veränderungen anpaßt, denn aus dem Lot geratene Doṣas können Krankheitsprozesse auslösen. Für die Erhaltung der Abwehrkraft dürfen selbst vorübergehende Störungen nicht unbemerkt bleiben.

7.3 Ayurvedische Lebensregeln zur Erhaltung der Gesundheit (Svasthavṛtta)

Wer sich an die folgenden Verhaltensregeln hält, erreicht bei guter Gesundheit seine volle Lebensdauer. Die Ayurvedische Medizin kennt dabei Richtlinien für das tagtägliche Verhalten (Dinacarya), ein Verhalten entsprechend der Jahreszeit (Ritucarya) und allgemeinen ethischen Grundsätzen (Sadvṛtta). Auch für die drei

„Säulen des Lebens" - richtige Ernährung, regelmäßigen Schlaf und geregeltes sexuelles Verhalten - gibt es Regeln; diese werden im folgenden Kapitel beschrieben.

7.3.1 Regeln für jeden Tag (Dinacarya)

Um gesund zu bleiben, sollte jeder im Tagesverlauf die folgenden Regeln beachten.

Zeit zum Aufstehen:

Ein gesunder Mensch sollte zwei Stunden vor Sonnenaufgang aufstehen. Zuerst werden Blase und Darm entleert; anschließend meditiert man und führt dann Yoga- und Prāṇāyāma-Übungen aus je nach der Konstitution:

Vāta:	Lotussitz, Schneidersitz, Diamantsitz
Pitta:	Pflug, Schulterstand, Śitalī Prāṇāyāma
Kapha:	Paścimottanāsana, Neti, Nauli, Dhauti und Agnisara (siehe Kapitel 16)

Zahnpflege:

Zum Zähneputzen sind medizinische Pulver zu empfehlen, die mit Öl und Salz gemischt sind. Im Mund, dessen Inneres alkalisch ist, ist das Bodhaka Kapha angesiedelt. Daher sollten die Zähne mittels einer Bürste oder (noch besser) der Finger mit arzneilichen Pulvern gereinigt werden, die zusammenziehend, bitter und etwas scharf schmecken. Zu diesem Zweck wird eine Mischung verwendet aus gleichen Teilen gemahlener Gummi-arabicum-Rinde, Katecu, Steinsalz, schwarzem und langem Pfeffer, Kampfer, Gelbwurz und Neem sowie einer kleinen Menge Nelken und Honig.

Solche ayurvedischen Zahnpulver sind im Handel erhältlich. Im allgemeinen werden sie auf einer Basis von natürlichen, zusammenziehend schmeckenden und keimtötenden Tonen hergestellt und mit verschiedenen scharfen und adstringierenden Kräutern gemischt. Es sind auch ayurvedische Zahnpasten mit Extrakten von solchen Pflanzen erhältlich. Bei regelmäßiger Anwendung können sie viele der heutigen Zahnprobleme ausschalten, vor allem die Zahnfleischerkrankungen, welche die Hauptursache des Verlusts von Zähnen sind.

Zungenpflege:

Die Zunge sollte mit einem biegsamen und langen Streifen aus Holz oder Metall gereinigt werden. Als Material kann Stahl, Kupfer oder Silber verwendet werden. Kupfer ist wegen seiner keimtötenden Wirkung besonders geeignet, hat aber den Nachteil, daß es anläuft. Diese ayurvedischen Zungenschaber zum täglichen Gebrauch sind ebenfalls im Handel erhältlich. Die Säuberung der Zunge reinigt nicht nur den Mund, sondern stimuliert zugleich den gesamten Verdauungstrakt und stärkt das Verdauungsfeuer.

Mundpflege:

Man gurgelt mit einer viertel Tasse warmen unverdünnten Sesamöls. Das stärkt die Zähne, verschönert die Stimme und verbessert die Geschmacksempfindung.

Gesichtspflege:

Man wäscht jeden Morgen das Gesicht und die Augen mit kaltem Wasser. Anschließend sollte man zehn Minuten lang eine arzneiliche Paste aufbringen, die Harītakī, Sandelholz und Milch enthält. Sie wirkt etwas zusammenziehend, spannt so die Haut und verhindert die Bildung von Falten. Andere pflanzliche Gesichtsöle wie das des Nabelkrauts (Brahmī, Herpestis monniera) können ebenfalls verwendet werden. Man kann auch selbst eine ayurvedische Gesichtspaste herstellen aus vier Teilen Āmalakī, zwei Teilen Harītakī und einem Teil Sandelholz, die jeweils als Pulver mit zwei oder drei Eßlöffeln Milch verrührt werden.

Augenpflege:

In die Augen sollte täglich Kollyrium oder Kajjal gegeben werden, um schmutzige Absonderungen zu entfernen und das Nässen oder Brennen zu vermeiden, das durch Überanstrengung der Augen hervorgerufen wird. Die regelmäßige Verwendung von Kollyrium macht die Augen klarer und stärkt die Widerstandsfähigkeit gegen helles Licht. Kollyrium kann man selbst herstellen aus einer Abkochung von gleichen Teilen Berberitze, Süßholz und Triphala (einer Pulvermischung von Harītakī, Bibhītakī und Āmalakī). Sie wird mit ausreichend Honig zu einer Paste vermengt, die in die Augen eingebracht werden kann. Der beste Kajjal ist der Ruß einer Butterlampe, der an einer kupfernen oder silbernen Schale abgeschieden wird. Man füllt die Schale mit ein wenig kaltem Wasser und sammelt die schwarze Substanz auf ihrer Unterseite als Kajjal. Auch eine Mischung aus Triphala und Ghee (geklärter Butter) ist wohltuend für die Augen.

Nasenpflege:

Auch in beide Nasenlöcher sollte man täglich mit Hilfe des kleinen Fingers ein arzneiliches Öl einbringen (Pratimarṣa Nasya). Dazu verwendet man das sogenannte Anu Tail oder ersatzweise Ghee, Sesam- oder Nabelkrautöl. Die kontinuierliche „Nasya"-Anwendung schützt die Nase, die Augen, den Rachen und die gesamte Nacken- und Kopfregion vor Krankheiten und verbessert die Stimme.

Massage:

Eine richtig durchgeführte Massage vertreibt Müdigkeit, kräftigt die Muskeln und verbessert die Beweglichkeit der Gelenke. Sie ist geeignet, Vāta zu verringern, verbessert die Durchblutung verschiedener Organe und der Haut, fördert die Ausscheidung von Abfallstoffen durch die Haut und stimuliert das Nervensystem. Insgesamt verhindert eine Massage das Altern und verlängert das Leben.

Der Körper kann mit den Fingern, den Handflächen und sogar mit den Füßen massiert werden. Die Massage wird in Form von unterschiedlich starkem Druck, Kneten oder rhythmischen Bewegungen durchgeführt. Verschiedene Massagearten setzen Substanzen wie arzneiliche Öle oder Pulver, Pasten, Ziegelpulver, weiche Rundhölzer, Metallkugeln, Sand oder Reis ein:

Udvartana - die Massage mit Salben oder Pulvern, um nach einer Ölmassage das Öl vom Körper zu entfernen. Dafür werden gemahlene Kichererbsen oder Mungbohnen verwendet. Sie wird auch nach jeder Salbung (Abhyaṅga) durchgeführt.

Udgharṣana - eine Massage mit trockenen pflanzlichen Pulvern, die Hitze erzeugen soll und die Schweißporen der Haut öffnet. Sie kann auch mit Sand durchgeführt werden. Man verwendet Pulver von Kalmus, Lodhra (Symplocos racemosa) und Śikakai. Kalmus eignet sich vor allem für Kleinkinder. Diese Art der Massage ist auch geeignet, um überschüssiges Fett unter der Haut zu entfernen und heilt gestörtes Kapha. Sie ist eine der wichtigsten Methoden, um Übergewicht zu behandeln.

Utsādana - diese Massage wird mit Ziegelpulver, Kalkschulp oder mit Holzstöcken durchgeführt. Sie dient ebenfalls dazu, um nach einer Salbung überschüssiges Öl von der Haut zu entfernen.

Annalepana - die Massage mit einem arzneilichen gekochten Reis. Zunächst wird der Reis mit der Schale gekocht. Dann erhitzt man Milch mit den „ zehn Wurzeln", Daśamūla, und legt kleine Reisbällchen hinein. Diese Bällchen werden in Stoff eingeschlagen und so zur Massage verwendet. In jede Stofftasche kommen etwa zwei Handvoll Reis. Zunächst wird mit Öl, anschließend mit Reis massiert. Man beginnt dabei unterhalb des Kopfes und arbeitet von oben nach unten über die Brust, den Rücken, die Hände und die Beine. Anschließend wird die Reispaste entfernt und erneut warmes Öl aufgetragen. Wenn schließlich das überschüssige Öl entfernt wurde, sollte man heiß baden.

Salbung - sie heißt im Sanskrit Abhyaṅga. Eine Massage mit einem arzneilichen Öl sollte sich auf den gesamten Körper, also auch auf den Kopf und Füße erstrecken. Eine regelmäßige Salbung reinigt die Haut von überschüssigem Fett, macht sie glänzend und weich und stärkt sie. Sie schützt auch vor Hautkrankheiten.

Wer eine Vāta-Konstitution hat, sollte arzneiliche Öle anwenden, die aus Pflanzen hergestellt wurden, die Einhüllmittel wie etwa Schleimstoffe enthalten. Dazu gehören Śatāvarī (Asparagus racemosus), Aśvagandha (Withania somnifera) oder Bala (Sida acuta), die zum Beispiel im Narayana-Öl enthalten sind; diese Öle sollten warm aufgetragen werden. Für Pitta-dominierte Menschen kommen Öle mit Sandelholz oder Vetivert (Andropogon muricatus) in Frage, etwa das sogenannte Candanbalalakśadi-Öl. Kapha-Personen sollten sich mit Ölen aus Senf, Safran oder Agaru (Aquilaria agallocha) massieren lassen. Solche Massagen verhüten Krankheiten und stärken die Abwehrkraft.

Wenn der Kopf regelmäßig mit Öl massiert wird, fällt das Haar nicht aus und ergraut auch nicht frühzeitig; auch fördert dies tiefen Schlaf. Durch die Massage der Fußsohlen und der Beine verbessert sich das Sehvermögen, die Haut der Füße wird nicht rissig und die sexuelle Kraft wird gestärkt.

Bewegung:

Jeder sollte regelmäßig einige Bewegungsübungen machen, ganz besonders im Winter und im Frühjahr. Die Bewegung sollte nur so anstrengend sein, daß man gerade halb ausgelastet ist. Wenn man auf der Stirn und unter den Achseln zu schwitzen beginnt, wenn die Atmung sich beschleunigt und man durch den Mund atmen muß, sollte man die Übungen nicht fortsetzen.

Bei der Auswahl der Übungen müssen das Alter, die Kraft, der körperliche Allgemeinzustand, die Tages- und Jahreszeit und der Ernährungszustand berücksichtigt werden. Wer nicht darauf achtet oder sich überanstrengt, vermehrt Vāta, verschlechtert sein Blut und läuft Gefahr, krank zu werden. Ähnliches gilt für kranke, zu alte, behinderte und erschöpfte Personen, die keine Bewegungsübungen durchführen sollten.

Durch Bewegung nimmt der Körper an Gewicht und Kraft zu; seine Proportionen gleichen sich aus. Er wird nicht so leicht erschöpft und widersteht Müdigkeit, Hitze und Kälte besser. Der Appetit wird stärker, der Gesundheitszustand ist gut.

Vergleicht man Yogaübungen und westliche Bewegungsarten miteinander, so scheint es, daß sie völlig verschieden wirken. Westliche Körperkultur will einen muskulösen, kräftigen Körper dadurch schaffen, daß die Muskeln rasch nacheinander an- und wieder entspannt werden. Yogaübungen andererseits legen darauf Wert, daß eine Stellung erreicht und mit einem Minimum an Aktivität gehalten wird. Von Anstrengungen, die ein schnelles und kurzes Atmen erfordern, wird abgeraten; dagegen wird langsameres und längeres Atmen empfohlen, da diese Art zu atmen die Lebensdauer verlängert. Der Ayurvedischen Medizin zufolge sollte eine Bewegungsübung dann beendet werden, wenn man rasch ein- und ausatmen muß, wenn der Mund trocken wird und man auf der Stirn zu schwitzen beginnt. In den Schriften heißt es, daß eine derart eingeschränkte Bewegung den größtmöglichen Nutzen bringt. Wenn man eine Übung in diesem Stadium anhält, läßt sich vermeiden, daß die Sekrete und Ausscheidungen den Magen-Darm-Trakt verlassen.

Die Anstrengung der äußeren Skelettmuskulatur hat zur Folge, daß sich die Reserven der Leber, der Milz und des Gekrösedarms in den peripheren Blutkreislauf entleeren. Das kann dazu führen, daß unverdaute Produkte in die Gewebe befördert werden, was Krankheiten hervorruft. Nach der Ayurvedischen Medizin berücksichtigt die ideale Form von Bewegungsübungen die Wirkungen der Doṣas in der Körpermitte und der Peripherie.

Der westliche Stil von Bewegungsübungen betont die Notwendigkeit, sich „aufzuwärmen", bis der Schweiß auf der Stirn steht, anstatt die Anstrengung an diesem Punkt zu beenden. Ayurvedische Übungen legen Wert auf die Leichtigkeit des Körpers. Sie haben Beweglichkeit zum Ziel und die Fähigkeit, alle aktiven Körperbereiche zu beugen, zu drehen oder zu dehnen. Der äußere Körperaufbau soll dadurch fest, aber nicht starr oder hart werden.

Die Fähigkeiten des Körpers werden nicht danach beurteilt, wie groß ein bestimmter Muskel oder wie „schön" der Körper ist, sondern danach, wie leicht man mit extremer Hitze, Kälte, Hunger, Durst oder Anstrengung fertig wird . In den indischen philosophischen Schriften wird der Yoga als das beste Mittel hervorgehoben, um optimale körperliche Fähigkeiten zu erlangen. Die Anfangsstadien der Yogaübungen und die zugehörigen Regeln beinhalten Einschränkungen beim Essen und Verhalten, um den Körper zu reinigen.

Rauchen:

Das Rauchen einer Zigarre aus Heilkräutern (also ohne Tabak) dient der Verminderung von Kapha in der Nacken- und Kopfregion. Diese Art des Rauchens erhält die Gesundheit und dient auch der Behandlung bestimmter Krankheiten.

Folgende Heilpflanzen und Substanzen werden zum Rauchen verwendet: Harenu (Pisum sativum), Priyaṅgu (Callicarpa macrophylla), Keśar (Mesua ferra), Sandelholz (Santalum album), Zimt (Cinnamomum ceylanica), Kardamom (Elleteria cardamomum), Süßholz (Glycyrrhiza glabra), Jāṭamāṁsī (Nardostachys jantamamsi), Guggul (Commiphora mukul), Agaru (Aquilaria agallocha); drei Feigenarten: Udumbara (Ficus racemosa), Aśvattha (Ficus religiosus), Plakśa (Ficus locor); Lodhra (Symplocos racemosa), Lotus (Nelumbo nucifera) und die Harze von Vateria indica, Pinus roxburghii und der Weihrauchart Śalaki (Boswellia serrata). Alle diese Kräuter werden gemahlen und zu einer Paste verarbeitet, die man auf ein Schilfblatt schmiert. Diese wird zu einer ovalen Zigarre, die daumendick und acht Finger lang ist, zusammengerollt, getrocknet und anschließend das Schilf entfernt. Mit Hilfe einer Wasserpfeife raucht man diese Zigarre, die vorher mit einem Öl, beispielsweise mit Sesamöl, gefettet wurde.

Rauchen sollte man nach dem Baden, nach dem Mittag- und Abendessen, nach dem Zähneputzen, wenn man Kollyrium in die Augen gegeben hat, und unmittelbar nach dem Aufstehen. Dagegen sollte nach Alkoholgenuß, wenn der Körper sich rauh und trocken anfühlt sowie bei schweren Kopfschmerzen und Kopfverletzungen das Rauchen gemieden werden.

Man raucht durch den Mund, bläst den Rauch aber nicht mit der Nase aus, weil das die Augen reizen kann. Die Wirkungen des richtigen und guten Rauchens sind eine Leichtigkeit im Kopf, im Rachen und im Brustkorb und die Verflüssigung von überschüssigem Kapha in dieser Region.

Baden:

Nach einer Ölmassage und wenn auf die oben beschriebene Weise Bewegungsübungen ausgeführt wurden, sollte ein heißes Bad genommen werden. Zum Waschen des Kopfes sollte das Wasser nicht zu heiß sein. Das Bad mit heißem Wasser vertreibt die Müdigkeit, kräftigt und reinigt den Körper, verstärkt den Appetit und verschafft Körper wie Geist ein angenehmes Empfinden.

Schlaf:

Vor dem Zubettgehen sollte man meditieren und kritisch über sein eigenes Verhalten nachdenken. Im allgemeinen reichen sechs bis sieben Stunden Schlaf als Ruhepause für Körper und Geist aus.

7.3.2 Der Jahreszeit angepaßte Verhaltensweisen (Ritucarya)

Bekanntlich schwankt mit den Jahreszeiten bei allen Lebewesen auch die Stimmung. Diese Veränderungen können wohltuend sein oder schädigen. Um die guten Eigenschaften der Atmosphäre, die zu einer Jahreszeit herrscht, möglichst gut zu nutzen und sich vor ihren schlechten Auswirkungen zu schützen, hat die Ayurvedische Medizin Regeln zur Ernährung, zum Verhalten, zur Anwendung von Medikamenten usw. aufgestellt - die „jahreszeitlichen Verhaltensweisen".

Alle Vorgänge im Weltall werden von zwei Grundeigenschaften beeinflußt: dem heißen (uṣṇa) und dem kalten Prinzip (soma). Auf dieser Vorstellung beruht die Aufteilung des Jahres in zwei Teile: den des Anhäufens (Adana) und des Abgebens (Visarga), auf der Nordhalbkugel verbunden mit den kürzer und länger werdenden Tagen.

Während der Periode des Anhäufens (Adana) verleiht die zunehmende Sonnenhitze den Tieren und Pflanzen heiße und trockene Eigenschaften. In dieser Zeit ist wenig grünes Gras vorhanden und folglich fehlen auch Milch und andere tierische Erzeugnisse. Die Hitze führt auch zu einer schnelleren Zersetzung der Nahrungsmittel. Je heißer es wird, umso geringer wird die Kraft und der Appetit der Menschen. Das Getreide, Gemüse oder die Kräuter, die in dieser Zeit wachsen, sind vorwiegend von bitterem, scharfem oder zusammenziehendem Geschmack. Krankheiten treten häufiger auf.

Während der Periode des Abgebens (Visarga) dominieren dagegen der Mond und das Prinzip der Kälte (soma). Kraft und Appetit der Menschen nehmen zu. Bei Pflanzen bilden sich vorwiegend saure, salzige und süße Geschmacksrichtungen aus. Da die Abwehrkraft gegenüber Krankheiten in dieser Zeit ebenfalls zunimmt, sind die Menschen im allgemeinen nicht krank. Auch Nahrungsmittel sind in dieser Zeit gehaltvoller, da der natürliche Zersetzungsprozeß nicht so schnell abläuft wie in der extrem heißen Jahreszeit. Aufgrund dessen erleichtert einem die ganze Umgebung die Ausbildung besserer Gewebe.

Stark schwankende Temperatur ist ein Stimulus für alle Lebewesen. Um diesen Reiz abzufedern, muß sich das Muster ändern, mit dem man auf ihn reagiert - eben die jahreszeitlichen Verhaltensweisen. Die Aufteilung der Jahreszeiten hängt von den tatsächlichen Wetterbedingungen am jeweiligen Ort ab. In Indien gibt es sechs Jahreszeiten, in anderen Ländern können es dagegen nur zwei sein.

Die Substanzen, die in einer bestimmten Periode empfohlen werden, müssen ebenfalls auf der Basis ihrer Qualitäten verstanden werden - der drei Guṇas, der fünf Elemente und der zwanzig Eigenschaften (schwer, leicht usw.). Im allgemeinen sollten die in einer bestimmten Jahreszeit gewählten Substanzen Eigenschaften haben, die denen der Jahreszeit entgegengesetzt sind. Wird diese Regel nicht befolgt, kann sich das auf den Körper und auf den Geist negativ auswirken.

Durch jahreszeitliche Veränderungen finden auch Veränderungen der Doṣas statt - sie werden verdorben, nehmen zu oder ab. Wenn bei der Ernährung, der Lebensweise und den täglichen Gewohnheiten keine Rücksicht darauf genommen wird, das Gleichgewicht der Doṣas aufrechtzuerhalten, so ist eine jahreszeitlich bedingte Erkrankung vorprogrammiert. In Indien gibt es sechs Jahreszeiten zu je zwei Monaten. Vāta nimmt während der Regenzeit zu, Pitta im Herbst und Kapha im Winter. Man sollte deshalb nicht gerade das essen oder tun, was die jeweiligen Doṣas vermehrt. Vielmehr sollte man im frühen Winter, unterstützt durch Heilpflanzen, Erbrechen (Vamana) hervorrufen, im Herbst abführen (Virecana) und in der Regenzeit medizinische Einläufe (Basti) verabreichen, um Kapha, Pitta bzw. Vāta zu eliminieren. So können jahreszeitlich bedingte Krankheiten vermieden werden.

In gemäßigten Klimazonen ist die Kapha-Jahreszeit das frühe Frühjahr, die für Pitta der Sommer und für Vāta der Spätherbst. Während dieser Jahreszeiten sollten diese Reinigungstherapien entsprechend angewandt werden.

7.3.3 Ethische Lebensweise (Sadvṛtta)

Ein gesunder Geist ist so wichtig wie ein gesunder Körper, denn der Geist beeinflußt viele körperliche und psychologische Vorgänge. Ein von Sattva bestimmter Geist steuert alle Wünsche und Handlungen zum Wohle desjenigen, in dessen Körper er wirkt. Rajas und Tamas sind schädliche Geisteseigenschaften und entstehen aus Leidenschaft und Unkenntnis. Ein derartiger Geist bewirkt, daß der Verstand Dinge falsch beurteilt und unrichtige Vorstellungen hat, und ist damit für die Entstehung von Krankheiten verantwortlich. Es sollte also alles darangesetzt werden, die Sattva-Eigenschaft des Geistes zu vermehren.

In der Ayurvedischen Medizin gibt es bestimmte Regeln, die „ethische Lebensweise", die den Geist gesund erhalten sollen. Es sind nicht einfach moralische Prinzipien, die eine bestimmte kulturelle Ausrichtung widerspiegeln. Diese Regeln des richtigen Verhaltens sind auf alle Menschen überall auf der Welt anwendbar. Wer sie befolgt, hat einen ausgeglichenen Geist und inneren Frieden. Ihre Verletzung bringt Unruhe in unsere Gedanken und Gefühle. Diese Prinzipien sind:

1. Sprich immer die Wahrheit.
2. Verliere unter keinen Umständen die Beherrschung.
3. Werde nicht süchtig nach Vergnügungen, die von Sinnesempfindungen hervorgerufen werden.
4. Schade niemandem.
5. Setze dich so wenigen Härten wie möglich aus.
6. Versuche, deine Leidenschaften zu zügeln.
7. Bemühe dich, nette und sanfte Worte zu wählen.
8. Meditiere täglich, um die geistige Ruhe zu bewahren.
9. Sei reinlich.
10. Sei geduldig.
11. Habe dich unter Kontrolle.
12. Versuche, deine Kenntnisse, gute Ratschläge und Geld anderen zugänglich zu machen.
13. Wann immer es möglich ist, stelle dich in den Dienst Gottes, weiser und ehrwürdiger Menschen und alter Leute.
14. Sei freimütig und liebenswürdig.
15. Vermeide Unregelmäßigkeiten in deinem Tagesablauf.
16. Iß nur Sattva-artiges Essen, d. h. nimm kein zu stark gewürztes, zu scharfes, nur vegetarisches Essen und keinen Alkohol zu dir.
17. Verhalte dich entsprechend der Zeit und dem Ort, an dem du dich aufhältst.
18. Sei zuvorkommend und höflich.
19. Behalte alle deine Sinnesorgane unter Kontrolle.
20. Gewöhne dir an, Gutes zu tun und Schlechtes zu vermeiden.

7.3.4 Allgemeine Verhaltensregeln

1. Iß und trink nicht zuviel (Alkohol), sei sexuell nicht überaktiv und schlafe nicht zuviel oder zuwenig.
2. Iß nie an einem unhygienischen Ort, zur falschen Zeit oder mit kränklichen Leuten.
3. Verrate nicht die Fehler oder Geheimnisse anderer.
4. Eigne dir nicht den Reichtum oder Besitz anderer an.
5. Halte dich nicht in der Gesellschaft von Leuten auf, welche die Regeln des guten Verhaltens brechen.
6. Unternimm keine anstrengende Tätigkeit, wenn sie über deine körperlichen Fähigkeiten hinausgeht oder wenn du krank bist.
7. Unternimm keine Arbeit, die dich überfordert.

8. Die drei Säulen des Lebens

Nicht Medikamente, Chemikalien oder spezielle Therapien entscheiden über Gesundheit oder Krankheit, sondern allein die drei Säulen, auf denen das Leben und unsere Lebendigkeit beruhen: nach der Ayurvedischen Medizin die Nahrung und ihre Verdauung, die Ruhe und die sexuelle Energie.

8.1 Nahrung

Die Nahrung hält alle Kreaturen am Leben. Richtige Ernährung verschafft uns eine schöne Hautfarbe, geistige Klarheit, eine gute Stimme, Körperkraft, Genialität und Verstand - insgesamt also ein langes, glückliches und zufriedenes Leben, und sie führt uns sogar auf die Wege zur Befreiung aus dieser Welt.

In der Ayurvedischen Medizin werden die Nahrungsmittel je nach ihren Eigenschaften in zwölf Gruppen eingeteilt: Getreide, Hülsenfrüchte, Fleisch, Gemüse, Obst, Salatpflanzen, alkoholische Getränke, Wasser, Milchprodukte, fertig gekochte Zubereitungen, Nahrungzusatzstoffe wie Öle, Gewürze usw., Zucker.

Der Nährwert von Fleisch wird in der Ayurvedischen Medizin durchaus anerkannt, vor allem bei Zuständen äußerster Schwäche; doch sieht sie auch den Schaden und das Leid, das eine nicht-vegetarische Ernährungsweise mit sich bringt. Sie lehrt ausdrücklich, daß wir den Folgen nicht entkommen können, die der Genuß von Fleisch für unsere Schicksalbestimmung hat, außer wenn wir damit unser Leben retten konnten. Auch berücksichtigt sie, daß im Fleisch Giftstoffe entstehen und sein Verzehr deshalb körperliche und geistige Krankheiten hervorrufen kann. Die Ayurvedische Medizin empfiehlt daher, vegetarisch zu essen. Um jedoch als Heilsystem auch denjenigen nützen zu können, die keine Vegetarier sind, spart sie die Eigenschaften des Fleisches nicht gänzlich aus ihrer Theorie aus.

Bekömmliches, wohltuendes Essen wird schnell zu Körpergeweben umgesetzt und vermehrt die Doṣas nicht. Alle Pflanzen und Nahrungsmittel, welche die Doṣas von ihrem Ort vertreiben, sie dabei aber nicht aus dem Körper ausstoßen und die Gewebe schwächen, sind unbekömmlich. Man sollte nur bekömmliche Nahrung zu sich nehmen. Ihre Farbe, der Geschmack, Geruch und die Berührung müssen angenehm für die Sinne sein. Wenn solche Nahrungsmittel nach den ayurvedischen Regeln gegessen werden, bleibt man gesund und glücklich, unbekömmliches Essen macht einen dagegen krank und unglücklich. Man sollte ganz bewußt solche wohltuenden Nahrungsmittel wählen und nicht aus Lust oder Unwissenheit minderwertige.

Folgende Nahrungsmittel sind am bekömmlichsten:
1. Die rote Variante vom Reis, die in sechzig Tagen reift;
2. von den Hülsenfrüchten die Mungbohnen;

3. Regenwasser, das hoch über dem Erdboden gesammelt wurde oder Quellwasser aus großer Höhe;
4. von den Salzen das Steinsalz ;
5. von den Gemüsen Jīvantī (Leptadenia reticulata);
6. vom Fleisch Aiṇa (eine Antilopenart), Wachteln und Rohita (ein kleiner Fisch);
7. von den Milchprodukten Ghee und Kuhmilch;
8. Sesamöl als das beste aus Samen gewonnene Öl;
9. von den Fetten das vom Schwein und vom Huhn;
10. Weintrauben als die bekömmlichste Obstsorte.

Einige Nahrungsmittel haben spezielle Eigenschaften, die folgenden verringern beispielsweise die Doṣas: Sesamöl vorwiegend Vāta (daneben Kapha), Honig vorwiegend Kapha (daneben Vāta), Ghee vorwiegend Pitta (außerdem ebenfalls Vāta), und Harītakī eignet sich zur Entfernung aller Doṣas aus dem Körper. Āmalakī erhält einen am ehesten jung. Allgemein dient das feste Essen dazu, einen am Leben zu erhalten, Fleisch kräftigt und Milch stärkt ebenfalls. Alkohol schließlich läßt einen (genau wie ein Bad) Anstrengungen vergessen.

8.2 Eigenschaften der Nahrung

Alle Nahrungsmittel können enthalten:
1. die fünf Elemente - Erde, Wasser , Feuer, Luft und Äther;
2. die sechs Geschmacksrichtungen - süß, sauer, salzig, bitter, scharf und zusammenziehend;
3. die zwanzig Eigenschaften - schwer, träge, kalt, ölig, klebrig, dickflüssig, weich, fest, dicht, schleimig oder deren Gegenteile.

8.2.1 Die Geschmacksrichtungen (Rasas) und die Doṣas

Die Geschmacksrichtungen (Rasas) stellen sechs verschiedene Kombinationen (siehe Tabelle) der fünf Elemente dar:

Tab.8: Die Geschmacksrichtungen

Geschmack	Elemente	Eigenschaften
süß (madhura)	Erde und Wasser	feucht, kalt und schwer
sauer (amla)	Feuer und Erde	feucht, heiß und leicht
salzig (lavaṇa)	Feuer und Wasser	feucht, heiß und schwer
scharf (kaṭu)	Feuer und Luft	trocken, heiß und leicht
bitter (tikta)	Äther und Luft	trocken, kalt und leicht
zusammenziehend (kasaya)	Erde und Luft	trocken, kalt und schwer

(Mit „leicht" und „schwer" ist leicht bzw. schwer verdaulich gemeint.)

Entsprechend vermehren oder vermindern sie die Doṣas im Körper. Beispielsweise entsteht der süße Geschmack durch Erde und Wasser. Er wird also das Doṣa vermehren, das ebenso zusammengesetzt ist, nämlich Kapha.

Die folgende Tabelle faßt diese Wirkungen zusammen:

Tab. 9: Wirkungen der sechs Geschmacksrichtungen

Geschmacksrichtung	vermehrt	verringert
süß	Kapha	Vāta, Pitta
sauer, salzig	Pitta, Kapha	Vāta
scharf	Vāta, Pitta	Kapha
bitter, zusammenziehend	Vāta	Pitta, Kapha

Alles, was süß schmeckt, vermehrt im allgemeinen Kapha, außer Honig, Śāli (der Reis, der in 60 Tagen reift) und Gerste. Sauer schmeckende Nahrungsmittel verstärken allgemein Pitta, außer Āmalakī und Granatapfel. Bitteres Essen erhöht normalerweise Vāta; Ausnahmen sind die Sprossen von Vetra (Salix caprea), Gudūcī (Tinos cordifolia) und Blätter von Patola (Trichosanthes cucumerina). Alle scharfen Nahrungsmittel außer Knoblauch und langem Pfeffer verstärken ebenfalls Vāta.

Die Geschmacksrichtungen scharf, sauer und salzig werden auch als „feurig" (agneya) bezeichnet, da sie die Verdauungskraft und Pitta steigern. Umgekehrt sind der süße, bittere und zusammenziehende Geschmack „wäßrig" (somya). Hier besteht ein Zusammenhang mit dem kosmologischen Konzept der erhitzenden (uṣṇa) und kühlenden (soma) Wirkungskraft (vgl. Kapitel 7.3.2).

8.2.2 Eigenschaften von Nahrungsmitteln

1. schwer (guru):
Diese Stoffe sind schwer zu verdauen und führen zu einer Zunahme an Gewebemasse (bṛṁhaṇa). Alle Substanzen, die süß, zusammenziehend und salzig schmecken, sind ebenso „schwer" wie die Genesungsmittel (Jīvaniya), wie Stärkungsmittel (Bṛṁhaṇiya), Aphrodisiaka (Vājīkaraṇa) oder Verjüngungsmittel (Rasāyana). Sie erhalten die Elemente Erde und Wasser.

2. leicht (laghu):
Die aus Feuer, Luft und Wasser zusammengesetzten, leicht verdaulichen Nahrungsmittel machen den Körper schlank und verschaffen das Gefühl von Leichtigkeit (laṅghaṇa). Sie werden zwar rasch umgesetzt, doch entsteht aus ihnen nur sehr wenig Gewebematerial. Substanzen mit bitterem, scharfem und saurem Geschmack, Gewürze oder auch Getreideflocken sind „leicht".

3. träge (manda):
Die Eigenschaft „träge" entsteht durch die Kombination von Erde, Wasser und Äther. Sie findet sich bei milden und pflegenden Substanzen, die kühlen und beruhigen, wie Ghee, Butter und Milch.

4. scharf (tikṣṇa):
Diese mit Reinigung verbundene Eigenschaft gehört zu den Elementen Feuer,

Erde und Luft. „Scharfe“ Nahrungsmittel schmecken scharf und erhitzen den Körper, wie etwa getrockneter Ingwer.

5. kalt (hima):

Die Kälte wirkt zusammenziehend (stambhaṇa) und hemmt Bewegungen. Bittere, zusammenziehend schmeckende und süße Substanzen sind „kalt“, zum Beispiel Sandelholz. Diese Eigenschaft fördert (solange sie in angenehmen Grenzen bleibt) die Gesundheit, denn sie verhilft allen Geweben zu einer längeren Lebensdauer. Sie kommt hauptsächlich beim Wasser vor.

6. heiß (uṣṇa):

Die gegenteilige Eigenschaft, nämlich übermäßige Hitze, ist nicht nützlich für die Gewebe. Durch ihren hohen Anteil an Feuer bringen einen „heiße“ Substanzen wie Ingwer und Zimt zum Schwitzen (svedana).

7. ölig (snigdha):

„Ölige“ Substanzen wie Ghee oder Sesamöl befeuchten (kledana) durch das in ihnen enthaltene Element Wasser und schmieren (snehana). Ölende Stoffe erhalten alle Zellen unversehrt.

8. trocken (rukṣa):

Was „trocken“, also aus Erde, Feuer und Luft zusammengesetzt ist, entzieht den Zellen Wasser (śoṣaṇa) und damit nützliches Material. Gerste, Kulattha (eine Bohnenart) und trockene Nahrungsmittel wie Toast haben diese Eigenschaft. Sie sind dem Gewebeaufbau nicht förderlich.

9. klebrig (ślakṣṇa):

„Klebrige“ Substanzen bestehen aus Wasser und Erde, haften von selbst (ropaṇa) und erleichtern die Wundheilung. Solche schleimigen Stoffe verringern die Reibung und verbessern dadurch die Versorgung der Gewebe. Beispiele sind Honig und Aloegel.

10. rauh (khara):

„Rauhe“ Stoffe können verdorbene Substanzen aus dem Körper entfernen (lekhana). Bei ihnen herrscht das Element Luft vor, wie bei Guggul, Myrrhe und alkalischen Stoffen.

11. dickflüssig (sandra):

Diese Eigenschaft bezeichnet eine Flüssigkeit mit darin aufgeschwemmten festen Teilchen, eine Kombination der Elemente Erde und Wasser. Nur solche „dicken“ Flüssigkeiten sind nahrhaft für die Gewebe. Diese Substanzen können Stoffe zusammenhalten (prasādhana), zum Beispiel Honig oder süße Fruchtsäfte.

12. wäßrig (drava):

Reines Wasser und andere Flüssigkeiten sind „wäßrig“ und damit erfrischend (viloḍana). Wenn keine Feststoffe darin gelöst oder aufgeschwemmt sind, sind sie dem Aufbau der Gewebe abträglich. Fügt man reinem Wasser nur eine Spur Salz oder Zucker zu, so wird es „dickflüssig".

13. weich (mṛdu):

Fette und ölige Substanzen sind „weich" und saftig, denn sie machen locker (ślathaṇa), nehmen Härte aus dem Körper und machen ihn weich. Sie enthalten Wasser und Erde. Beispiele sind Sesamöl, Ghee oder jegliches Fett.

14. hart (kaṭhina):

„Harte" Inhaltsstoffe sind zwar nicht so leicht aufzunehmen wie „weiche" und saftige, machen den Körper aber fest und stabil (dṛḍhīkaraṇa). Mandeln und kalziumhaltige Stoffe wie Korallen sind „hart" und enthalten das Element Erde.

15. fest (sthīra):

Was „fest" ist, verleiht Ausdauer und Stetigkeit. Alle das Element Erde enthaltenden Substanzen, die Muskeln und Knochen stärken (dharaṇa), haben diese Eigenschaft, wie Weizen oder das natürlich vorkommende Kalzium, etwa in Eierschalen.

16. beweglich (cala):

Solche Substanzen enthalten das Element Luft und sind daher unstet, schwankend und treiben gerichtete Bewegungen an (preraṇa). Wenn sie bei schneller werdenden Bewegungen nicht ausreichend aufgenommen werden können, besteht die Gefahr von Gewebeverlusten. Alle öligen Substanzen wie Mandelöl, Getreideöl usw. sind „beweglich".

17. dicht (sthūla):

„Dichte" Substanzen enthalten das Element Erde, sind weich und rund und können daher andere bedecken (saṁvāraṇa), wie zum Beispiel Butter. In solchen Nahrungsmitteln sind gegensätzlich wirkende Inhaltsstoffe grob verteilt, was ihre Aufnahme und die Ausscheidung von Abfallstoffen erleichtert. „Dichte" Nahrung ist daher bekömmlicher als „feine".

18. fein (sūkṣma):

„Feine", aus Luft bestehende Stoffe wie Alkohol, Honig und Öle verteilen sich rasch im Körper (vivaraṇa). Dazu gehören auch Gewürze und ätherische Öle, etwa das vom Wintergrün (Gaultheria procumbens) oder vom Kampfer.

19. schleimig (picchila):

„Schleimige" Substanzen wie die Gummis verschiedener Pflanzen enthalten das Element Wasser, haften (lepana) oder bilden einen Überzug und fördern so die Bildung von Geweben. Dazu gehören der Akaziengummi, Myrrhe, Guggul, Honig oder Öle mit einhüllender Wirkung wie Erdnußöl.

20. klar (viśada):

Diese Substanzen haben reinigende Wirkung (kśalana). In ihnen sind alle Elemente außer Wasser vorhanden. Beispiele sind der Seifennußbaum (Sapindus trifoliatus), Śikakai (Acacia concina) und saponinhaltige Pflanzen wie die Yukkawurzel.

8.3 Regeln zur Nahrungsaufnahme

Die Regeln der Ernährung gelten für alle gesunden Personen, auch wenn sie bekömmliches Essen zu sich nehmen. Die Nahrung sollte in der richtigen Menge eingenommen werden, wenn sie noch warm und das Fett leichtflüssig ist und sie sollte keine gegensätzlichen Wirkstoffe enthalten. Erst wenn die vorangegangene Mahlzeit richtig verdaut ist, darf die nächste gegessen werden. Das Essen sollte an einem sauberen Ort eingenommen werden, in der richtigen Gesellschaft und konzentriert, ohne zuviel dabei zu reden oder zu lachen.

Warmes Essen, das mit Fett zubereitet ist, schmeckt gut und stimuliert die für die Verdauung wesentlichen Enzyme (Pitta). Es wird deshalb auch richtig umgesetzt und fördert die nach unten gerichtete Vāta-Bewegung (Peristaltik). Eine geringe Menge Öl im Essen stärkt die Sinnesorgane, kräftigt den Körper und bringt die Haut zum Leuchten. Wer die richtige Menge ißt, lebt lange, ohne seine Verdauungskraft dabei zu beeinträchtigen.

Beim Essen sollte die eigene Konstitution berücksichtigt werden und der Geist sollte ruhig sein. Wenn der Geist gestört, angestrengt oder stark angespannt ist, gerät auch der Appetit aus dem Lot.

Man hat dann nicht zuviel gegessen, wenn im Magen oder an den Flanken des Brustkorbs kein Druck auftritt. Der Bauchraum darf sich nicht schwer anfühlen und das Herz in seiner Funktion nicht beeinträchtigt sein. Weitere Anzeichen der richtigen Nahrungsmenge sind, daß man keinen Hunger und Durst mehr hat, daß auch die Sinnesorgane sich bereichert anfühlen, daß Gehen, Reden und Schlafen angenehm sind und daß man sich gekräftigt fühlt. Sonst hat man zuviel gegessen und vermehrt mit dieser Ernährungsweise die Doṣas. Bei unzureichender Verdauung entstehen außerdem Giftstoffe (Āma) im Magen-Darm-Trakt. Āma bildet sich auch dann, wenn man zu schwer, zu kalt oder zu trocken ißt, wenn die Nahrung die Organe zu stark reizt oder wenn verschiedene Bestandteile gegensätzliche Wirkungen haben. Auch wer beim Essen sehr von Leidenschaft, Ärger oder Trauer irritiert wird, wird krank, weil sich in seinem Körper Giftstoffe ansammeln.

8.3.1 Acht Merkmale von Nahrung, die für den Körper gut verwertbar ist

Folgende acht Merkmale sagen etwas darüber aus, ob die Nahrung gut verwertbar ist. Zusammen machen sie ein wohltuendes Essen aus.

1. Die Art der Nahrung (Prakṛti):
Jedes Nahrungsmittel hat charakteristische Eigenschaften; zum Beispiel ist Hammelfleisch „schwer" und Reis „leicht", Sesamöl „weich" und „ölig", Toast

dagegen „trocken". Diese Qualitäten sollten in harmonischer Weise kombiniert werden.

2. Die Zubereitung der Nahrung (Karaṇa):
Damit ist die Umwandlung dieser Eigenschaften von Nahrungsmitteln durch verschiedene Prozesse wie Kochen, Braten, Rösten usw. gemeint. Aufgrund dieser Veränderungen können aus „leichten" Substanzen „schwere" entstehen oder umgekehrt.

3. Die Kombination von Nahrungsmitteln (Saṁyoga):
Die Kombination von Nahrungsmitteln kann die Eigenschaften der ursprünglichen Substanzen verstärken oder sie auch gänzlich verändern. Zum Beispiel bewirken die Kombinationen von Fisch mit Milch oder die von Milch mit sauren Früchten eine Verunreinigung des Blutes und des Pitta.

4. Die Menge an Nahrung (Raśi):
Damit ist sowohl die Gesamtmenge des Essens als auch die Menge jeder einzelnen Zutat gemeint. Zuviel Essen insgesamt oder ein Übergewicht eines einzelnen Bestandteils kann zu Problemen führen.

5. Die Herkunft der Nahrung (Deśa):
Beim Anbaugebiet des Nahrungsmittels sind die Gegend, das Klima und der Boden wesentlich. Bei diesem Gesichtspunkt sind auch die negativen Auswirkungen der modernen anorganisch-chemischen Düngemittel zu berücksichtigen.

6. Der Zeitpunkt des Essens (Kala):
Damit ist nicht nur die Zeit der Nahrungsaufnahme gemeint, sondern auch, ob die Person zu diesem Zeitpunkt gesund oder krank ist. Beim Essen sollte die Tages- und die Jahreszeit berücksichtigt werden. Zum Beispiel ist schweres Essen in der Nacht schädlich; ebenso sehr heißes Essen im Sommer.

7. Regeln des Essens (Upayoga saṁstha) wurden bereits beschrieben.

8. Der Zustand desjenigen, der ißt (Upayokta):
Man sollte sich gemäß seiner Konstitution ernähren. Das bedeutet, daß man Nahrung zu sich nimmt, die einem zuträglich ist und an die man gewöhnt ist. Der Zustand des Geistes und die Gefühle sollten beim Essen ebenfalls berücksichtigt werden.

8.4 Falsche oder widersprüchliche Nahrungsaufnahme

Wenn die Nahrung auf eine Weise aufgenommen wird, die in sich widersprüchlich ist, ist sie nicht nahrhaft. Sie vermehrt die Doṣas, ohne sie jedoch aus dem Körper zu entfernen und schadet ihm außerdem, weil sie Eigenschaften hat, die denjenigen der Körpergewebe entgegengesetzt sind. Wenn man so ißt - was natürlich vermieden werden sollte -, ist die Ernährung unbekömmlich. Caraka beschreibt siebzehn Merkmale, die berücksichtigt werden müssen, um falsche Eßgewohnheiten zu vermeiden.

1. Ort:
Essen, das in einer kalten Region bekömmlich ist, muß es in einer heißen Region durchaus nicht sein. So sollte man in der Wüste mit ihrem heißen und trockenen Klima Essen vermeiden, das selbst trocken und scharf ist; ebenso kalte und fette Nahrung in Sumpfgebieten.

2. Jahreszeit:
Entsprechend darf man im Winter keine kalten und trockene Speisen oder im Sommer scharf und heiß essen. Die Eigenschaften der Nahrung sollen denen der Jahreszeit also entgegengesetzt sein.

3. Verdauungskraft:
Jeder Mensch besitzt eine für ihn typische Fähigkeit, die Nahrung zu verdauen, sie von ihrem rohen in einen feinen Zustand und schließlich in Körpergewebe umzuwandeln. Manche tun gut daran, schweres Essen zu vermeiden, anderen mag es gerade guttun. Beide werden unglücklich und krank, wenn sie sich falsche Ernährung angewöhnen. Wer zum Beispiel trotz schwacher Verdauungskraft viel schwere und fette Nahrung oder Süßigkeiten ißt, wird bald Verdauungsstörungen bekommen und es werden bei ihm Giftstoffe entstehen.

4. Verhältnis der einzelnen Zutaten:
Die Menge der einzelnen Zutaten müssen zueinander passen; Honig und Ghee im gleichen Mengenverhältnis sind beispielsweise nicht ratsam.

5. Essensgewohnheiten:
Essen ist nur dann bekömmlich, wenn man es auch gewohnt ist. Wer gern scharf und heiß ißt, sollte also süßes und kaltes Essen meiden.

6. Vorherrschendes Doṣa:
Die pflanzlichen Zutaten und die Ernährungsweise sollten so ausgerichtet sein, daß sie das ohnehin vorherrschende Doṣa nicht auch noch verstärken. So ist es zum Beispiel schädlich, bei hohem Vāta trockene, kalte Substanzen zu essen oder zu fasten.

7. Zubereitungsart:
Nahrungsmittel, die an sich bekömmlich sind, können häufig durch falsche Zubereitung schädliche Wirkungen hervorrufen.

8. Gegensätzliche Wirkung:
Falsch ißt auch, wer Zutaten mischt, die gegensätzlich wirken, beispielsweise kalte und heiße Speisen oder Milch und Salz.

9. Zustand des Darms:
Ebenso schädlich ist es, bei Verstopfung Nahrung zu sich zu nehmen, die

zu stark austrocknet oder bei Durchfall schmierende oder abführend wirkende Kost.

10. Gesundheitszustand:
Zum Beispiel sollte man bei Erschöpfung oder nach körperlicher Anstrengung nichts essen, was Vāta verstärkt.

11. Abfolge:
Essen darf man nur nach der Stuhlentleerung.

12. Reihenfolge (Parihara):
Auch die Reihenfolge der einzelnen Gänge ist zu beachten - nach Schweinefleisch, kalten Speisen oder nach Ghee sollte man keine heißen, scharfe Gerichte essen.

13. Kochen:
Sehr wesentlich ist, auf welche Weise die zum Kochen notwendige Hitze erzeugt wird - ob durch Gas, elektrischen Strom oder Kohle. Der Nährwert der Mahlzeit kann dadurch verbessert, aber auch zunichte gemacht werden. Auch kommt es darauf an, ob schnell oder langsam, direkt oder indirekt erhitzt, gebacken oder geröstet wird. Auch zu kurzes oder zu langes Kochen ist schädlich. Ein neuzeitliches Beispiel falscher Essenszubereitung ist die Mikrowelle, welche die Lebensenergie (Prāṇa) der Nahrung zerstört.

14. Falsche Kombination:
Die Kombination etwa von sauren Speisen mit Milch ist nicht bekömmlich.

15. Schmackhaftigkeit:
Essen, das nicht appetitlich ist, nicht gut riecht oder aus einem anderen Grund ekelerregend ist, kann nicht nahrhaft sein.

16. Schlechte Qualität:
Schädlich ist es auch, unreife Nahrungsmittel zu essen. Dasselbe gilt für überreife, konservierte oder gezüchtete Nahrungsmittel. Ihr Nährwert ist gering, selbst wenn sie appetitlich aussehen.

17. Essensregel:
Schließlich ißt auch derjenige falsch, der die oben aufgeführten Regeln der Nahrungsaufnahme nicht beachtet und in schlechter Gesellschaft speist.

8.5 Verdauung und Stoffwechsel

8.5.1 Rolle des Verdauungsfeuers (Agni)

Ein zentrales Prinzip im Körper ist die Energie, die er erzeugt, um Wahrnehmung, Handlung und Ausdruck zu ermöglichen. Diese zentrale Energie wird durch das Element des Feuers verkörpert. Seine wichtigste Ausprägung im Körper ist das Verdauungsfeuer. In den Veden heißt es, der Mensch sei deshalb Feuer, um diesem Element mit seinem wahrnehmenden Bewußtsein auf der Erde Ausdruck zu verleihen. Agni ist ein vedischer Ausdruck, der brennen, umwandeln oder wahrnehmen bedeutet, von der Wurzel „ang", zerspringen oder sich als Brand ausbreiten.

Agni ist für die Lebensprozesse verantwortlich - für die Hautfarbe, Körperkraft, Gesundheit, Tatkraft, den Aufbau der Gewebe, das innere Glühen, für Ojas oder Immunität, den Glanz, die Körpertemperatur und den Atem. Die Nahrung wird durch Agni richtig verdaut und umgewandelt. Was wir essen, kann den Körper nur dank des Verdauungsfeuers ernähren und nicht aus sich selbst heraus. Das geht soweit, daß das Leben oder der Tod einer Person vom richtigen Funktionieren des Agni abhängt. Fast alle Krankheiten werden von Störungen des Verdauungsfeuers verursacht. Bei der Behandlung versucht der Arzt daher, das Funktionieren des Agni durch richtige Ernährung, Bewegung, Yoga und Kontrolle des Geistes zu stärken. Agni hat alle Eigenschaften des Feuers. Das Verdauungsfeuer ist heiß, trocken, leicht, feinstofflich, beweglich, es duftet und durchdringt alles. Es wird von scharfen, stark riechenden Gewürzen wie Ingwer oder schwarzem Pfeffer verstärkt, da sie verwandte Eigenschaften haben.

Insgesamt werden 13 Typen von Agni beschrieben:
Jāṭharāgni oder das Verdauungsfeuer ist die wichtigste Form des Feuers und der Verdauungskraft im Körper. Es verleiht seine Energie allen Sekreten und Enzymen, die am Verdauungsvorgang im Magen und Darm beteiligt sind.

Die fünf Bhutāgnis oder Elementfeuer sitzen in der Leber und wandeln die verdaute Nahrung in die fünf Elemente um, die zum Aufbau der Körpergewebe benötigt werden. Wenn ihre Funktion gestört ist, wird das betreffende Element im Körper nicht gebildet.

Die sieben Dhātu Agnis oder Gewebefeuer sind jeweils zur Bildung eines Gewebes nötig. Sie sind für den Gewebestoffwechsel verantwortlich. Wenn sie zu schwach sind, wird zuviel Gewebe von minderer Qualität gebildet; wenn sie zu stark sind, entsteht nicht genug Gewebe.

Einige ayurvedische Theoretiker betrachten die fünf Arten des Pitta ebenfalls als Agni-Formen. Auch ordnen sie jedem Doṣa sowie den drei Abfallmaterialien je ein Agni zu.

8.5.2 Ablauf der Stoffwechselvorgänge

Zunächst wird die Nahrung im Magen-Darm-Trakt vom zentralen Feuer (Jāṭharāgni) verdaut. Dann wird sie zur Leber transportiert, wo die Elementfeuer (Bhutāgni) tätig werden. Anschließend wird das Produkt der Nahrung in den Kanalsystemen (Śrotas) von den Gewebefeuern (Dhātu Agni) weiter umgewandelt. Bei diesen Vorgängen der Verdauung und des Stoffwechsels entstehen zweierlei Produkte - solche von nährender Qualität (Prasāda) und Abfallstoffe (Kiṭṭa).

8.5.3 Natürliche Zustände des Agni

Je nach der Konstitution ist das Verdauungsfeuer entweder stark (tīkṣṇa), schwach (manda), schwankend (viṣama) oder ausgeglichen (sama). Bei Personen mit einer Pitta-Konstitution ist das Verdauungsfeuer normalerweise stark (Tīkṣagni). Sie können also eine schwere Mahlzeit in kurzer Zeit verdauen. Starkes Agni kann Symptome wie ein Hitzegefühl im Rachen, am Gaumen oder an den Lippen hervorrufen.

Unter dem Einfluß von Vāta arbeitet das Verdauungsfeuer ungleichmäßig (Viṣamāgni). Schwankendes Agni ermöglicht es, manchmal schweres Essen zu verdauen, zu anderen Zeiten wird man jedoch nicht einmal mit einer leichten Kost wie einer Suppe fertig. Es geht häufig mit einem aufgedunsenen Bauch, kolikartigen Schmerzen, Blähungen oder Durchfall einher.

Bei einer Kapha-Konstitution ist das Agni schwach (Mandāgni) und kann Nahrung nicht richtig verdauen. Solche Personen nehmen nur leichte Kost zu sich. Essen sie schwere Mahlzeiten, entstehen aufgrund des schwachen Agni Symptome wie ein Schweregefühl im Bauchraum oder ein stumpfer Schmerz im Magen und es bilden sich Giftstoffe.

Agni ist dann ausgeglichen (Samāgni), wenn die Doṣas und die Gefühle im Gleichgewicht sind. Ein regelmäßiger und gezügelter Appetit bei gutem Verdauungsvermögen ist ein wichtiges Anzeichen von Gesundheit.

8.5.4 Der Verdauungsvorgang

8.5.4.1 Die primäre Verdauung (Avasthapaka oder Prapaka)

Nach ihrer Aufnahme durchläuft die Nahrung im wesentlichen drei Stadien.

Kapha-Stadium:
Das erste Stadium der Verdauung läuft im Mund und im Magen ab. Es wird vom süßen Geschmack, den Kapha-Absonderungen, vom Speichel und den alkalischen Magensäften bestimmt. In diesem Stadium der Schaumbildung und Zerlegung werden die Elemente der Erde und des Wassers in den Speisen verdaut. Es ist die Vorstufe der Verdauung, welche die Nahrung flüssig und homogen und für die Wirkung des Verdauungsfeuers empfänglich macht.

Pitta-Stadium:
Die zweite Phase der Verdauung spielt sich im Magen und im Dünndarm ab. Hier dominiert die saure Geschmacksrichtung und die sauren Sekrete der Leber, der Bauchspeicheldrüse und des Dünndarms. In diesem Stadium wird das Element des Feuers in der Nahrung verdaut. Aufgrund der Ansäuerung wird man

durstig und schwitzt. Die meisten Pitta-Probleme haben direkt oder indirekt mit diesem Stadium zu tun, wie etwa Übersäuerung, Sodbrennen oder Magenschmerzen. Sie werden von zu scharfer oder zu saurer Nahrung oder von Alkoholgenuß während des Essens hervorgerufen.

Vāta-Stadium:
Dieses dritte Verdauungsstadium läuft im Dickdarm ab. Der scharfe Geschmack und die Freisetzung von Luft in den Enddarm dominieren hier. In dieser Phase werden die Elemente der Luft und des Äthers in der Nahrung absorbiert. Der unverdauliche Anteil der Erde wird als Stuhl abgegeben. Die Energie, die in diesem Stadium freigesetzt wird, nährt die fünf Formen von Vāta im Körper.

8.5.4.2 Die sekundäre Verdauung (Vipaka)

Die drei Arten der sekundären Verdauung (Vipaka) beschreiben den Nährwert der Speisen nach ihrer Aufnahme.

Süßer (madhura) Vipaka:
Kohlenhydrate und Eiweiße mit süßem und mildem Geschmack sorgen für die Ernährung der Gewebe und ermöglichen auch eine reibungslose Ausscheidung der Abfallprodukte. „Süß" bedeutet hier, daß die aufgenommenen Nahrungsmittel den Geweben das liefern, was sie benötigen, und daß sie die Bewegung der Ausscheidungsprodukte erleichtern.

Saurer (amla) Vipaka:
Alle in den Nahrungsmitteln enthaltenen organischen Säuren, zum Beispiel die Milch-, Zitronen-, Wein- und Äpfelsäure, schmecken nach ihrer Aufnahme „sauer". Sie tragen nichts zur Ernährung der Gewebe bei, sorgen aber für die freie Beweglichkeit der Ausscheidungsprodukte.

Scharfer (kaṭu) Vipaka:
Die anderen Nahrungsmittel mit bitterem, scharfem und zusammenziehendem Geschmack werden bei der Endverdauung durch das Verdauungsfeuer im Dickdarm schließlich zu „scharfen" Produkten umgewandelt. Sie sind weder nahrhaft für die Gewebe noch hilfreich für die Exkretion der Ausscheidungsprodukte.

Jedes Nahrungsmittel als Ganzes hat also einen spezifischen Effekt auf die Körpergewebe und auf die Bewegungen der Ausscheidungsprodukte. Die Wirkungen der primären Verdauung (Avasthapaka) sind allen Nahrungsmitteln gemeinsam. Für beide Phasen ist das Jāṭharāgni-Verdauungsfeuer verantwortlich.

8.5.4.3 Verdauung durch die Elementfeuer (Bhutāgni)

In der Leber wandeln diese fünf Arten von Agni die Nahrung in die Gewebebestandteile des Körpers um. Die Erdanteile, die vom Erd-Verdauungsfeuer verdaut wurden, wandeln sich zu der Hauptweißmasse des Körpers wie Muskeln oder Knochen. Die Wasserbestandteile bauen die lebensnotwendigen Flüssigkeiten und das Fett auf, die des Feuers Enzyme und das Hämoglobin (Rakta Dhātu). Aus der Luft entstehen die Knochen und die Nerven, aus den ätherischen Bestandteilen der Geist.

8.5.4.4 Verdauung durch die Gewebefeuer (Dhātu Agni)

Der Vorrat an flüssigem Nährgewebe oder Plasma (Rasa Dhātu) wird am Ende der Verdauung durch die beiden Feuer Jatharagni und Bhutāgni gebildet. Aus ihm schöpfen die nachfolgenden Gewebe ihren Nähranteil. Aus dem Plasma entstehen die roten Blutkörperchen (Rakta Dhātu), anschließend das kontraktile Muskelgewebe (Māṁsa Dhātu). Zur reibungslosen Arbeit des Muskelgewebes werden schmierende Gewebearten benötigt - das Fettgewebe (Meda Dhātu) entsteht. Später wird das Knochengewebe (Asthi Dhātu) gebildet. Sobald dieser äußere Rahmen einmal vorhanden ist, kann das Nervengewebe (Majja Dhātu) entstehen, das darin Platz findet. Schließlich bildet sich noch das Gewebe, das für die Fortpflanzung verantwortlich ist (Śukra Dhātu). Die sieben Gewebe des Körpers entstehen also in einer festgelegten Reihenfolge.

Das erste Gewebe, das Plasma (Rasa Dhātu), ist von allen am wenigsten kompakt. Es kann daher durch Infusionen der richtigen Elektrolyte und Wasser leicht ersetzt werden. Da die weiter entwickelten Gewebe aus immer mehr Zellen bestehen, wird es zunehmend problematisch, sie zu ersetzen. Umgekehrt bewirkt ihre Dichte aber auch, daß sie weniger Masse benötigen; schließlich kann sogar eine einzige Zelle des Śukra Dhātu Nachkommen hervorbringen.

8.6 Giftstoffe (Āma) als Produkt eines gestörten Stoffwechsels

Verdauung und Stoffwechsel laufen also auf drei Ebenen ab: im Magen-Darm-Trakt, in der Leber und in den Geweben. Wenn sich die Umwandlungen auf diesen Ebenen nicht richtig vollziehen, verbleibt ein Rest von unverdauter oder nur teilweise verdauter Nahrung, die sich in den Kanälen ansammeln, dort steckenbleiben und fermentieren kann. Schließlich kann sich aus ihr ein Giftstoff bilden. Dieser Giftstoff heißt Āma und kann auf allen drei Ebenen entstehen.

Āma ist so giftig, daß es sogar Doṣas verderben kann. Wie diese gestörten Doṣas kann es Organe und Kanäle schädigen und so Krankheiten verursachen. Es macht sich vor allem bemerkbar durch den Verlust von Geschmack und Appetit, durch Verdauungsstörungen, Mundgeruch, einen dicken Zungenbelag oder den Auswurf von klebrigem Schleim oder Speichel. Andere Symptome sind ein aufgeblähter Brustkorb oder Bauch in Verbindung mit Druckschmerz, ein allgemeines Gefühl von Schwere, Müdigkeit und Kraftlosigkeit sowie ein Abstumpfen des Geistes und der Sinne. Auch können sich Abfallprodukte im Körper anhäufen: wenn man Verstopfung hat, nicht schwitzen oder Wasser lassen kann -

wenn also die Kanäle blockiert sind. Der Puls liegt dann tief und ist stumpf oder schlüpfrig.

Āma ist Kapha sehr ähnlich. Es ist sogar noch kälter, feuchter, schwerer, dicker und klebriger. Auch sieht es trüb aus und neigt dazu, zu gären. Giftstoffe entstehen durch bestimmte Nahrungsmittel, zum Beispiel durch tierische Produkte oder durch schweres oder schleimbildendes Essen. Auch Ölmassagen oder ganz allgemein das Ausüben von Druck auf den Körper vermehren Āma. Selbst bewölktes Wetter fördert seine Bildung.

Giftstoffe verbinden sich mit den Doṣas und verändern ihre Eigenschaften. Ganz allgemein führt Āma dazu, daß sich die Doṣas an ihren jeweiligen Orten im Körper ansammeln und so Krankheitsprozesse einleiten. Es läßt sich also sagen, daß alle Krankheiten auf Āma zurückgehen. Wenn die Doṣas einmal in tiefer gelegene Gewebe eingedrungen sind, ist die Bildung von Āma möglicherweise nicht mehr das Hauptproblem. Um Doṣas aus tieferen Gewebeschichten zu entfernen, muß es aber zuvor eliminiert werden. Der Grundsatz ayurvedischer Behandlung ist es, den Körper zunächst zu entgiften und erst dann das überschüssige Doṣa aus dem Körper zu entfernen.

Sind Doṣas mit Āma vergiftet, so besteht ein „Sāma"-Zustand („sa" bedeutet mit und wird „Āma" vorangestellt) und sonst eine „Nirāma"-Krankheit („nir" bedeutet ohne). Sie sind gleich häufig; Nirāma-Bedingungen sind jedoch leichter zu behandeln, da als Vorbehandlung die Entfernung des Āma nicht nötig ist wie bei Sāma-Zuständen.

Wenn Āma sich mit Vāta verbindet, entsteht ein stumpfes Schwere- und Völlegefühl zusätzlich zu den normalen Vāta-Symptomen; die Kombination mit Pitta läßt ebenfalls Schwere und Stumpfheit aufkommen, außerdem mehr Feuchtigkeit und weniger Hitze als bei den üblichen Pitta-Symptomen; mit Kapha verstärkt es dessen Merkmale und macht es giftiger und trüber.

Vāta:
Sāma Vāta zeigt sich an einem braunen Zungenbelag, vor allem am hinteren Teil der Zunge, an Mundgeruch, Bauchschmerzen, Blähungen, Luft im Darm und an Verstopfung. Man fühlt sich schwer, stumpf, müde und desorientiert. Bei Nirāma Vāta fehlt der Zungenbelag und es liegt auch keine Verstopfung vor. Die Zunge ist trocken oder rissig, der Appetit normal. Der Mund ist trocken, man hat einen zusammenziehenden Geschmack und Durst. Allgemein ist der Körper ausgetrocknet, leicht und ausgezehrt, aber nicht so schwer und müde wie bei Sāma Vāta.

Pitta:
Sāma Pitta zeigt sich an einem gelben, häufig fetten Zungenbelag mit Mundgeruch. Durst und Appetit fehlen, der Geschmack im Mund ist bitter oder sauer. Der Bauch fühlt sich eng und der Körper allgemein leicht brennend an. Urin und Stuhl sind gelb und die Wahrnehmung getrübt. Nirāma Pitta zeigt sich

an übermäßigem Appetit und Durst, einer roten oder entzündeten Zunge ohne Belag, einem starken Brennen, normalem Stuhl und Urin, an klarer und übergenauer Wahrnehmung und oft auch am Verlust von Gewebe.

Kapha:

Sāma Kapha ist an einem dicken weißen Zungenbelag zu erkennen, der mit einem schleimigen Auswurf oder Speichel und einem salzigen Geschmack im Mund verbunden sein kann. Rachen und Mandeln können blockiert oder verstopft sein. Die Brust ist ebenfalls verstopft, eng und schmerzhaft. In Stuhl und Urin findet sich Schleim. Der Schleimauswurf ist dick, klebrig und weiß und kann nur unter Schwierigkeiten ausgehustet werden. Beim Zustand des Nirāma Kapha besteht normaler Appetit, ein ausgeprägter Zungenbelag fehlt ebenso wie Schleim im Stuhl oder Urin oder Druckschmerz. Der Geschmack im Mund ist süß; der Schleimauswurf ist klar, wäßrig und leicht auszuhusten.

8.6.1 Die Veränderung der Doṣas mit der Zeit

Die Doṣas spiegeln den Rhythmus der Zeit wider. Diese Veränderungen zeigen an, in welchem Zeitabschnitt welche Kräfte der Natur freigesetzt werden und wie sich die Umwandlung der Nahrung auswirkt.

Die folgende Tabelle gibt die Zeitpunkte wieder, zu denen die Doṣas natürlicherweise vorherrschen.

Tab. 10: Die Doṣas zu verschiedenen Zeitpunkten

	Kapha	**Pitta**	**Vāta**
Tag	7 - 11 Uhr	11 - 15 Uhr	15 - 19 Uhr
Nacht	19 - 23 Uhr	23 - 3 Uhr	3 - 7 Uhr
Jahreszeit	7. Februar - 7. Juni	7. Juni - 7. Oktober	7. Oktober -7. Februar
Verdauung	60 - 90 Minuten unmittelbar nach dem Essen	60 - 90 Minuten im Anschluß an das Kapha-Stadium	60 - 90 Minuten im Anschluß an das Pitta-Stadium

Im Tageszyklus dominiert Kapha morgens und abends, Pitta mittags und um Mitternacht. Vāta ist an den Wendepunkten des Tages am stärksten, bei Sonnenaufgang und Sonnenuntergang. Was die Jahreszeiten angeht, so ist Kapha zur kalten und feuchten Zeit, also im späten Winter und im Frühjahr, am stärksten, Pitta im heißen Sommer und Vāta im Herbst und im frühen Winter, den kalten und trockenen Jahreszeiten.

Beim Verdauungsprozeß ist das meiste Kapha unmittelbar nach dem Essen vorhanden. Übelkeit nach dem Essen deutet also auf hohes Kapha hin. Pitta ist zwei bis drei Stunden nach dem Essen vorhanden, wo es eventuell als Sodbrennen wahrgenommen wird. Vāta ist am Ende des Verdauungsvorgangs am stärksten mit Symptomen wie Blähungen oder Verstopfung.

Am besten behandelt man die Doṣas zu ihrer jeweiligen Tageszeit. Medikamente zur Senkung von Kapha werden also am Morgen, für Pitta nachmittags und die für Vāta am Abend gegeben.

8.7 Schlaf

Man schläft ein, wenn der Körper müde wird und im Geist Tamas zunimmt, so daß er sich von den Sinnesorganen abwendet. Genau wie wir angemessenes Essen brauchen, so nährt uns auch der Schlaf, bei dem Körper und Geist sich erholen können. Ob wir glücklich oder unglücklich sind, dick oder schlank, stark oder schwach, sexuelle Kraft haben oder impotent sind, ob unsere Sinne geschärft sind oder nicht, ja selbst unser Leben hängt vom richtigen Schlafen ab.

Außer auf natürliche Weise kann der Schlaf auch durch andere Ursachen hervorgerufen werden. Zuviel Kapha bewirkt Schwere und Müdigkeit; äußere Verletzungen, etwa am Kopf, Krankheiten und Erschöpfung lassen einen ebenfalls in den Schlaf fallen.

Wenn man nachts wach bleibt, wird dadurch Pitta verstärkt und der Körper ausgetrocknet; wer sich dagegen tagsüber zur Ruhe begibt, vermehrt Kapha und die „ölige" (snigdha) Qualität des Körpers, die ihn befeuchtet und schmiert.

Am Tag zu schlafen wird folgenden Personengruppen empfohlen: alten Menschen und Kleinkindern; denjenigen, die durch Wunden, Operationen oder Krankheiten erschöpft sind; denen, die an Verdauungsstörungen, Durchfall, Neuralgien, Asthma oder Schluckauf leiden; denen, die durch Reisen, Märsche, Fahrten usw. ermüdet sind und denjenigen, die von Ärger und Furcht geschwächt sind. Diese Personen erlangen ausgeglichene Körperkräfte und verlängern ihr Leben, wenn sie tagsüber schlafen.

Wenn jedoch andere Menschen untertags ruhen, können bei ihnen folgende Symptome oder Krankheiten auftreten: Kopfschmerzen, Schweregefühl und Schmerzen im Körper, Bewegungsstörungen oder Unfähigkeit zur Bewegung, ein bedrängtes Gefühl im Herzen und eine Herzschwäche, Jucken, Ödeme, fiebrige Erkrankungen und solche der Nackenregion. Wenn die Person ein Gift eingenommen hat, ist dessen Wirkung verstärkt. Den Tagesschlaf sollten demnach dicke Menschen und Kapha-Typen meiden. Auch wer an Kapha-Krankheiten leidet oder wer ein Gift zu sich genommen hat, darf tagsüber nicht schlafen.

Schlaflosigkeit wird verursacht durch Ängste, Sorgen, Trauer, Ärger, Furcht, häufigen Streß und starke Anspannung, verstärktes Vāta, zuviel körperliche Bewegung und konstanten Arbeitsdruck. Wenig schläft man auch, wenn im Geist der Anteil von Sattva zu- und der von Tamas abnimmt. Um dann besser ruhen zu können, kann man eine Ölmassage durchführen und anschließend ein heißes oder kaltes Bad nehmen.

8.8 Kontrolle der sexuellen Energie (Brahmacarya)

In der Ayurvedischen Medizin wird Brahmacarya als die dritte wichtige Säule des Lebens angesehen. Brahma bedeutet das Wissen oder das Studium, das zur Kenntnis Gottes führt, und Carya Verhalten oder Pflicht. Bei diesem Studium ist es entscheidend, ein kontrolliertes Leben zu führen. Nur wenn man während dieser Zeit auch seine Sinnesorgane zügelt, läßt sich wahres Wissen erreichen. Das beinhaltet auch, daß man allein und keusch lebt. Auch Vatsyana, der große indische Gelehrte auf dem Gebiet der Sexualität, hat in seiner Abhandlung Kāmasutra erwähnt, daß man in der Lebensphase Balyavastha - die zwischen der Kindheit und dem Abschluß der Ausbildung liegt - enthaltsam leben muß.

Es gibt drei Arten sexueller Enthaltsamkeit: die rein körperliche, die ein geregeltes Familienleben nicht ausschließt; die geistige zur Bewahrung eines ausgeglichenen Geistes; und die spirituelle, zu der absolute Enthaltsamkeit, Yogaübungen, Rituale und Meditation gehören und die der Erkenntnis Gottes dient.

Im Erwachsenenalter hat jeder gesunde Mensch das Bedürfnis nach Sexualität. Spirituelle Lehrbücher wie die Upaniśaden betrachten sie jedoch nicht nur unter dem Gesichtspunkt des Vergnügens. Im Gegenteil, sie haben den Geschlechtsakt mit einem Ritual oder Opfer verglichen (Yajan) - weil der Betreffende mit ihm die Verantwortung dafür übernimmt, daß möglicherweise ein neues Lebewesen entsteht. Nach der hinduistischen Philosophie ist sogar jeder dazu verpflichtet, Nachwuchs hervorzubringen.

Wenn der Geschlechtstrieb unerfüllt bleibt, führt das zu körperlicher oder geistiger Krankheit. Rücksichtsloses, übermäßiges oder perverses Sexualverhalten führt jedoch ebenfalls zu einem Kräfteverlust, zu Schwächung der Abwehrkraft (Ojakśaya), zu Krankheiten und zum Tod.

8.8.1 Die Bedeutung der Reproduktionsflüssigkeiten und von Ojas

Die Reproduktionsflüssigkeit (Śukra Dhātu) ist das einzige Gewebe, das den Körper verläßt, nämlich beim Geschlechtsverkehr. Die Funktion dieses Gewebes ist es, dem Körper Stabilität zu verleihen. Sein Verlust führt also auch zu einer Schwächung des Körpers. Es sollte alles darangesetzt werden, die Integrität der Gewebe zu erhalten. Ganz besonders gilt das für das Fortpflanzungsgewebe, da es von allen das kompakteste und deswegen am schwierigsten zu erneuern ist.

Ojas ist eine sehr feinstoffliche Substanz im Körper und wird als die reinste Form aller Gewebe angesehen. Es ist für die Körperenergie, das Leuchten, die Stärke und Abwehrkraft verantwortlich (vgl. Kapitel 3). Man kann es mit Prāṇa, der Lebenskraft auf körperlichem und geistigem Gebiet, vergleichen. Übermäßige sexuelle Aktivität hat außer dem Verlust von Reproduktionsflüssigkeit auch den von Ojas zur Folge. Eine Einschränkung der sexuellen Aktivität ist daher sowohl für die körperliche als auch für die geistige Gesundheit wesentlich.

Wer seine sexuellen Impulse nicht zügelt, wird leichter geschwächt, hat weniger Abwehrkraft und zieht sich wegen der geringeren Vitalität Krankheiten zu. Wem diese Kontrolle gelingt, der verfügt über ein gutes Gedächtnis und Intelligenz, einen kräftigen und gesunden Körper und lebt lange.

8.8.2 Regeln für das sexuelle Vergnügen

Sexuelle Beziehungen sollte man nur mit dem Ehepartner haben. Im Winter (November bis Februar) kann man sie pflegen, sooft man dazu aufgelegt ist und wenn man Aphrodisiaka (Vājīkaraṇa) genommen hat; im Frühjahr und Herbst (März/April, September/Oktober) nur jeden vierten Tag und im Sommer alle zwei Wochen.

Beide Partner müssen den Wunsch haben, miteinander zu schlafen, und sollten körperlich und geistig bei guter Gesundheit sein. Die hinduistische religiöse Schrift Manusmṛti hat geraten, nur vaginalen Verkehr zu haben. Ein Mann sollte nicht mit einer Frau schlafen, die ihre Regel hat oder die leidenschaftslos, unhygienisch, zu alt, krank oder schwanger ist. Auch der Mann muß gesund, sauber und leidenschaftlich sein. Nach dem Akt sollten beide Partner am besten kalt baden und kühles Wasser, Milch, Fleischbrühe oder Likör trinken und Süßigkeiten oder Zuckerrohr essen.

Traditionell beginnen sexuelle Beziehungen in Indien frühestens mit sechzehn Jahren bei der Frau und mit fünfundzwanzig beim Mann - also im Heiratsalter - und enden im Alter von siebzig Jahren.

9. Verjüngung - Rasāyana

Rasāyana ist eine spezielle Behandlungsform und beinhaltet verschiedene Verjüngungsmethoden. Der Ausdruck kommt von „Rasa" und „Ayana". Rasa bezeichnet das Plasma, das innerste Gewebe (Rasa Dhātu). Alles, was der Körper in Form von Nahrung oder Medikamenten aufnimmt, wird zunächst in diesen Gewebetyp umgewandelt. Ayana ist die Methode, mit der Rasa zu allen Geweben des Körpers befördert wird, um dort biochemisch umgewandelt zu werden. Das Konzept des Rasāyana basiert auf zwei Prinzipien - der Erhaltung und der Umwandlung von Energie. Die Rasāyana-Therapie strebt eine Verbesserung des körperlichen, geistigen und moralischen Zustands an. Sie verhindert das Altern, stellt die Jugendlichkeit wieder her, verbessert das Aussehen und die Stimme und verstärkt die Körper- und die Abwehrkräfte. Auch stärkt sie das Gedächtnis und die Intelligenz, verleiht einem Glück und macht das eigene Leben auch für andere segensreich.

Wie schon im Kapitel 7 ausgeführt wurde, hat jeder Mensch eine natürliche Lebensspanne von hundert Jahren. Sie ergibt sich daraus, wieviele Reserven in den Organen, Geweben und Leitungsbahnen vorhanden sind, und das wiederum wird von sechs Faktoren beeinflußt: der Mutter, dem Vater, der Ernährung, dem feinstofflichen Körper, der Seele und ob während der Schwangerschaft die Regeln für die Gesundheit der Nachkommen beachtet wurden. Wenn man diese Reservekraft voll ausnützt, kann man die volle Lebensspanne erreichen. Ein unbeherrschtes Sexualleben, falsche Essens- und Ruhegewohnheiten, Leichtsinn bei der Lösung der Lebensprobleme sowie gehäufter Streß und geistige Anspannung brauchen dagegen die Reserven auf und führen so zu einer verkürzten Lebensdauer. Wer einer ethischen Lebensweise folgt, dem wird Rasāyana also sehr wohltun.

9.1 Vorbereitende Praktiken

Um von Rasāyana soviel wie möglich zu profitieren, muß der Körper zunächst empfindsam und aufnahmefähig für die Rasāyana-Medikamente gemacht werden. So wie man schmutzige Kleider erst waschen muß, bevor man sie färbt, muß auch der Körper zunächst gereinigt werden.

Einer Rasāyana-Therapie sollte zunächst eine Pañcakarma-Behandlung (siehe Kapitel 15) vorausgehen. Diese Techniken zielen darauf ab, Abfallstoffe, überschüssige Doṣas und Giftstoffe aus dem Körper zu entfernen, die sich aufgrund von chronischen Krankheiten oder Stoffwechselstörungen angesammelt haben. Sie machen den Körper empfänglich für die Verjüngungsmethoden.

Man sollte dabei auch einer ethischen Lebensweise folgen (Sadvṛtti, Kapitel 7). Diese Regeln sind denen des Yāma und Niyāma im Yogasystem sehr ähnlich. Wer sie befolgt, erreicht einen Zustand, in dem der Geist konzentriert und ruhig ist. Daraus ergibt sich das Zurückziehen der Sinnesorgane von den äußeren Störungen und eine völlige Konzentration auf das Selbst (Puruṣa), so daß letztlich ein Minimum an Lebensenergie verbraucht wird. Wenn diese Grundenergie durch Yogaübungen in höhere Formen umgewandelt wird, bringt sie den größtmöglichen geistigen Nutzen.

9.2 Die Wirkung von Rasāyana

Rasayana wirkt auf vielfältige Weise:

- es vermehrt die Körpergewebe (Bṛṁhaṇa),
- es verstärkt die Verdauungskraft (Jāṭharāgni),
- es verstärkt Stoffwechselvorgänge auf der Ebene der Gewebe (Dhātu Agni) und verbessert die Drüsenfunktionen,
- es entfernt Abfallprodukte oder überschüssige Gewebe aus dem Körper (Lekhana),
- es verbessert die Funktionsfähigkeit des Gehirns,
- es stärkt den Körper und seine Abwehrkraft.

Einige Rasāyana-Medikamente bekämpfen auch Krankheiten, stellen ein energetisches Gleichgewicht her und verhindern so vorzeitiges Altern. Die Rasāyana-Therapie wirkt besser, wenn der Patient jung ist, einen gesunden Körper und Geist hat, körperliche und geistige Verletzungen gut erträgt und allem mit Liebe begegnet.

9.3 Arten des Rasāyana

Grundsätzlich gibt es zwei Arten der Rasāyana-Therapie - sie kann ambulant (Vātātapika) oder stationär (Kutipraveśika) durchgeführt werden. Nach dem Zweck teilt man Rasāyana in folgende Formen ein:

- um das Leben zu verlängern (Vayasthapana),
- zur Verbesserung der Hirnfunktion (Medhya),
- zur Verbesserung der Funktion der Gewebe (Dhātus),
- zu Verbesserung der Funktionen der Leitungsbahnen (Śrotas),
- zur Verbesserung der Sinnesfunktionen,
- um einer bestimmten Krankheit zu begegnen (Naimittik),
- Rasāyana für jeden Tag (Ajasrik).

9.3.1 Kutipraveśika

Die stationäre Rasāyana-Behandlung, bei der man sich nicht vom Ort der Therapie entfernen darf, ist die wirkungsvollste und nützlichste. Für sie muß ein spezielles, sogenanntes „dreiwandiges" Gebäude (trigarbha kuti) errichtet werden. Dem liegt die Idee zugrunde, daß die darin lebende Person keinen Kontakt mit der Sonne und dem austrocknenden Wind haben sollte, welche die Lebenskraft wegnehmen. Wenn möglich, sollte es eine Klimaanlage geben und der Raum gegen das Wetter abgeschirmt sein. In ihm muß es einen Vorrat aller benötigten Medikamente, Rasāyana-Präparate und der Annehmlichkeiten geben, die zum täglichen Leben benötigt werden.

Wer diese spezielle Art der Verjüngungstherapie durchführen will, sollte dieses Gebäude an einem Tag betreten, der im Kalender als glückbringend gilt. Körper und Geist müssen durch Pañcakarma-Techniken gereinigt worden sein und er muß ethisch gelebt haben. Er sollte drei Monate in diesem Raum bleiben. Während dieser Zeit muß er alle Kontakte mit der Außenwelt meiden und alle negativen Gedanken und Gefühle von sich fernhalten. Um Ruhe im Geiste zu bewahren, sollte er meditieren, Prāṇāyāma und andere Yogatechniken üben. Er sollte sich nur von Rasāyana-Medikamenten ernähren, die ihm von seinem ayurvedischen Arzt verschrieben wurden, und keinerlei andere Nahrung zu sich nehmen.

Für das Kutipraveśika-Rasāyana gibt es viele Rezepte mit pflanzlichen Medikamenten und auch solche, die Medikamente mit Wunderkräften vorschreiben (Divyā Oṣadhi). Dazu gehören die Präparate Brahma Rasāyana und Cyavanā Prāś. Diese Rezepte enthalten wichtige Pflanzen wie Āmalakī (Emblica officinalis), den „Tintenbaum" Bhallātaka (Semencarpus anacardium), langen Pfeffer, das Nabelkraut Brahmī (Bacopa monieri) oder Śilajit (Pech).

9.3.2 Vātātapika

Die ambulante Rasāyana-Therapie kann neben dem normalen Tagesablauf durchgeführt werden. Zwar ist diese Methode nicht so wirkungsvoll wie die vorgenannte, dafür aber für jedermann durchführbar. Man sollte dabei jedoch nicht zuviel und nicht zu fett essen; ein auf Sinnesfreuden ausgerichteter Lebensstil und der Genuß von Alkohol sollten völlig aufgegeben werden. Alle erwähnten Rasāyana-Pflanzen können auch bei dieser Methode angewendet werden.

9.4 Kāmya Rasāyana

Um die Lebensdauer zu verlängern, den Alterungsprozeß aufzuhalten und jung zu bleiben, sind Heilpflanzen wie Guḍūcī empfehlenswert. Um die Leistungsfähigkeit des Gehirns quantitativ und qualitativ zu verbessern, stehen spezielle Medikamente zur Verfügung, die Nährstoffe für das Gehirn liefern. Sie verbessern Funktionen wie die Intelligenz, das Gedächtnis oder die Auffassungsgabe. Medikamente wie Kalmus (Acorus calamus), Śaṅkhapuṣpī (Convolvulus pluricaulis), Jaṭāmāṁsī (Nardostachys jatamansi), Nabelkraut (Bacopa monieri) oder Maṇḍūkaparṇī (Centella asiatica) sind einige der besten Verjüngungsmittel für das Gehirn (Medhya Rasāyana). Sie beschleunigen die Entwicklung aller höheren Hirnzentren.

Rasāyana-Medikamente für bestimmte Gewebe:

Plasma (Rasa):	Weintrauben, Śatāvarī (Asparagus racemosus), Datteln
Blut (Rakta):	Āmalakī (Emblica officinalis), der „Lohadi Rasāyana", Bhṛṅgarāja (Eclipta alba), Suvarnāmakṣikā (Kalziumpyrit)
Muskeln (Māṁsa):	Aśvagandha (Withania somnifera), Bala (Sida acuta), Indische Brechnuß (Strychnos nuxvomica), Silberoxid
Fett (Meda):	Guggul (Commiphora mukul), Śilajit (Pech), Harītakī (Terminalia chebulia), Guḍūcī (Tinospora cordifolia), Knoblauch
Nerven (Majja):	Loha (Eisen), Kalmus, Śaṅkhapuṣpī, Gold, Nabelkraut
Fortpflanzungsgewebe (Śukra):	Kapikacchu (Mucuna pruriens), Vidari Kanda (Ipomea digitata), Śatāvarī, Kuhmilch, Ghee, Aśvagandha

Rasāyana-Medikamente für Leitungsbahnen:
Für die Śrotas lassen sich dieselben Rasāyana-Präparate verwenden wie für die zugehörigen Gewebe.

Atemwege:
Cyavanā Prāś; langer Pfeffer (Piper longum) und schwarzer Pfeffer (Piper nigrum), die folgendermaßen zubereitet werden: Eine lange Pfefferschote zu je einer halben Tasse Wasser und Milch geben, solange einkochen, bis das Wasser verdampft ist und die Milch trinken. Am zweiten und den folgenden Tagen immer eine Schote mehr hinzufügen, bis es sieben, neun oder elf sind und wieder bis auf eine reduzieren. Dieser Zyklus sollte drei Monate lang fortgesetzt werden. Beim schwarzen Pfeffer mit zwei Körnern anfangen und jeweils um zwei bis auf sechzehn, achtzehn oder zwanzig steigern und genauso reduzieren, ebenfalls über drei Monate hinweg. Diese Methode baut die Gewebe langsam wieder auf, schädigt sie dabei nicht und erhöht die Energie, die lange Zeit anhält. Diese Art der Sättigung wird als Vardhaman Rasāyana bezeichnet.

Verdauungstrakt (Annavaha):
langer Pfeffer, Tintenbaum (Semencarpus anacardium), Harītakī

Wasserhaushalt (Udakavaha):
frischer Ingwer, Musta (Cyperus rotundus), Kardamom

Harntrakt:
Punanarva (Boerhavia diffusa), Gokṣura (Tribulus terrestris)

Schweißtreibend:
Indische Brechnuß, Stechapfel (Datura stramonium), Basilikum (Tulsi, Ocimum sanctum)

Rasāyana-Medikamente für die Sinnes- und andere Organe (Naimittik Rasāyana):

Augen:	Triphala (Āmalakī, Harītakī und Bibhitakī), Süßholz (Glycyrrhiza glabra), Śatāvarī
Nase:	das Öl Anu Tail
Haut:	Tuvarak (Hydrocarpus wightiana), Katecu, Bakuci (Psoralea corylifolia)
Gehirn:	Nabelkraut, Kalmus
Herz:	Guggul, Alant (Inula racemosus), Gold
Nerven und Muskeln:	Bala (Sida cordifolia), Nagbala (Sida spinosa), Knoblauch, Guggul

Rasāyana-Medikamente entsprechend der Konstitution:

Vāta:	Bala, Aśvagandha
Pitta:	Āmalakī, Śatāvarī, Guḍūcī
Kapha:	Tintenbaum, Guggul, langer Pfeffer, Knoblauch

9.5 Der Gebrauch von Aphrodisiaka (Vājīkaraṇa)

Bereits Caraka hat dargelegt, daß jeder Mensch drei angeborene Triebe hat: den Instinkt zur Selbsterhaltung, den Triebe, reich zu werden und den, sich selbst zu verwirklichen. Der Wunsch nach Kindern ist der Versuch, den ersten dieser Instinkte, den der Erhaltung von Leben, zu verwirklichen. Obwohl die Wissenschaft des Vājīkaraṇa darauf ausgerichtet ist, die sexuelle Kraft zu stärken, ist ihr wahres Ziel eine Verbesserung des genetischen Materials. In den Schriften heißt es ganz eindeutig, daß diejenigen, die ihren Sexualtrieb nicht kontrollieren können, diese Medikamente nicht anwenden dürfen. Die Methode sollte angewandt werden, wenn das Alter der Pubertät erreicht und die Hormone und sekundären Geschlechtsmerkmale ausgebildet sind. Sie sollte nicht von unter Sechzehnjährigen oder von Personen, die über 70 Jahre alt sind, gebraucht werden.

Wie beim Rasāyana ist die Reinigung des Körpers und des Geistes wesentlich für den optimalen Nutzen des Vājīkaraṇa. Zur Reinigung des Körpers hat Caraka die Anwendung von Niruha und Yapana Basti, zwei Arten des Einlaufs, vorgeschlagen.

Unterschiede zwischen Rasāyana und Vājīkaraṇa

Rasāyana	Vājīkaraṇa
für Männer und Frauen geeignet	hauptsächlich für Männer erforderlich
in jedem Alter nützlich	nur zwischen 16 und 70 Jahren anzuwenden
nützlich, um bestimmte Kankheiten zu heilen	nicht geeignet zur Heilung von Krankheiten
sexueller Kontakt sollte vermieden werden	eingeschränkter sexueller Kontakt
Ziel der gesunden Selbstverwirklichung	Ziel der Erfüllung des Drangs nach Leben durch Zeugung guten Nachwuchses
Medikamente aus allen Elementen zusammengesetzt	Medikamente hauptsächlich aus den Elementen Erde und Wasser

Vājīkaraṇa-Medikamente

In vielen Präparaten werden die Eier verschiedener Vögel und das Fleisch und die Hoden verschiedener Tiere zusammen mit Kuhmilch, Honig, Ghee und Zucker verwendet.

Auch die folgenden Pflanzen sind sehr nützlich:

Zuckerrohr	Saccharum officinarum
Śatāvarī	Asparagus racemosus
Aśvagandha	Withania somnifera
Meda	Rosocoea alpinia
Süßholz	Glycyrrhiza glabra
Bala	Sida cordifolia
Mahabala	Sida rhombifolia
Kokilākṣa	Asteracantha longifolia
Erdstachelnuß	Tribulus terrestris
Māṣa	Phaseolus roxburghii
Salomonssiegel	Polygonatum verticillatum
Vidari	Ipomea paniculata
Safran	Crocus sativa
Kapikacchu	Mucuna pruriens
Knoblauch	Allium sativum

Viele tierische Produkte wie Milch, Ghee und das Fett anderer Tiere, Fisch, das Fleisch verschiedener Vögel wie von Spatzen, Hähnen oder Pfauen und das Fett vieler Tiere werden ebenfalls verwendet. Auch in der chinesischen Medizin werden sie für denselben Zweck eingesetzt.

10. Pharmakologie der Ayurvedischen Medizin

Jedes Medizinsystem verwendet unterschiedliche Substanzen in der Heilung. Auch hat jedes seine eigene Theorie, nach der diese Medikamente eingesetzt werden. Die Ayurvedische Medizin besitzt eine der ausgefeiltesten dieser Theorien. Ihre Lehre von medizinisch wirksamen Substanzen heißt „Dravyaguṇa". Sie beschreibt Substanzen (Dravya), ihre Eigenschaften (Guṇa) und Wirkungen (Karma). Sie behandelt alle Aspekte pflanzlicher und mineralischer Medikamente, also ihre Identifizierung, den Gebrauch, die Dosierung und die Verarbeitung, einerlei, ob sie zur Förderung der Gesundheit oder bei der Behandlung von Krankheiten eingesetzt werden.

Die Ayurvedische Medizin erkennt das Gesetz der Einheitlichkeit der Natur an. Danach sind medizinische Substanzen und lebende Körper ähnlich in ihrer Zusammensetzung, da dieselben kosmischen Kräfte auf sie eingewirkt haben. Pflanzen und Medikamente beeinflussen den Körper daher aufgrund ihrer Eigenschaften und Wesensmerkmale. Substanzen, die gegensätzliche Merkmale aufweisen, können verwendet werden, um Ungleichgewichtszustände im Körper auszugleichen.

Folgende Bereiche können unterschieden werden:

1. **Ayurvedische Pharmakognosie,** die Identifizierung medizinisch wertvoller Substanzen und die Kenntnis ihres Namens (Nama) und ihrer Gestalt (Rūpa). Dieser Zweig behandelt die Einteilung der Pflanzen und ihre äußere Gestalt, ist also ein botanischer Ansatz.

2. **Ayurvedische Pharmakologie,** die Wissenschaft von den Eigenschaften (Guṇa) und Wirkungen (Karma) der Medikamente. In der Ayurvedischen Medizin wird mit ihrer Hilfe der energetische Gehalt von Medikamenten definiert.

3. **Ayurvedische Pharmazie,** die Wissenschaft des Ayurveda, die sich mit der Herstellung von Medikamenten (Bheṣajyā kalpanā) einschließlich der von Abkochungen, Pulvern, Pillen, Tabletten, Kräuterlikören usw. befaßt. Hierunter fällt auch das Sammeln von Heilpflanzen und die Aufbewahrung von Medikamenten.

4. **Ayurvedische Therapie,** die Wissenschaft der ayurvedischen Anwendung (Prayoga) von Medikamenten bei verschiedenen Krankheiten, einschließlich ihrer Dosierung, der Dauer der Einnahme, der Hilfsmittel für die Aufnahme in den Körper (Anupana) und den Körperstellen, an denen sie aufgenommen werden.

10.1 Die Wissenschaft von den Heilsubstanzen (Dravya)

Alles, was im Universum existiert, hat Substanz (Dravya) und ist durch seine Eigenschaften (Guṇa) und Wirkungen (Karma) definiert. Alle Substanzen sind in einem bestimmten Verhältnis aus den fünf Elementen zusammengesetzt. Da der menschliche Körper aus denselben Elementen besteht, können alle Substanzen Medikamente sein, wenn sie für eine bestimmte Aufgabe (Arthi) und nach einem logischen System (Yukti) zum Ausgleich körperlicher Ungleichgewichte verwendet werden.

10.1.1 Einteilung der Heilsubstanzen

Nach ihrer Verwendung werden Substanzen als Nahrungsmittel (Āhāra), Gift (Viṣa) oder Heilpflanze (Oṣadha) eingeteilt. Heilpflanzen können eine starke Wirkung hervorrufen wie der Tintenbaum (Semicarpus anacardium), dessen Anwendung zu starken allergischen Reaktionen führen kann, mittlere Wirkkraft haben wie Bilva (die „Indische Quitte", Aegle marmelos), oder ihre Wirkung kann mild und auch für längere Zeit risikoarm sein wie bei Āmalakī.

Nach ihrer Energetik teilt man Heilmittel ein, indem man ihre elementaren Bestandteile, den Geschmack (Rasa), die Wirkung nach der Verdauung (Vipaka), die Wirksamkeit (Virya) und spezielle Wirkung (Prabhava) berücksichtigt (siehe Kapitel 10.3).

Nach ihrer Herkunft unterscheidet man organische (cetana) und anorganische (acetana) Stoffe. Organische Substanzen stammen entweder von Tieren oder von Pflanzen. Tierische Quellen sind Säugetiere (Jarāyuja, „aus dem Schoß geboren"), Vögel und Fische (Aṇḍaja, „aus Eiern geboren"), Insekten (Svedaja, „aus Feuchtigkeit geboren") und Würmer (Udbhijja, „aus der Erde geboren"). Pflanzliche Quellen sind große Bäume mit Früchten, aber keinen auffälligen Blüten (Vanaspati), zum Beispiel die tropischen Feigenbäume; mittelgroße Bäume mit Früchten und Blüten (Vṛkṣa) wie Mango oder Zitrusfrüchte; Sträucher und kleine Pflanzen (Virudha) und Kräuter und Gräser (Oṣadhi).

Nach ihrer Wirkung auf die Doṣas sind Heilsubstanzen entweder beruhigend (śamana), reinigend (śodhana), verstärkend (kopana) oder aufrechterhaltend (svasthahita).

10.1.2 Die fünfzig Therapieeffekte

Caraka hat die Pflanzen nach ihrer therapeutischen Wirkung in fünfzig Gruppen eingeteilt. Jede Gruppe enthält zehn Pflanzen und wird ein „Mahakaśaya" genannt. Auch andere Pflanzen lassen sich nach den beschriebenen Charakteristika in diese Gruppen einordnen. Diese Therapieeffekte sind:

1. *vitalisierend (jīvaniya),* was das Leben fördert und die Lebensdauer verlängert, zum Beispiel Süßholz oder Mungbohnen.
2. *aufbauend (bṛṁhaniya),* was das Körpergewicht erhöht und die Bildung neuer Gewebe fördert: Aśvagandha (Withania somnifera), Bala (Sida acuta) oder der Echte Eibisch (Althea officinalis).

3. abbauend (lekhaniya), was Fett oder andere Ansammlungen abbaut: Musta (Cyperus rotundus), Gelbwurz oder Wacholder.

4. zertrümmernd (bhedaniya), was auch eine festere Ablagerung, etwa Gallen- oder Nierensteine abbaut: Bleiwurz (Plumbago ceylanica) oder Kutaja (Holarrhena antidysenterica).

5. heilungsfördernd (saṁdhānīya), was die Heilung von Wunden oder Schnitten fördert: Krappwurzel (Rubia cardifolia), Gelbwurz, Aloegel.

6. verdauungsfördernd (dīpanīya), was das Verdauungsfeuer (Agni) entfacht: getrockneter Ingwer, schwarzer Pfeffer, langer Pfeffer, Bleiwurz.

7. stärkend (balya): Bala, Aśvagandha, Śatāvarī (Asparagus racemosus) oder Ginseng (Panax ginseng).

8. das Aussehen verbessernd (varṇya): Sandelholz, Gelbwurz, Lotuswurzel (Nelumbo nucifera), Krappwurzel.

9. wirksam für den Rachen (kaṇṭhya), was Halsentzündungen lindert und die Stimme verbessert: Rosinen, Vidari (Ipomea paniculata), Wacholder, Harītakī (Terminalia chebula), Süßholz.

10. das Herz (Hṛdaya) stärkend: Granatapfel, Arjuna (Terminalia arjuna), Mango.

11. zufrieden machend (tṛptighna): Ingwer, Guḍūcī (Tinospora cordifolia), Kalmus.

12. gegen Hämorrhoiden (arśoghna): Kutaja, Ingwer, Harītakī, Kalmus.

13. gegen Entzündungen der Haut (kuṣṭhaghna): Katecu, Gelbwurz, Harītaki, Āmalakī.

14. gegen Juckreiz (kaṇḍūghna): Rinde des Neembaums (Azadiracta indica), Berberitze, Süßholz.

15. gegen Parasiten (kṛmighna): Vidanga (Embelia ribes), Betelnuß (Areca catechu), Kürbissamen.

16. entgiftend (visaghna): Śiriśa (Albizzia lebbek), Gelbwurz, Sandelholz.

17. die Milchproduktion fördernd (stanyajanana): Śatāvarī, Fenchel, Dill.

18. die Milch reinigend (stanyaśodhana): Guḍūcī, Ingwer, Löwenzahn.

19. die Samenproduktion fördernd (śukrajanana): Vidari, Aśvagandha, Śatāvarī, Lotussamen.

20. den Samen reinigend (śukraśodhana): Kostwurz (Saussurea lappa), Wacholder, Zuckerrohr, Vetivera (Andropogon muricatus).

21. Hilfsmittel für Salbungen (snehopaga), was die Aufnahme von Ölen fördert: Rosinen, Süßholz, Vidari.

22. Hilfsmittel bei der Schwitztherapie (svedopaga), aber selbst nicht schweißtreibend: die Wurzel des Rizinusölbaums (Ricinus communis), Gerste, Sesam, schwarze Bohnen (Phaseolus roxburghi), Mungbohnen.

23. Hilfsmittel für das Erbrechen (vamanopaga): Honig, Süßholz.

24. Hilfsmittel bei der Abführtherapie (virecanopaga), im allgemeinen selbst abführend: Rosinen, Zwetschgen, Harītakī, Āmalakī.

25. für die Herstellung von Abkochungen für Einläufe geeignet (āsthāpanopaga), helfen bei der Entfernung von Vāta im Enddarm: Bilva (Aegle marmelos), langer Pfeffer, Kalmus, Süßholz.

26. für die Herstellung von Ölen für Einläufe geeignet (anuvāsanopaga), beruhigen Vāta im Enddarm: Fenchel, Erdstachelnuß (Tribulus terrestris), Bilva.

27. Hilfsmittel bei der Reinigung der Nase (śirovirecanopaga), helfen bei der Entfernung von Kapha im Raum oberhalb des Nackens: schwarzer und langer Pfeffer, Senf.

28. Erbrechen verhindernd (chardinigrahana): Kardamom, frischer Ingwer, Vetivera, Puffreis.

29. Durst löschend (tṛṣṇānigrahana), wenn der Durst durch Kapha verursacht wird: Sandelholz, Koriander, Ingwer.

30. gegen Schluckauf (hikkanigrahana): Harītakī, langer Pfeffer.

31. den Stuhl formend (puriśasaṁgraniya), da zusammenziehend: Lodhra (Symplocos racemosa), Mimose, Granatapfelschalen, einige Tone.

32. den Stuhl färbend (puriśavirajiniya): Katecu, Lotuswurzel, Süßholz, Samen des Sesams.

33. (übermäßiges) Wasserlassen verhindernd (mutrasaṁgraniya): Tintenbaum, Hagebutte.

34. den Urin färbend (mutravirajinya): Lotussamen und -wurzeln, Süßholz.

35. wassertreibend (mutravirecaniya): Erdstachelnuß, Punarnava (Boerhavia diffusa), Koriander, Zitronengras (Cymbocogon spp.).

36. gegen Husten (kasahara): Bhumyāmalakī, Harītakī, Rosinen, Sumach (Rhus succedene).

37. gegen Asthma (svasahara), gegen Keuchen und zur Erleichterung des Atmens: Kardamom, Basilikum (Ocimum sanctum).

38. Ödeme und Schwellungen abbauend (sotahara), hauptsächlich wegen ihrer wassertreibenden und zusammenziehenden Wirkung: Bilva, Erdstachelnuß.

39. fiebersenkend (jvarahara): Weintrauben, Manjiśtha (Rubia cardifolia), Triphala, Rohzucker, Bitterstoffe.

40. gegen Erschöpfung (śramahara), zum Beispiel bei zu großer Hitzeeinwirkung: Datteln, Granatapfelsaft, Zuckerrohr, Rosinen.

41. gegen Brennen auf der Haut (dahapraśamana): Sandelholz, Vetivera, Lotusblätter, Rohzucker.

42. gegen Kälteempfindung auf der Haut (śītapraśamana): Baldrian (Valeriana spp.), Adlerholz (Aquillaria agallocha), Kalmus, langer Pfeffer, Ingwer, Koriander.

43. gegen Ausschläge (udardapraśamana), z.B. bei der Nesselsucht: Katecu, Arjuna.

44. gegen Gliederschmerzen (aṅgamardapraśamana) und Unwohlsein, etwa bei Fieber oder Grippe: Sandelholz, Kardamom, Minze, Kampfer.

45. gegen kolikartige Schmerzen (śulapraśamana), schmerzlindernd und entkrampfend bei Schmerzen der glatten Muskulatur: wilder Sellerie (Apium graveolens), Fenchel, Dill, Ingwer, langer Pfeffer.

46. blutungsstillend (śonitāsthāpana): Süßholz, Lodhra, Honig, roter Lehm, Ackermennig (Agrimonia eupatoria).

47. schmerzstillend (vedanāsthāpana) bei Nervenschmerzen: Baldrian, Jaṭāmānsī, Śiriśa, Wacholder.

48. ins Bewußtsein zurückholend (samjñāsthāpana), z.B. aus dem Koma oder Delirium: Nabelkraut, Kalmus, Stinkasant (Ferula asafoetida), Kampfer.

49. die Fortpflanzung fördernd (prajāsthāpana), gegen Sterilität, beseitigt Verstopfungen im Genitaltrakt: Āmalakī, Harītakī, Nabelkraut, Katuka (Strychnos potatorum).

50. das Leben verlängernd (vayāsthāpana), verjüngend: Guḍūcī, Harītakī, Nabelkraut, Śatāvarī, Āmalakī.

10.1.3 Zusammen verwendete Heilpflanzen

Folgende Zusammenstellungen sind allgemein übliche Rezepte, die in der Ayurvedischen Medizin entweder für sich allein oder als Bestandteil anderer Präparate eingesetzt werden:

Tab. 11: Zusammengesetzte ayurvedische Präparate

Bezeichnung	**Wirkung**	**Bestandteile**
Triphala („drei Pflanzen")	abführend, verjüngend	Harītakī (Terminalia chebula), Bibhitakī (Terminalia belerica), Amalakī (Emblica officinalis)
Trikatu („drei Gewürze")	stimulierend, verdauungsfördernd	getrockneter Ingwer, langer Pfeffer, schwarzer Pfeffer
Trijata („drei Düfte")	blähungstreibend, gegen Erbrechen	Zimt, Kardamom, Kardamomblätter
Caturjata („vier Düfte")	blähungstreibend, appetitanregend	Trijata + Nāgakeśara (Mesua ferrea)
Trimada	das Bewußtsein klärend, reinigend, abführend	Vidanga (Embelia ribes), Musta (Cyperus rotundus), Bleiwurz (Plumbago ceylanica)
Caturbija	blähungstreibend, stimulierend	Bockshornklee (Trigonella foenumgraecum), Brunnenkresse (Lepidium sativum), schwarzer Sellerie (Apium spp.), Yavani (Carum copticum)
Pañcakola („fünf Gewürze")	verdauungsfördernd, stimulierend	langer Pfeffer, Wurzel des langen Pfeffers, Kubeben (Piper cubeba), Bleiwurz, getrockneter Ingwer
Pañcavalakala	zusammenziehend, blutstillend, harnkonzentrierend	Rinden von Nyagrodha, Udumbara (Ficus glomerata), Aśvaṭtha (Ficus religiosa), Plakṣa (Ficus locor), Pāriśa
Pañcapallava	zusammenziehend, gegen Durchfall, bei Diabetes	Mango, schwarze Pflaumen, Kapittha (Feronia elephantum), Bijapura (Citrus medica), Bilva (Aegle marmelos)

Bezeichnung	Wirkung	Bestandteile
Trunapañcamula („die Wurzeln der fünf Gräser")	harntreibend, gegen Steine im Harntrakt	Wurzeln von Kusa (Demostachy bipinata), Kasa (Saccharum spontaneum), Reis, Darbha (Imperata cylindrica), Zuckerrohr (Saccharum officinalis)
Pañcatikta („die fünf bitteren")	gegen Fieber, übermäßiges Pitta und zur Blutreinigung	Malabarnuß (Adhatoda vasica), Gudūcī (Tinospora cordifolia), Neem (Azadiracta indica), Kantakari (Solanum xanthocarpium), Patola (Tricosanthes dioica)
Bṛhat pañcamula („die fünf großen Wurzeln")	beruhigt Vāta	Bilva, Patola, Agnimantha (Prema integrifolia), Syonaka (Droxylum indicum), Weißer Teakholzbaum (Gmelina arborea)
Laghu pañcamula („die fünf kleinen Wurzeln")	beruhigt Vāta	Salaparnī (Desmodium gangeticum), Praśniparṇī (Uraria lagopoides), Kantakarī (Solanum xanthocarpium), Erdstachelnuß, Bṛhatī (Solanum indicum)
Daśamūla („die zehn Wurzeln")	beruhigt Vāta	Bṛhat Pañcamula + Laghu Pañcamula

10.2 Die fünf Elemente in den Pflanzen

Aus den fünf „großen" Elementen (Mahābhūtani) ist das Weltall wie der Mensch zusammengesetzt. Sie haben folgende Eigenschaften und Wirkungen:

Erde:
Steht mit dem Geruchssinn in Verbindung; ist süß, etwas zusammenziehend; schwer, rauh, hart, langsam, fest, kompakt, dicht, grobstofflich; fördert Wachstum, Gewichtszunahme, Dichte der Gewebe, Stabilität, Körperkraft und das Abführen (den nach unten gerichteten Fluß von Prāṇa).

Wasser:
Verbindung mit dem Geschmackssinn; alle Geschmacksrichtungen, vor allem süß; kalt, naß, langsam, schwer, beweglich, flüssig, weich, klebrig; befeuchtet, schmiert, verbindet, löst und ist angenehm.

Feuer:

Verbindung mit dem Gesichtssinn; scharf, etwas sauer und salzig; heiß, scharf, feinstofflich, rauh, hart, leicht, klar; erwärmt, fördert die Verdauung, verleiht Glanz, verbessert das Aussehen, erleuchtet, verursacht Tränen, Brennen und nach oben gerichtete Bewegungen (Erbrechen, Auswurf).

Luft:

Steht mit dem Tastsinn in Verbindung; zusammenziehend, etwas bitter; feinstofflich, hart, kalt, hell, klar; reinigt, verleiht Leichtigkeit, rauht auf, wühlt auf.

Äther:

Verbindung mit dem Gehörsinn; ohne Geschmack (nicht manifest); feinstofflich, weich; lockert auf, durchdringt, fördert die Unterscheidungsfähigkeit, macht weich, erweitert die Poren, öffnet Kanäle, verleiht Leichtigkeit.

Wie im Kapitel 3 genauer dargelegt wurde, machen sich die fünf Elemente auf der kosmischen Ebene als drei große Kräfte bemerkbar, jede mit ihrer charakteristischen Wirkung:

Erde und Wasser	-	*Mond*	-	*Zusammenhalt*
Feuer	-	*Sonne*	-	*Umwandlung*
Luft und Äther	-	*Wind*	-	*Bewegung*

Da der Mensch ein Miniaturabbild des Weltalls ist, steuern winzige Mengen dieser drei Prinzipien alle Funktionen beim Menschen in Form der drei Doṣas. Kapha entspricht dem Mond, Pitta der Sonne und Vāta dem Wind.

Genauso erhöhen die elementaren Bestandteile eines Medikaments oder Nahrungsmittels den Anteil der betreffenden Elemente und Doṣas im Körper und verringern die entgegengesetzten.

10.2.1 Die fünf Elemente in der Natur

Alle erdigen (parthiva) Substanzen sind hart, fest, dicht oder weich, vor allem jedoch haben sie eine bestimmte Form. Geruch oder Duft geben sie nur ab, wenn sie pulverisiert werden. Alle wäßrigen (apya) Substanzen haben einen flüssigen Anteil, entweder als Saft oder als Wasser. Von Feuer dominierte (tejasa) Substanzen sind leicht zu zerquetschen, riechen stark und sind von heller Farbe. Ein dunkler Stoff, der dünn, hart, rauh und uneinheitlich aufgebaut ist, wird von der Luft (vayaviya) dominiert. Die vorwiegend ätherischen (ākāśya) Substanzen können leicht komprimiert und zerlegt werden und haben weder Farbe noch Geruch.

10.3 Die Energetik von Heilsubstanzen: Rasa - Virya - Vipaka - Prabhava

10.3.1 Geschmack (Rasa)

Der von der Zunge wahrnehmbare Geschmack einer Substanz wird als Rasa bezeichnet. Jede Geschmacksrichtung zeigt das Übergewicht von zwei der fünf Urelemente an (siehe Kapitel 8). Beim Einsatz von Pflanzen und Nahrungsmitteln wird berücksichtigt, daß die in ihnen vorhandenen Elemente auch die Doṣas aufbauen. Um dies zu können, muß die Pflanze oder das Nahrungsmittel - die ja nicht als solche in die Gewebe gelangen - zunächst den Verdauungsprozeß durchlaufen. Die eigentliche Geschmacksqualität kommt erst durch die sekundäre Verdauung (Vipaka) zustande.

Jede Substanz besteht aus allen fünf Elementen. Es ist also unmöglich, eine Substanz zu finden, die nur eine einzige Geschmacksrichtung aufweist. Wenn eine Substanz sauer (amla) heißt, schließt das die anderen Geschmacksrichtungen nicht aus. Es bedeutet lediglich, daß die saure Geschmacksrichtung gegenüber den anderen überwiegt.

Der Geschmack (Rasa) wird wahrgenommen, solange die Nahrung noch „trocken", also noch nicht verdaut ist. Erst danach wird der Nachgeschmack (Anu Rasa) wahrgenommen.

Es wurde bereits erwähnt, daß zum Aufbau der Körpergewebe die Bestandteile der Erde und des Wassers die wertvollsten sind. Nur die sauren, süßen und zusammenziehenden Geschmacksrichtungen sind also für diesen Zweck geeignet. Bitter, scharf und salzig schmeckende Substanzen sind dagegen geeignet, Körpergewebe zu reduzieren.

10.3.1.1 Geschmack als Ergebnis charakteristischer Eigenschaften von Pflanzen

Pflanzen, die gut entwickelt sind, was die Wurzeln, den Stamm, Zweige, Blätter und Blüten angeht und die Bedecktsamer sind, schmecken im allgemeinen angenehm süß und sind nahrhaft. Hier zeigt sich, daß der süße Geschmack von Erde und Wasser hervorgebracht wird.

Langlebige, große und harte Pflanzen schmecken im allgemeinen zusammenziehend, da dieser Geschmack Anteile der Erde und der Luft hat. Die saure Geschmacksrichtung entsteht aus Erde und Feuer; dennoch sind saure Pflanzen weniger stark gebaut und müssen gestützt werden.

Der scharfe Geschmack wird durch Feuer und Luft hervorgerufen; daher sind diese Pflanzen nicht hart, unauffällig und enthalten auch keinen Saft. Sie haben dagegen bunte Blüten und häufig flüchtige aromatische Öle. Nur sehr wenige Pflanzen schmecken salzig, da dieser Geschmack die Kombination von Feuer und

Wasser ist. Der rein bittere Geschmack wird von Äther und Luft hervorgebracht; Bitterpflanzen sind daher leicht und haben nicht viel Substanz.

10.3.1.2. Wirkungen der sechs Geschmacksrichtungen

- Auf den ganzen Körper

Süßer Geschmack:
Er ist dem Körper von Geburt an am ähnlichsten. Er vermehrt alle Gewebe und verleiht ihm so Stabilität. Er verlängert das Leben, schärft die Sinne, vitalisiert den Körper und läßt ihn gut aussehen. Süßspeisen senken Pitta und Vāta und bauen Giftstoffe ab. Sie sind wohltuend für die Haut, das Haar, die Stimme und die Körperkraft und machen fröhlich, lebendig und zufrieden. Der süße Geschmack ist kalt, etwas fett und schwer verdaulich. Übermäßiger Genuß von Süßigkeiten führt zu Fettleibigkeit, Lethargie, Schwere, Appetitverlust, Atemstörungen, Husten, Erkältung, Verstopfung, Erbrechen und anderen Kapha-bedingten Krankheiten.

Saurer Geschmack:
Er erhöht die Freude am Essen, stimuliert die Verdauung, baut Gewebe auf und kräftigt den Körper, erleuchtet den Geist, stabilisiert die Sinne und reguliert die von Vāta geregelten Darmbewegungen. Er nährt das Herz und fördert die Bildung von Speichel. Er befördert das Essen im Magen-Darm-Trakt nach unten und reguliert die Befeuchtung und Verdauung. Saure Nahrungsmittel sind leicht, heiß und ölig. Übermäßiger Genuß ruft Durst hervor, löst Kapha auf, vermehrt Pitta, verschlechtert das Blut, führt zum Erschlaffen der Muskeln und des Körpers und erzeugt bei ausgezehrten Personen Ödeme.

Salziger Geschmack:
Salz fördert die Verdauung, entfernt Verstopfungen in Kanälen und andere Ansammlungen, wirkt abführend, senkt Vāta und macht den Körper beweglicher. Es übertönt die anderen Geschmacksrichtungen und fördert Sekretionen im Mund. Es verflüssigt Schleim, verleiht dem Essen Geschmack und ist weder besonders schwer noch ölig, aber heiß. Zuviel salzige Nahrung vermehrt Pitta, verschlechtert das Blut und macht durstig. Sie verursacht einen Schwund der Muskeln, verschlimmert krankhafte Hauterscheinungen, senkt die Potenz, stört Funktionen des Nervensystems und führt zu vorzeitiger Faltenbildung und zum Grauwerden oder Ausfall der Haare.

Scharfer Geschmack:
Er reinigt den Mund, stimuliert die Verdauung, macht den Schleim der Nase dünnflüssig, Mund und Augen wäßrig und schärft die Sinne. Da er insgesamt Kapha senkt, hilft er beim Abbau von Ödemen und Fettleibigkeit und entfernt ein Übermaß von Fett auf der Haut. Scharfe Speisen erleichtern die Ausscheidung, verleihen dem Essen Geschmack und verringern Juckreiz. Sie töten Würmer ab, machen die Muskeln lockerer, erweitern die Gefäße und ermöglichen so die Entfernung von Verstopfungen. Sie sind leicht verdaulich, heiß und trocken.

Übermäßiger Genuß macht impotent und zehrt den Körper aus. Auch können Ohnmacht, Würgen, Schwindel und Brennen durch zuviel scharfes Essen verursacht werden, ebenso wie ein Hitzegefühl im Körper, eine Verringerung der Körperkraft und Durst.

Bitterer Geschmack:
Er erzeugt zwar einen schlechten Geschmack im Mund, wirkt aber dennoch appetitanregend. Er fördert die Entfernung von Giftstoffen, tötet Würmer und wirkt heilend bei Verbrennungen, Jucken, Durst und Hautkrankheiten. Bittere Speisen machen die Haut und Muskeln fest, senken Fieber, fördern die Verdauung und den Abbau von Körperfett. Sie entziehen der Lymphe, dem Schweiß, Urin und Stuhl, der Galle und dem Schleim überschüssiges Wasser. Sie sind trocken, kalt und leicht verdaulich. Zuviel bitteres Essen führt zu Austrocknung, einem Verlust der Kräfte und ruft viele Vāta-Krankheiten hervor.

Zusammenziehender Geschmack:
Er senkt Kapha, erhöht Vāta und wirkt blutstillend und wundheilend. Er reinigt das Blut und entfernt einen Überschuß wäßriger Abfallprodukte aus dem Körper. Wenn man zuviel Nahrung dieser Geschmacksrichtung ißt, trocknen der Mund und die Haut aus. Sie wirkt auch gefäßverengend, behindert das Sprachvermögen und erzeugt Gas im Magen und Darm. Die Ausscheidung von Stuhl, Urin und Schweiß kann gestört werden. Zu viele zusammenziehende Speisen verursachen ebenfalls Vāta-Krankheiten.

- Auf die Gewebe

Zwei Geschmacksrichtungen vermehren die Körpergewebe: süß und sauer, die letztere allerdings nicht das Fortpflanzungsgewebe. Die anderen vier, nämlich salziger, scharfer, bitterer und zusammenziehender Geschmack, bauen Gewebe ab.

- Auf die Abfallprodukte

Die aus Erde und Wasser zusammengesetzten Geschmacksrichtungen, nämlich süß, sauer und salzig, erleichtern die Bewegung der Abfallprodukte: sie wirken abführend, blähungs- und wassertreibend. Die Gruppe, die das Element Luft enthält - der scharfe, bittere und zusammenziehende Geschmack -, behindert die Ausscheidungsvorgänge, wirkt also verstopfend, blähend und austrocknend.

- Auf das Verdauungsfeuer (Agni)

Die Feuer enthaltenden Geschmacksrichtungen - scharf, sauer und salzig - erhöhen Agni, fördern also den Appetit (Dīpana) und verbrennen Giftstoffe (Pacana). Der bittere Geschmack gehört zwar zur wäßrigen Gruppe, stimuliert aber das Verdauungsfeuer durch seinen positiven Einfluß auf das Samāna Vāta. Süßer und zusammenziehender Geschmack verringern Agni.

- Auf die Leitungsbahnen (Śrotas)

Scharfer Geschmack wirkt aufgrund seiner Bestandteile Luft und Feuer reinigend auf die Kanäle (Śrotośodhana), absorbiert Flüssigkeiten und beseitigt Verstopfungen. Der bittere Geschmack hat dieselben Eigenschaften. Da er feinstofflicher ist, kann der bittere Geschmack zusätzlich bis zu den winzigsten Kanälen vordringen. Salziger Geschmack löst Festkörper und ermöglicht aufgrund seiner Durchdringungskraft ihre Beseitigung. Die süßen, sauren und zusammenziehenden Geschmacksrichtungen haben keine solche Wirkung. Sie wirken verstopfend und blockieren die Kanäle.

10.3.2 Effekt nach der Verdauung (Vipaka)

Bereits im Kapitel 8 wurde beschrieben, daß durch das Verdauungsfeuer die sechs Geschmacksrichtungen (Rasas) in drei „Effekte nach der Verdauung" (Vipakas) umgewandelt werden. Sie werden zwar ebenfalls als süß (madhura), sauer (amla) und scharf (kaṭu) bezeichnet, können jedoch nicht über die Zunge oder den Geschmackssinn wahrgenommen werden. Vipaka wird auch als „Nisthapaka" (was während der Verdauung gebildet wird) bezeichnet und ist im Gegensatz zur primären Verdauung (Avasthapaka oder Prapaka) die endgültige Umwandlung des aufgenommenen Materials.

Dieser Effekt nach der Verdauung läßt sich feststellen, wenn man die eigentliche Wirkung des aufgenommenen Nahrungsmittels oder Medikaments betrachtet. Im wesentlichen gibt es nur zwei solche Wirkungen, nämlich eine aufbauende oder anabolische (bṛṁhaṇa) und eine abbauende oder katabolische (langhana). Zur ersten Gruppe gehört der süße Vipaka wegen seines aufbauenden, „schweren" Effekts. „Leicht" oder abbauend sind der saure und der scharfe Vipaka. Diese Wirkungen zeigen sich vor allem an den Ausscheidungsvorgängen und daran, ob Gewebe auf- oder abgebaut werden; am deutlichsten ist das beim Samen. Die folgende Tabelle faßt diese Effekte zusammen.

Tab. 12: Die Wirkungen der sechs Geschmacksrichtungen

Geschmack (Rasa)	**Effekt nach der Verdauung (Vipaka)**	**Wirkungen**
süß, salzig	süß	erhöht Kapha, erleichtert die Ausscheidung von Stuhl und Urin, vermehrt den Samen
sauer	sauer	erhöht Pitta, erleichtert die Ausscheidung von Stuhl und Urin, verringert den Samen
bitter, scharf, zusammenziehend	scharf	erhöht Vāta, erschwert die Ausscheidung von Stuhl und Urin, verringert den Samen

10.3.3 Die Energie von Pflanzen (Vīrya)

Vīrya ist die Wirksamkeit einer Substanz; wörtlich bedeutet es Kraft. Pflanzen ohne Vīrya sind inaktiv. Die Wirkkraft eines Heilkrauts oder eines Medikaments kann mit der Zeit abnehmen, auch wegen Fehlern bei der Verarbeitung oder Lagerung. „ Vīrya" ist die aktivste Eigenschaft einer Substanz. Von den zwanzig Eigenschaften können nur acht Vīrya sein, nämlich „leicht" (laghu) und „schwer" (guru), „kalt" (hima) und „heiß" (uṣṇa), „ölig" (snigdha) und „trocken" (rūkṣa), „weich" (mṛdu) und „scharf" (tikṣṇa). Suśruta nennt „klar" (v.) und „schleimig" (p.) anstelle von „leicht" und „schwer", die er als zwei Arten von Vipaka ansieht.

Wesentlich beim Vīrya ist jedoch nur, ob die Grundwirkung erhitzend oder abkühlend ist. Auch im Weltall sind die wichtigsten Wirkprinzipien ja das Feuer (Agni) und das Wasser (Soma), wie bereits im Kapitel 7 ausgeführt wurde. Es kommt also darauf an, ob eine Substanz „wegnimmt" (adana) wie die Sonne und dadurch den Körper erhitzt, oder ob sie „zusammenhält" (visarga) wie der Mond und den Körper abkühlt.

Eine Substanz mit erhitzender Wirkung (uṣṇa) muß dabei selbst nicht unbedingt heiß sein, sondern ihre Einnahme bringt einen zum Schwitzen und verstärkt Pitta, was der Wirkung der Sonne entspricht. Im allgemeinen schmekken diese Substanzen scharf, sauer oder salzig. Sie fördern den Aufbau der Körpergewebe nicht. Dazu gehört etwa Papaya oder Chili, die bei Pitta-Erkrankungen nicht gegessen werden dürfen.

Eine abkühlende Substanz (śita) vermehrt Kapha und Vāta im Körper. Im allgemeinen schmecken solche Stoffe süß, bitter oder zusammenziehend. Manche sind nützlich für den Aufbau von Körpergeweben. Dazu gehören etwa Joghurt, Bananen, Trauben oder Wassermelonen. Sie sollten aber nicht bei Kapha- oder Vāta-Krankheiten wie Husten oder Erkältung gegessen werden.

Vīrya oder das Vermögen, den Körper zu erhitzen oder abzukühlen, ist pharmakologisch noch wichtiger als der Geschmack (Rasa) und der Effekt nach der Verdauung (Vipaka).

Tab. 13: Die Energetik ayurvedischer Heilpflanzen

Vīrya	**Vipaka**	**Wirkung auf die Doṣas**	**Weitere Wirkungen**
heiß (uṣṇa)	sauer, scharf	beruhigt Kapha und Vāta, erhöht Pitta	verdauungsfördernd, erzeugt Hitzeempfindung, schweißtreibend
kalt (śita)	süß	beruhigt Pitta, erhöht Kapha und Vāta	kühlend, anregend, befeuchtend, steigert die Samenproduktion

10.3.4 Spezielle Wirkungen (Prabhava)

Eine spezielle, nur ihr eigene Wirkung einer Pflanze heißt Prabhava. Sie erklärt, warum zwei Pflanzen mit ähnlichem Geschmack, Effekt nach der Verdauung und Energie sich in ihrer Wirkung unterscheiden können. Diese spezielle Potenz kann auf eine besondere Kombination von Elementen zurückgehen oder auch auf die Spezifität des Wirkorts einer Pflanze, wie zum Beispiel Arjuna, der das Herz stärkt. Ghee und Milch sind ein weiteres Beispiel für unterschiedlichen Prabhava: Beide sind süß im Geschmack und im Effekt nach der Verdauung, beide wirken kühlend, aber Ghee verstärkt Agni und Milch nicht.

Weitere Prabhavas sind auch eine antitoxische Wirkung wie die von Śiriśa (Albizzia lebbek), der bakterizide Effekt von Guggul, Myrrhe oder Knoblauch, oder die Fähigkeit einiger Bitterpflanzen, abführend zu wirken.

10.3.5 Die Wirkung medizinischer Substanzen (Karma)

Karma, die medizinische Wirkung, verursacht entweder Verbindung oder Trennung, vereinigt oder entzweit. Im Zusammenhang mit der Ayurvedischen Medizin bezieht sie sich auf die Wirkung einer Pflanze auf die Doṣas, Gewebe, Abfallstoffe, Leitungsbahnen und Organe. Alle medizinischen Substanzen, die ja aus den fünf Elemente bestehen, werden zunächst im Körper in sie umgewandelt. Diese beeinflussen die Bestandteile des Körpers lokalisiert oder systemisch, direkt oder indirekt.

Im folgenden sind einige Beispiele für die Wirkungen von Heilpflanzen zusammengestellt. Weitere finden sich im Kapitel 8 (Ernährung) und am Anfang dieses Kapitels (Therapieeffekte).

<u>Wirkung auf Doṣas:</u>	
Verringerung von Vāta:	Sesamöl
Verringerung von Pitta:	Ghee
Verringerung von Kapha:	Honig
Vermehrung von Vāta:	Bohnen
Vermehrung von Pitta:	Senf
Vermehrung von Kapha:	Käse
<u>Wirkung auf Gewebe:</u>	
Abbau von Fett:	Guggul, Myrrhe
Reinigung des Blutes:	Gelbwurz, roter Klee
Entspannung der Muskeln:	Baldrian
<u>Wirkung auf Abfallprodukte:</u>	
Abführend:	Gerste, Psyllium (Plantago psyllium), Rizinusöl, Trvṛt (Ipomea turpetum)
Schweißtreibend:	Ingwer, Zimt, Basilikum, Stechapfel
Wassertreibend:	Punarnava (Boerhavia diffusa), Erdstachelnuß

Wirkung auf Leitungsbahnen (Śrotas):

Verdauungssystem (Annavaha Śrotas):

Geschmacksfördernd (Rocana):	Zitrusfrüchte
Appetitanregend (Dīpana):	Stinkasant
Verdauungsfördernd (Pacana):	getrockneter Ingwer
Magenreizend (Vidahi):	Chili
Blähungstreibend (Viṣṭhambhi):	Jackfruit
Brechreiz fördernd (Vamana):	Lobelianuß (Raudia dumetorum)
Brechreiz lindernd (Chardinigrahana):	Kardamom

Ausscheidungssystem (Puriśavaha Śrotas)

Durchfall lindernd:	Kutaja (Holarrhena antidysenterica), Alaun
Brechmittel (Āsthāpana):	Daśamūla
Für Öleinlauf (Anuvāsana):	Sesamöl
Gegen Würmer (Kṛmighna):	Vidanga (Embelica ribes)

Atemwege (Prāṇavaha Śrotas)

Husten lindernd (Kasahara):	Sumach
Gegen Asthma (Svasahara):	Vasa (Adhatoda vasica)
Das Herz (Hṛdaya) stärkend:	Arjuna (Terminalia arjuna)

Kreislauf (Raktavaha Śrotas)

Umstimmungs- und Blutreinigungsmittel (Rakta prasadana):	Nāgakeśara (Mesua ferrea)

10.4 Eigenschaften (Guṇas)

Auch die Ayurvedische Medizin beschreibt Eigenschaften, Erscheinungsformen oder Merkmale (Guṇas) von Substanzen - sie dürfen jedoch nicht mit den drei Guṇas der Samkhya-Philosophie (Sattva, Rajas, Tamas) verwechselt werden. Die 41 ayurvedischen Guṇas werden in vier Gruppen eingeteilt: zwanzig Eigenschaften von Substanzen (Gurvadi), zehn Eigenschaften der Anwendung (Paradi), fünf spezielle Eigenschaften (Viśiṣṭa) und sechs psychologische Eigenschaften (Adhyātmika).

In der Pharmakologie spielen die erstgenannten zwanzig Eigenschaften (Gurvadi Guṇa) eine Rolle. Sie wurden bereits im Kapitel 8 (Eigenschaften von Nahrungsmitteln) beschrieben. Grob gesprochen lassen sie sich in zwei Gruppen zu je zehn Merkmalen einteilen, nämlich solche, die zum Aufbau beziehungsweise zum Abbau von Geweben beitragen, die also mit deren Eigenschaften übereinstimmen (samanya) oder nicht (viśeṣa).

Die zehn Eigenschaften der Anwendung (Paradi Guṇas) werden in der Behandlung und in der Pharmazie häufig berücksichtigt, wenn es darum geht, welche

Medikamente anzuwenden sind. Sie beschreiben, ob die Heilpflanzen von überlegener (para) oder minderwertiger Wirkkraft (apara) sind, was die Überlegung oder Strategie (yukti) bei ihrem Gebrauch ist, in welcher Zahl sie eingesetzt werden (sāṁkhya), ob sie mit anderen Substanzen kombiniert (saṁyoga) oder in kleinere Einheiten aufgeteilt werden (vibhāga), ob sie getrennt oder zusammen verwendet werden (pṛthaktva), welche Menge gegeben wird (parimana), wie sie verarbeitet (saṁskara) und in welchen Abständen sie verabreicht werden (abhyasa).

Die fünf speziellen Eigenschaften (Viśiṣta Guṇas) sind die Tanmātras, die grundlegendsten Eigenschaften, die von den fünf Sinnesorganen wahrgenommen werden (siehe Kapitel 2). Es handelt sich um Geräusch (Śabda), Berührung (Sparśa), Aussehen (Rūpa), Geschmack (Rasa) und Geruch (Gandha). Sie können die Wirkung einer Behandlung verstärken oder ihr entgegenwirken.

Die sechs psychologischen Eigenschaften (Adhyātmika Guṇas) sind im Geist wirksam: Buddhi, der Verstand oder die Beurteilung; Ichā, der Wunsch; Dveṣa, die Abneigung; Suḥkha, die Freude; Duḥkha, das Leid und Prayatna, die Bemühung oder der Entschluß. Jeder Geisteszustand hängt mit einer dieser Eigenschaften zusammen. Zuerst müssen wir uns über die Natur eines Zustands vergewissern (Buddhi); dies führt dazu, daß wir uns angezogen fühlen (Ichā) von dem, wovon wir glauben, daß es gut ist, und abgestoßen (Dveṣa) von dem, was wir für schlecht halten. Das Erreichen dessen, was wir für gut bzw. schlecht halten, bringt Freude (Suḥkha) bzw. Leid (Duḥkha) hervor. Dadurch bemühen wir uns (Prayatna), an dem festzuhalten, was Freude verschafft und zu vermeiden, was Leid verursacht.

Nach der Ayurvedischen Medizin und dem Yoga müssen wir nach den Dingen streben, die uns dauerhaft glücklich machen und nicht denjenigen folgen, die nur vorübergehend Vergnügen bereiten. Es ist also wichtig, daß wir lernen, die innere Wahrheit von Dingen sicher zu beurteilen. Die richtige Beurteilung ist die Basis des richtigen Bemühens. Der Geist wird dadurch verwirrt, daß wir dauerhaftes Glück im vorübergehenden Vergnügen suchen; das Ergebnis ist Krankheit.

Bei der Behandlung müssen die psychischen Eigenschaften des Patienten berücksichtigt werden. Man muß ihm beibringen, seine Handlungen richtig zu beurteilen. Auch der Arzt muß einen Zustand richtig einschätzen, um so handeln zu können, daß die Bedingung verbessert und Schmerz gelindert wird.

10.5 Ayurvedische Medikamente

10.5.1 Das ideale Medikament

Caraka hat die Substanzen in die drei Gruppen Nahrungsmittel, Medikamente und Gifte eingeteilt und dabei eine hervorragende Definition des idealen Medikaments gegeben.

Substanzen, die hauptsächlich dem Aufbau der Gewebe dienen, wie Weizen, Reis oder Milch, sind Nahrungsmittel. Als Medikamente werden dagegen solche Substanzen bezeichnet, die in den Körper eindringen und aus ihm über den Magen-Darm-Trakt nach einer festgelegten Zeit wieder ausgeschieden werden, nachdem ihre korrigierende Aufgabe erfüllt ist. Darunter fallen die meisten Pflanzen, die nicht als Nahrungsmittel im eigentlichen Sinn wirken, sondern einen Vorgang im Körper beeinflussen. Dazu gehören zum Beispiel die scharf schmeckenden, schweißtreibenden Pflanzen wie Ingwer.

Gifte wirken nicht aufbauend für die Gewebe, sie heften sich jedoch an sie und üben dort ihre schädigende Wirkung aus. Die Ansammlung solcher Substanzen setzt die Funktionsfähigkeit des gesamten Körpers herab, was wir am modernen Beispiel der Toxizität von Schwermetallen beobachten können.

Diese Kategorien überlappen etwas. Nahrungsmittel können medizinische Wirkungen haben, beispielsweise die Gerste, die harntreibend wirkt. Einige Heilpflanzen, Stärkungsmittel wie Aśvagandha, bauen genau wie Nahrungsmittel Gewebe auf. Gifte können ebenfalls eine begrenzte medizinische Wirkung haben. Nach dieser Betrachtungsweise sind alle chemischen Medikamente Gifte und müssen daher Nebenwirkungen haben.

Ideale oder sichere Medikamente sind solche, die nach ihrer Wirkung im Körper die Gewebe verlassen, ohne Schaden anzurichten. Ein ideales Medikament muß vier Eigenschaften haben: Es muß leicht verfügbar sein; es muß Krankheiten ohne Nebenwirkungen beseitigen; es muß durch den pharmazeutischen Herstellungsprozeß umgewandelt worden sein; und all seine Eigenschaften wie Geschmack, Energie, Effekt nach der Verdauung müssen so sein, daß das gewünschte Ergebnis erzielt werden kann.

10.5.2 Dosierung von Medikamenten

Die richtige Dosierung ruft den richtigen Effekt hervor. Eine Überdosis kann Nebenwirkungen hervorrufen, eine zu geringe Dosis wirkt nicht. Die Dosierung von Medikamenten ist verschieden je nach der Konstitution, Verdauungskraft, dem Alter und der Stärke des Patienten; sie richtet sich auch danach, wie schwer die Erkrankung ist, wie wirksam das Medikament und in welchem Zustand der Verdauungstrakt des Patienten (weich, ölig oder rauh).

Der ayurvedische Arzt Śaraṅgdhara hat vorgeschlagen, Kindern von einem Monat eine Dosis von 125 Milligramm (ein „Ratti") zu verabreichen. Sie sollte um ein Ratti je Monat erhöht werden bis zum Alter von einem Jahr. Zu diesem Zeitpunkt ist also eine Dosis von 12 Rattis oder 1,5 g angemessen. Erwachsenen gibt man die folgenden ungefähren Dosen bei verschiedenen Darreichungsformen:

Gepreßter Fruchtsaft (Svarasa) und
Kräuterliköre (Āsava, Ariṣṭa): 20 Milliliter (1/2 Phala);

Abkochung (Hima, Phanta):	40 Milliliter (1 Phala);
Pulver (Cūrna):	3-5 Gramm (1/2 Karsa);
Arzneiliche Öle, Ghees und Kräutergelees (Taila, Ghṛta, Avaleha):	10 Gramm (1 Karsa).

Für die Rasāyana- oder Verjüngungstherapie gibt es eine spezielle Methode der Dosierung, mit der man durch allmähliche Erhöhung und Verringerung alle Körpergewebe sättigt (siehe Kapitel 9).

10.5.3 Zeitpunkt der Medikamenteneinnahme (Bhaiśajya Kala)

Die Medikamente werden zu verschiedenen Zeitpunkten eingenommen je nach der Tageszeit, die ein bestimmtes Verhältnis der Doṣas bewirkt (vgl. Kapitel 8) und dem Zustand des Agni, also dem Stadium der Verdauung. Um den bestmöglichen Effekt eines Medikaments zu erzielen, muß der richtige Zeitpunkt für seine Gabe gewählt werden.

1. Auf nüchternen Magen (Abhakta): Zu diesem Zeitpunkt ist die Wirkung eines Medikaments am stärksten. Bei kräftigen Personen und akuten Störungen sollten die Medikamente zu diesem Zeitpunkt gegeben werden.

2. Vor den Mahlzeiten (Pragbhakta): Bei der Behandlung von Fettleibigkeit, Störungen des Apāna Vāta und zur Stärkung der Darmmuskulatur sollten die Medikamente zu diesem Zeitpunkt verabreicht werden.

3. Während der Mahlzeit (Madhyabhakta): Dieser Zeitpunkt sollte bei Störungen des Samāna Vāta gewählt werden.

4. Nach den Mahlzeiten (Adhobhakta): Um Störungen des Vyāna und Udāna Vāta behandeln zu können, muß man die Medikamente nach den Mahlzeiten geben. Dieser Zeitpunkt wird auch bei der Behandlung von Krankheiten gewählt, die oberhalb des Nackens angesiedelt sind und auf einen Überschuß an Kapha zurückgehen.

5. Mit dem Essen vermischt (Samabhakta): Um den schlechten Geschmack von Medikamenten zu unterdrücken, für Kinder und empfindliche Personen ist dies der beste Zeitpunkt der Gabe. Auch wird dieser Zeitpunkt bei Personen gewählt, die eine Abneigung gegen Medikamente haben oder unter Appetitlosigkeit leiden, ferner bei der Behandlung von Krankheiten, die sich über den ganzen Körper ausgebreitet haben.

6. Zwischen Mittag- und Abendessen (Antarabhakta): Dieser Zeitpunkt ist geeignet, die Störungen des Vyāna Vāta zu behandeln.

7. Sowohl vor als auch nach dem Essen (Sāmudga): Zur Behandlung von Krankheiten wie Schluckauf, Zittern, wiederholten Krämpfen und Störungen

des unteren Teils des Körpers sollten die Medikamente unmittelbar vor und nach den Mahlzeiten gegeben werden.

8. Wiederholt (Muhurmuhu): Zur Behandlung von Krankheiten wie Husten, andauerndem Schluckauf, Atemstörungen, Erbrechen und Vergiftungen gibt man die Medikamente wiederholt.

9. Mit jedem Bissen des Essens (Sagrasa): Wenn die Verdauung angeregt werden soll und bei Aphrodisiaka mischt man die Medikamente jedem Bissen des Essens bei.

10. Zwischen den Bissen des Essens (Grasantara): Nützlich, um Störungen des Prāṇa Vāta zu behandeln.

11. In der Nacht (Niśā): Nachts gibt man Medikamente zur Behandlung von Krankheiten, die Kopf, Genick, Augen, Ohren, Nase und Rachen betreffen.

10.5.4 Wege der Verabreichung

Im allgemeinen werden Medikamente oral verabreicht. Nach der Verdauung und Aufnahme werden sie von der Lymphe und dem Blut im ganzen Körper verteilt. Andere Verabreichungswege werden gewählt, wenn eine spezifische lokale Wirkung erzielt werden soll (im allgemeinen ist es am besten, einen krankhaften Zustand nach Möglichkeit sowohl systemisch als auch lokal zu behandeln):

Nase:	Medizinische Nasentropfen oder -pulver (Nasya);
Augen:	Augensalben und Umschläge mit Heilkräutern;
Ohren:	Kräuter oder Öle;
After:	Einläufe (Basti);
Harnröhre:	Einlauf (Uttar Basti);
Scheide und Gebärmutter:	Wattebäuschchen;
Haut:	Waschungen, Umschläge, Pflaster, Öle.

10.5.5 Sammeln von Heilpflanzen

Man sollte vor Sonnenaufgang an einem Tag aufstehen, der nach dem Kalender als glückbringend gilt. Montag oder Donnerstag, die Tage des Mondes und Jupiters, sind besonders günstig; außerdem die Zeit des zunehmenden Mondes. Nach dem Gebet an die Sonne sollte ein spezielles Gebet vor dem Kraut, der Pflanze oder dem Baum verrichtet werden, deren Teil man sammeln wird. Die Pflanze oder das Kraut nimmt man dann mit, ohne dabei mit jemandem zu sprechen. Nur Pflanzen, die in der Nähe von Flüssen und Seen wachsen, sammelt man nachts, denn sie wirken zu diesem Zeitpunkt am besten. Baumrinden oder -wurzeln werden von Norden her geschnitten.

In Indien sind im allgemeinen alle Pflanzen in den Monaten Oktober bis Dezember, nach der Regenzeit, am wirksamsten; daher sollten sie zu dieser Jahreszeit gesammelt werden. Die Ausnahme von dieser Regel ist die Sammlung von Heilkräutern gegen Durchfall, Ruhr und Erbrechen. Sie wirken austrocknend und sollten in den Monaten Mai oder Juni gesammelt werden, wenn das Wetter in Indien heiß und trocken ist.

10.6 Pharmazeutische Aspekte in der Ayurvedischen Medizin

Gute Kenntnisse auf dem Gebiet der Zubereitung von Medikamenten, also der Pharmazie, sind eine wichtige Qualifikation eines ayurvedischen Arztes. Grundsätzlich werden ayurvedische Medikamente in drei Klassen eingeteilt: pflanzliche, mineralische und organische. Bei der Herstellung pflanzlicher Medikamente muß berücksichtigt werden, welcher Teil der Pflanze wirksam ist - die Wurzel, die Blüte, der Stamm, die Blätter, die Rinde oder Absonderungen wie das Harz - und zu welcher Jahreszeit sie gesammelt wurde. Beim Gebrauch mineralischer Substanzen werden der Fundort und Eigenschaften wie Farbe, Geruch, Form und Modifikation berücksichtigt. Im Fall tierischer oder organischer Substanzen müssen Lebensraum, Alter, Geschlecht und Ernährungsgewohnheiten bekannt sein und welches Organ oder Teil des Tieres verwendet wurde.

Zu Beginn dieses Kapitels ist bereits erwähnt, daß die Geschmacksrichtung (Rasa), die Energie (Vīrya), der Effekt nach der Verdauung (Vipaka) und spezielle Wirkungen (Prabhava) berücksichtigt werden müssen. Gleichzeitig sollte auch die Wirkung des Medikaments auf das betreffende Doṣa, Organ oder den Krankheitszustand im Körper bedacht werden. Bei der Zubereitung eines Medikaments muß der Arzt wissen, ob die Substanz rein oder unrein ist und wie man gegebenenfalls eine unsaubere Substanz reinigt. Wenn eine bestimmte Substanz zu einer bestimmten Jahreszeit nicht vorhanden ist, muß er angemessene Ersatzmöglichkeiten kennen.

10.6.1 Reinigung von Medikamenten

Zur Reinigung werden viele Methoden angewandt wie Säubern, Destillieren, Auslesen, Entwässern, Filtrieren, Schälen, Polieren, Windsichten, Abseihen oder Waschen der Substanz. Für Mineralien kommen Pulverisieren, das Kochen in Milch oder Kuhurin, das Ansäuern in Essig oder die langfristige Lagerung in tierischen Produkten wie Butter oder Milch in Frage.

Die moderne pharmazeutische Industrie benötigt bei der Herstellung ihrer Medikamente eine Reihe verschiedener Chemikalien oder Lösemittel. In der ayurvedischen Pharmazie behandelt man dagegen Mineralien durch Erhitzen und durch die Einwirkung entgiftender pflanzlicher Substanzen oder Säfte. Präparate, die Quecksilber oder Gold enthalten, erfordern bis zu ihrer Endstufe eine große Zahl physikalischer und chemischer Behandlungsschritte. Die Ayurvedische Medizin kennt zahlreiche pharmazeutische Spezialverfahren. Die einfachsten Vorgänge sind das Zerkleinern von Blättern oder das Auspressen des Safts von Pflanzen. Komplexe Bearbeitungsverfahren erfordern mehrere aufeinander folgende Verarbeitungsschritte und können sehr lang dauern. Ein Beispiel ist die althergebrachte Darstellung des Abhraka Bhasma (Aluminiumoxid aus Glimmer), die sich über dreißig Jahre erstreckt.

In der Ayurvedischen Medizin werden keine Schwermetalle oder Mineralien verwendet, ohne sie durch langwierige Prozesse geeignet für den Gebrauch am Menschen zu machen. Sie verwendet also durchaus künstlich hergestellte Medikamente, aber vorsichtiger, raffinierter und sicherer als in der westlichen Medizin. Diese Medikamente sammeln sich nicht in den Geweben an, sondern werden nach ihrer Wirkung abgegeben. Die Ayurvedische Medizin nutzt die große Kraft der Mineralien, ohne unter ihren Nebenwirkungen zu leiden. Nicht alle ayurvedischen Medikamente sind also einfache Kräuterzubereitungen.

Bei der Herstellung von Medikamenten ist die Hitze (Agni) am wichtigsten, welche die Substanzen so umwandelt, daß sie vom menschlichen Körper leicht und ohne Nebenwirkungen aufgenommen werden können. Die Hitze ist auch für die Änderung von Eigenschaften bei pharmazeutischen Verfahren wesentlich: sie ermöglicht Prozesse wie Erhitzen, Rösten, Schmelzen, Verbrennen, Räuchern, Säubern, Trocknen, Destillieren, Aufschließen oder Oxidieren.

Im Altertum wurde die Hitze nicht in Maßeinheiten eingeteilt; sie wurde einfach als niedrig, mittel, hoch, sehr hoch oder extrem hoch bezeichnet. Diese Stufen wurden umschrieben etwa als die Temperatur, bei der Heu brennt, bei der Ammoniumchlorid schmilzt oder bei der Borax sein Kristallwasser verliert. Um Hitze in verschiedenen Abstufungen erzeugen zu können, wurden und werden Bäder aus Sand, Wasser, Öl, Schwefel usw. verwendet. Als Brennmaterial werden in Indien der Dung von Kühen, Schafen oder Pferden, Holz wie das von Katecu, die Kohle aus verschiedenen Hölzern oder Reisschalen gebraucht.

Je nachdem, in welchem Teil des Körpers das Medikament wirken soll, behandelt man den Rohstoff durch einfaches wiederholtes Zerreiben, Schmelzen bei mäßiger Hitze, Erhitzen im geschlossenen Gefäß oder in kochendem, flüssigem Schwefel.

Bei den „Khalvī"-Präparationen werden Medikamente mit flüssigen Pflanzenextrakten pulverisiert. Die zerkleinerte Pflanze und der Saft werden in einem Mörser solange gerieben, bis die Mischung völlig getrocknet ist. Diese Prozedur (Bhavana) wird mindestens siebenmal durchgeführt. Diese Medikamente wirken vor allem im oberen Teil des Magen-Darm-Trakts, da bei der Reibung von Mörser und Stößel nur geringe Hitze entsteht. Dieser Vorgang des Pulverisierens ist die Grundlage der folgenden Präparationen.

In der „Parpatī"-Gruppe wird zunächst Kajjali, das für den menschlichen Gebrauch geeignete Quecksilbersulfid hergestellt. Schwefel und Quecksilber werden getrennt gereinigt und dann zusammen gemörsert, so daß Kajjali entsteht. Andere pflanzliche und mineralische Zutaten werden einzeln zugefügt und zu einem Kajjalipulver verrieben. Es wird dann auf einer Eisenplatte erhitzt, die gerade heiß genug ist, um die Mischung zu schmelzen. Man nimmt das Produkt heraus und legt es zum Trocknen auf ein Bananenblatt. Da dieser Prozeß mehr Hitze benötigt als bei der Khalvī-Gruppe, werden diese Medikamente nicht so leicht abgebaut, sondern erst im mittleren Teil des Verdauungstrakts zerlegt. Sie wirken daher im verdauenden und absorptiven Abschnitt des Dünndarms (Grahaṇī). Medikamente, deren Aufnahme erleichtert werden soll, werden auf diese Weise hergestellt.

Noch stärker verfeinerte Produkte tauchen bei der Herstellung der „Kupipakva"-Gruppe auf. Dabei wird ein mit Medikamenten verriebener Kajjali in eine Glasflasche gegeben und für 24 bis 72 Stunden in einem Sandbad erhitzt. Dabei handelt es sich um alchemistische Präparate, da sie Kajjali enthalten, das für den menschlichen Gebrauch geeignete Quecksilbersulfid. Beim Erhitzen wird die Glasflasche nahezu verschlossen und es wird viel stärker erhitzt als bei den Khalvī-Präparaten. Bei diesem Prozeß entstehen zwei verschiedene Produkte, ein sublimierter Anteil am Hals der Glasflasche und ein anderer als Sediment im unteren Teil. Ihre Zusammensetzung ist verschieden, obwohl die Ausgangsstoffe dieselben sind. Die am Flaschenhals entstehenden wirken auf Lunge, Herz und Gehirn, die am Boden dagegen sind kompakter und wirken daher auf Organe im Beckenraum wie die Gebärmutter oder die Nieren.

Die „Kupi"-Medikamente werden noch weiter verfeinert und so die Verbindung zwischen Quecksilber, dem Schwefel und dem medizinisch wirksamen Anteil noch verstärkt. In der „Pottali"-Gruppe wird ein Schwefelbad verwendet. Die Medikamente werden in einen Stoffbeutel gegeben und sechs Stunden in kochenden Schwefel getaucht. Schwefel erhitzt die Bestandteile des Rezepts, die in ihm suspendiert sind, von allen Seiten. Diese Medikamente sind für rasche Wirkung bestimmt. Sie betrifft tiefer liegende Gewebe und läuft häufig direkt über das Gehirn. Das beste Beispiel ist Hemagarbha, das gereinigte Gold.

10.6.2 Herstellung von Bhasmas

Die Oxidation von Metallen zu den sogenannten Bhasmas ist ein Spezialverfahren der ayurvedischen Pharmazie. Bhasmas sind nicht einfach Metalloxide, sondern etwas anderes von bisher unbekannter chemischer Zusammensetzung.

Dieses Verfahren wird bei harten Metallen (Maharasa) angewandt. Eine flache Platte des Metalls wird auf Holzkohle erhitzt und dann in Öl, Buttermilch, Kuhurin, Kāñjī (eine fermentierte Weizenschleimsuppe) oder eine Abkochung von Pferdebohnen getaucht, in jede dieser Flüssigkeiten siebenmal. Nach dieser Reinigung ist das Metall sehr spröde und es wird „Marana" durchgeführt: Das vorbehandelte Metall wird in ein Tongefäß gegeben, dessen Deckel mit einem lehmgetränkten Tuch luftdicht abgeschlossen wird. Wenn dieses Tuch trocken ist, erhitzt man das Gefäß auf bestimmten Holzkohlen oder auf Kuhdung sechs bis acht Stunden. Es entsteht das Bhasma. Bei einigen Bhasmas ist es erforderlich, dieses Verfahren mehrfach zu wiederholen. Bei leichteren Mineralien (Uparasas) wie Korallen, Muschelschalen oder Gips ist das Erhitzen in einem Gefäß für sechs Stunden ausreichend.

Die Herstellung aller pharmazeutischen Produkte wird auf vielerlei Weise überprüft. Diese Testverfahren sind je nach dem Produkt - arzneiliche Ghees, Öle oder Bhasmas - verschieden. Kupferbhasma legt man beispielsweise in Zitronensaft, der nicht grün werden darf. Erst wenn sichergestellt ist, daß die hergestellten Medikamente diese Tests bestehen, werden sie in der Praxis verwendet. Sonst wird ein Bhasma in weiteren Runden solange erhitzt, bis es den Anforderungen entspricht.

10.6.3 Darreichungsformen ayurvedischer Medikamente

1. Kvātha	- Abkochung
2. Phāṇṭa	- heißer Aufguß
3. Hima	- kalter Auszug
4. Svarasa	- frisch gepreßter Saft
5. Kalka	- Paste aus Mark oder Fruchtfleisch
6. Ghana	- eine zur Trocknung eingedampfte Abkochung
7. Arka	- Extrakt
8. Avaleha	- Sirup
9. Āsava/Ariṣṭa	- Kräutermost, fermentierte Abkochung
10. Cūrna	- Pulver
11. Ghṛta	- arzneilicher Ghee
12. Kṣāra	- alkalischer Pflanzenextrakt
13. Lavan	- Salz
14. Guggul	- Harz von Commiphora mukul
15. Lepa	- Paste
16. Upānaha	- Umschlag
17. Malahāra	- Salbe
18. Pānak	- Fruchtbrei
19. Satva	- aktiver oder konzentrierter Bestandteil einer Pflanze
20. Taila	- Öl (Pān, Lepa, Anuvasan, Abhyanga, Nasya)
21. Varti	- Zäpfchen
22. Guṭi-Vāṭi	- Tabletten
23. Bhasma	- Asche aus Metalloxiden
24. Sara	- Harz, z. B. von Katecu
25. Kśira	- Absonderung
26. Anjana	- Salbe für Augen
27. Dravak	- ein Destillat aus verschiedenen pflanzlichen Aschen, Salzen und Alkalis, z.B. aus Muschelschalen
28. Dṛti	- geschmolzene Festsubstanz, z.B. flüssiger Schwefel

11. Krankheitsprozeß (Pathologie)

In der Ayurvedischen Medizin wird das Ungleichgewicht der Doṣas - Vāta, Pitta und Kapha - als die unmittelbare Ursache aller Krankheiten angesehen. Eine solche Störung geht auf ein dauerhaftes Fehlen von Harmonie in der Ernährung, im Verhalten und in der Disziplin zurück. Das so heraufbeschworene Ungleichgewicht leitet pathologische Veränderungen und damit den Krankheitsprozeß ein. In der Ayurvedischen Medizin werden zwei Kategorien von Krankheitsursachen beschrieben: gemeinsame Ursachen aller Krankheiten und Faktoren, die spezielle Erkrankungen verursachen. Als dritter Faktor im Krankheitsprozeß wird die natürliche Wirkung der Zeit und des Alterns angesehen.

11.1 Gemeinsame Ursachen aller Krankheiten

11.1.1 Die Rolle der Sinne

Einer der wichtigsten Faktoren im Krankheitsprozeß ist nach der Ayurvedischen Medizin die unangemessene Wechselwirkung der Sinne mit ihren Objekten; im Sanskrit heißt das Asatmyendriyartha Saṁyoga. Geräusch, Berührung, Licht, Geschmack und Geruch sind die fünf Sinneseigenschaften, durch die Umweltfaktoren in den menschlichen Körper und Geist eintreten können. Diese Kontakte können zu viel, zu wenig, abartig oder optimal sein. Nur der optimale Kontakt ist zur Erhaltung der Gesundheit hilfreich. Die drei anderen Arten der Wechselwirkung können Krankheit hervorrufen.

Es gilt inzwischen als gesichert, daß beispielsweise Lärm krankhafte Veränderungen im Blut hervorrufen kann. Ebenso können Krankheiten auch dann entstehen, wenn die anderen Sinne, der Gesichtssinn, Geschmack, Geruch und der Tastsinn, überreizt oder mißbraucht werden. Wenn die Grenze des Erträglichen erreicht ist, sollte jeder versuchen, weitere Reize zu vermeiden.

Auch andere Medizinsysteme beginnen jetzt ebenfalls, diesen Faktor bei der Krankheitsentstehung zu entdecken. Jedoch wird nur in der Ayurvedischen Medizin die Rolle der Sinne als eine der vorrangigen Ursachen von Krankheit anerkannt. Sie umfaßt nicht nur körperliche, sondern auch psychologische Faktoren. Wenn wir nur Krankheitserreger als Krankheitsursache in Erwägung ziehen und nicht berücksichtigen, wie wir unsere Sinne gebrauchen, gehen wir zu einem guten Teil am wahren Problem vorbei. Die Sinne sind die Verbindung zur Außenwelt, und unsere Beziehung zu ihr - egal, ob sie gesund oder ungesund ist - kann daran gemessen werden, wie wir sie gebrauchen. Wir dürfen nicht allein der Umwelt die Schuld an Krankheiten geben, sondern müssen auch beobachten, wie wir uns ihr mit unseren Sinnen öffnen. Wenn wir diese richtig gebrauchen, lassen sich die meisten, wenn nicht alle Krankheiten vermeiden, außer denjenigen, die der Lauf der Zeit mit sich bringt.

11.1.2 Mutwilliges Vergehen

Es ist unter dem Begriff Prajñaparadha bekannt, wörtlich „das Versagen der Intelligenz". Damit ist die menschliche Schwäche gemeint, auch mit den Substanzen umzugehen, von denen man weiß, daß sie schädlich sind. Ein Beispiel ist der Alkoholiker, der selbst nach der Erfahrung eines Katers und der Nebenwirkungen seines Trinkens, und obwohl er sich vielleicht geschworen hat, nie mehr zu trinken, seine Erfahrung vergißt oder ignoriert und wieder zur Flasche greift. Diese Krankheitsursache liegt also in unserer Psyche begründet und resultiert in fehlerhaften, übermäßigen oder abartigen Handlungen des Körpers, des Geistes oder der Sprache.

Dabei handelt es sich nicht um ein bloßes Versagen des intellektuellen Wissens. Wissen allein hat nicht die Macht, das menschliche Verhalten zu ändern. Zum Beispiel wurden viele Bücher über den Krieg geschrieben, seine Ursachen erklärt und warum es nicht dazu kommen sollte, aber dies vermag Kriege nicht zu verhindern. Vielmehr liegt ein Versagen unserer natürlichen Intelligenz vor, die den Zusammenhang von Ursache und Wirkung unserer Handlungen nicht erkennt. Niemand wird seine Hand freiwillig in ein Feuer legen; die Auswirkungen von falscher Ernährung sind jedoch nicht so unmittelbar zu erfahren. Darum können wir solche Zusammenhänge ignorieren oder willentlich mißachten - vor allem dann, wenn unsere falschen Handlungen momentan eine angenehme Empfindung hervorrufen und Schmerz und Krankheit erst später kommen. Diese Intelligenz läßt sich nicht durch angelesenes Wissen, sondern nur durch Lebenserfahrung entwickeln.

Mißbrauch des Körpers:
Der Mißbrauch der Körperfunktionen besteht hauptsächlich in der Unterdrückung oder der erzwungenen Reizung unserer natürlichen Triebe. Nach der Ayurvedischen Medizin sollten wir keinen unserer natürlichen körperlichen Triebe unterdrücken, sondern ihnen nachgeben, sobald sie entstehen. Sie behindern, stören und schwächen sonst die Lebenskraft (Prāṇa) und kehren auch unsere natürlichen Impulse um, die natürlicherweise auf eine gesunde Funktion unserer Körpervorgänge ausgerichtet sind. Ebensowenig sollte man diese Triebe künstlich durch Genußsucht reizen.

Mißbrauch des Geistes:
Falsche Handlungen des Geistes gehen auf eine Zunahme an aufgewühlten (rajas) und stumpfen (tamas) Geisteszuständen, zum Beispiel auf falsche Vorstellungen oder das Fehlen von Aufmerksamkeit zurück. Dadurch entstehen Furcht, Trauer, Ärger, Habgier, Verblendung, Neid und andere negative Gefühle, die den Körper und den Geist aus dem Gleichgewicht bringen.

Mißbrauch der Sprache:
Wer nicht die Wahrheit spricht, Dinge zur falschen Zeit sagt oder wessen Sprechweise streitsüchtig, unangenehm, ohne Zusammenhang, barsch oder provozierend ist, schadet nicht nur anderen, sondern erzeugt auch negative

Energiemuster innerhalb seines eigenen Körpers und Geistes, die ihm selbst schaden.

Zusammenfassend ist ein „mutwilliges Vergehen" jede willentliche Mißachtung des natürlichen Zustands und des richtigen Gebrauchs der Dinge durch den Geist, der falsche Handlungen oder Fehlverhalten folgen. Man sollte darauf achten, daß man sich keinen übertriebenen Gebrauch, Nichtgebrauch oder Mißbrauch von geistigen, körperlichen oder sprachlichen Funktionen angewöhnt. Ein mutwilliges Vergehen liegt auch dem falschen Gebrauch der Sinne zugrunde, wenn man sich weigert, deren natürliche Funktion zu akzeptieren.

Nach dem ayurvedischen Verständnis sind Krankheitserreger und der Kontakt mit ihnen nicht die wirkliche Ursache einer Krankheit, sondern die menschliche Schwäche, die Sinne nicht im Zaum zu halten, sie also nicht optimal zu gebrauchen. Es ist schon lange bekannt, daß Alkoholismus, Rauschgifte und sexuelle Perversionen viele Erkrankungen verursachen. Nicht die Bakterien, Gonokokken oder andere, sind verantwortlich für die Ausbreitung von Geschlechtskrankheiten, sondern daß der einzelne und die Gesellschaft insgesamt sich nicht einschränken.

Um solche Krankheiten zu bekämpfen, ist es nicht einfach mit Gesetzen oder Strafen getan, sondern die schädlichen Langzeitfolgen von kurzfristigen Vergnügungen müssen erkannt werden. Unsere gesellschaftliche Erziehung versagt darin, denn sie stellt häufig das Genießen in den Vordergrund. Die Medizin hat die Schwierigkeit, vor allem die schädlichen Folgen dieses Umstands korrigieren zu müssen. Die Ayurvedische Medizin hilft uns dabei, daß wir nicht nur als einzelne, sondern auch als Gesellschaft richtig leben können. Sie zeigt uns die wahren Ursachen individueller und kollektiver Krankheiten und auch, wie wir sie mit medizinischen Methoden und insbesondere durch einen geänderten Lebensstil und eine andere Einstellung korrigieren können.

Caraka hat die Faktoren herausgestellt, die dafür verantwortlich sind, daß eine Person frei von Krankheiten bleibt. Er stellt fest, daß jemand selten krank wird, der sich bekömmlich ernährt und richtig lebt, der erst nach sorgfältiger Beobachtung handelt, der sich nicht an die Vergnügungen klammert, die er aus der Befriedigung der Sinne bezieht; jemand, bei dem die Gedanken, Sprache und Taten ausgewogen sind, der Kontrolle über seinen Geist hat, der wißbegierig und genügsam ist und gerne meditiert.

11.1.3 Die Wirkung der Zeit

Die Wirkung der Zeit, die Parinama oder der natürliche Fluß von Veränderung und Umwandlung genannt wird, ist eine andere Krankheitsursache, die niemand vermeiden kann. Keiner kann den Wirkungen der jahreszeitlichen Veränderungen und den Variationen, die durch den Faktor Zeit bestimmt werden, entgehen. Normale und außergewöhnliche jahreszeitliche Veränderungen wirken sich auf die Doṣas, den Geist und die Körperkraft aus. Auch ist jedes Individuum der

Alterung unterworfen. Krankheit entsteht im Alter auf natürliche Weise. Zwar wurden gewisse Methoden wie die jahreszeitlichen Verhaltensweisen und Verjüngungstherapien vorgeschrieben, um die Wirkungen der Zeit auf ein Mindestmaß zu beschränken, doch lassen sie sich nicht gänzlich vermeiden.

11.2 Faktoren, die zur Beeinträchtigung der Doṣas führen

Körperliche und geistige Krankheiten entstehen durch die Beeinträchtigung der körperlichen Doṣas - Vāta, Pitta und Kapha - beziehungsweise der psychischen Doṣas, Rajas und Tamas. Ernährung, Getränke, Umgebung und Verhaltensweisen, deren Eigenschaften denen der Doṣas ähnlich sind, vermehren und verderben sie und verursachen Krankheiten.

Alle ayurvedischen Texte haben detailliert verschiedene Nahrungsmittel, Getränke und Verhaltensweisen beschrieben, die für die Vermehrung von Vāta, Pitta und Kapha verantwortlich sind. Beeinträchtigte Doṣas sind einzeln oder in Kombination dazu fähig, die Gewebe zu schwächen und organische oder strukturelle Krankheiten hervorzurufen.

11.2.1 Das Konzept der Äste und des Rumpfs

Nach der Ayurvedischen Medizin besteht der gesamte Körper aus drei Teilen:

1. den Ästen (Śākhā) oder vier Gliedern, die wie Äste aussehen und aus festeren Geweben bestehen,

2. dem Rumpf (Koṣṭhā), der den Magen-Darm-Trakt und die meisten Organe des Körpers enthält und mehr Hohlraum hat als die Extremitäten,

3. dem Kopf-Nacken-Bereich, dessen Struktur dazwischenliegt, da er sowohl feste Gewebe als auch Organe enthält.

11.2.2 Entstehung und natürlicher Ort der Doṣas

Die Doṣas werden bei der Verdauung zunächst im Rumpf (Koṣṭhā) gebildet: Kapha im Brustraum, Pitta im Oberbauch und Vāta im Unterbauch. Sobald die Nahrung verdaut ist, haben sie die Tendenz, zu den Ästen (Śākhā) zu wandern. Diese Bewegung in Richtung der Extremitäten wird durch eine zentrifugale Kraft (Śākhāgati) ausgelöst. Falls die Doṣas im Bereich der „festen Gewebe" verbleiben, können sie dort ihre Wirkung als „Verderber" entfalten, also Krankheiten auslösen.

Im gesunden, physiologischen Fall wandern sie jedoch etwa alle 12 Stunden in die Richtung der oben genannten Abschnitte des Magen-Darm-Trakts zurück. Diese Bewegung kommt durch eine zentripetale Kraft, das heißt durch den Zug der Körpermitte (Koṣṭhāgati), zustande. Eine wesentliche, noch zu erläuternde

Therapieform, „Pañcakarma", arbeitet genau damit, diese Anziehungskraft der Körpermitte zu entfalten und so die krankmachenden Faktoren aus den Geweben zu entfernen.

Anschaulich gesprochen, wirken solche Faktoren zentrifugal, also nach außen treibend, die auch die Durchblutung der Peripherie fördern. Übermäßige Bewegung, eine zu heiße Umgebung, wiederholte Aufnahme gewürzter und scharfer Nahrung und unregelmäßiges Verhalten haben die Tendenz, die Doṣas zu den Ästen (Śākhā) zu schieben und Krankheiten hervorzurufen. Wer Hinweise auf eine nahende Krankheit wahrnimmt, versucht auf natürliche Weise, diese Faktoren zu vermeiden. Er ruht sich aus, vermeidet starke Reize und hält sich fern von den verschiedenen Vergnügungen, die möglicherweise Krankheiten hervorrufen.

Nahrung, die verdauungsfördernd und abführend wirkt, das Ausruhen von Körper und Geist, das Vermeiden übermäßiger Reize und die Konzentration des Geistes auf Erholung befördern die Doṣas zurück zum Magen-Darm-Trakt. Dabei wirken Ölungen und Schwitztherapien unterstützend. Auch kann eine Kontrolle des Vāta (Vāta Nigraha) - Yogastellungen ohne plötzliche Kontraktion oder Entspannung der Muskeln - sehr wesentlich dazu beitragen.

Ein Beispiel soll diese Bewegungsrichtungen klarmachen. Zwar sind uns die Doṣas als Substanzen nicht geläufig, doch wir alle wissen, daß in unserem Mund Speichel gebildet wird, wenn unsere Sinnesorgane ein anziehendes Objekt wahrnehmen wie eine attraktive Person oder eine Lieblingsspeise. Im allgemeinen wird dieser Speichel im Laufe der Zeit in Richtung Körpermitte wandern. Wenn jedoch aufgrund einer Verstopfung der Speichel nicht richtig sezerniert wird und im Gewebe der Speicheldrüse - hier als „festes Gewebe" verstanden - steckenbleibt, ruft er dort möglicherweise eine Krankheit hervor.

11.3 Entstehung von Krankheiten

Unser Körper ist darauf ausgelegt, sich innerhalb bestimmter Grenzen an Veränderungen der Umgebung und an die Streßfaktoren, denen er unterworfen wird, anzupassen. Erst wenn der Streß diese Grenze überschreitet, beginnt ein Krankheitsprozeß. In der Ayurvedischen Medizin wird der Verlauf in sechs Stadien, die sechs „Zeitpunkte der Behandlung", eingeteilt; diese Stadien bestimmen die Art der Therapien, die anzuwenden sind, um die Krankheit an ihrer weiteren Entwicklung zu hindern. Diese sechs Stadien der Krankheit und ihrer Behandlung sind:

1. das Stadium der „Ansammlung" (Saṁcaya) der Doṣas an den Orten ihrer Entstehung im Körper,

2. das Stadium der „Provokation" (Prakopa) der Doṣas, wenn sie eine Neigung entwickeln, sich auszubreiten,

3. das Stadium der eigentlichen „Ausbreitung" (Prasara) der Doṣas durch den ganzen Körper,

4. das Stadium der Lokalisierung (Sthānasaṁśraya), das mit ihrer Ablagerung in verschiedenen Körperteilen einhergeht; in diesem Stadium treten die einer Krankheit vorausgehenden Symptome auf,

5. das Stadium der Manifestation (Vyakti), in dem die Symptome der Krankheit auftreten,

6. das Stadium der „Differenzierung" (Bheda), des Auftretens von Komplikationen oder der Genesung, das mit Heilung, Behinderung oder dem Tod endet.

Die ersten drei Stadien der Ansammlung, Provokation und Ausbreitung (Saṁcaya, Prakopa und Prasara) stellen die Anomalitäten der Doṣas dar, die zunächst nur mit offensichtlichen systemischen und funktionellen Störungen verknüpft sind. Die nächsten drei Stadien der Lokalisation, Manifestation und Differenzierung (Sthānasaṁśraya, Vyakti und Bheda) beziehen sich auf das eigentliche Auftreten der Krankheit und die organischen Veränderungen, die in den Geweben und den verschiedenen Körperorganen vor sich gehen. Je früher der Arzt die Entwicklung einer Krankheit bemerkt, umso günstiger ist das für die Heilung. Die spezifischen Anzeichen und Symptome der gestörten Doṣas in den verschiedenen Stadien der Akkumulation, Provokation und Ausbreitung werden in den Texten klar beschrieben. Vom Arzt wird erwartet, daß er das Stadium, in dem sich ein Doṣa befindet, identifizieren kann, so daß er in der Lage ist, die weitere Entwicklung des Krankheitsprozesses zu verhindern.

In der Lokalisationsphase (Sthānasaṁśraya) verbinden sich die gestörten Doṣas mit Dūṣya - den Faktoren, die beschädigt werden können, also den Körpergeweben - und verderben sie. Dies heißt „das Zusammenkommen der krankheitsverursachenden Faktoren und der Orte der Krankheit" (Doṣa-Dūṣya Saṁmūrchana). Die Ausbreitung der Doṣas zu den Geweben findet durch Kanalsysteme (Śrotas) statt, also durch Blut- und Lymphgefäße und Zwischenräumen zwischen den Zellen.

Auf jeder Ebene am Anfang oder während der Entstehung einer Krankheit kann Agni, die Verdauung, der Stoffwechsel und die Stoffaufnahme, gestört sein und neue, unerwünschte Produkte entstehen: die Giftstoffe (Āma). Insgesamt gibt es also fünf Faktoren, durch die Krankheiten entstehen:

1. beeinträchtigte Doṣas,

2. die beschädigten Gewebe (Dūṣya) und die Verbindung der Doṣas mit ihnen, so daß sie geschwächt werden,

3. die Bewegung der Doṣas in die Körperkanäle, durch die normalerweise Nährstoffe, Abfallprodukte oder Nebenprodukte des Stoffwechsels fließen,

4. die Störung von Agni, der Verdauungssäfte und -enzyme,

5. die Bildung von Āma oder gestörten oder unerwünschten Produkten der Verdauung und des Stoffwechsels.

Sobald die Krankheitsursache bekannt ist, läßt sich die Ausbreitung der gestörten Doṣas von Anfang an unterbrechen oder schon zum Zeitpunkt ihrer Entstehung kontrollieren, also noch bevor die Krankheit manifest wird. Wenn die Krankheit einmal besteht, ermöglicht nur die Kenntnis der genauen Ursache eine Heilung oder Erleichterung, bevor sie chronisch wird oder bevor Komplikationen auftreten. Wenn die Krankheit bereits chronisch ist, dient dieses Wissen dazu, die Behinderungen zu beschränken, die durch die Krankheit verursacht werden oder die Rehabilitation zu ermöglichen. Dies kann folgendermaßen veranschaulicht werden:

Tab. 14: Behandlung in den verschiedenen Krankheitsstadien

Krankheitsstadium	**Ziel der Behandlung**
1. Saṁcaya - Ansammlung (Präpathogenese)	Erhaltung der Gesundheit
2. Prakopa und Prasara - Provokation und Ausbreitung (frühe Pathogenese)	Spezifischer Schutz
3. Sthānasaṁśraya - Lokalisation (sichtbare frühe Erkrankung)	Frühe Diagnose und sofortige Behandlung
4. Vyakti - Manifestation (fortgeschrittene Erkrankung)	Spezifische Behandlung
5. Bheda - Differenzierung (chronischer Zustand)	Beschränkung der Behinderung und Rehabilitation
Genesung	Rehabilitation und Verjüngung

Kurz gefaßt sind also die Ziele der Behandlung folgende:

- den natürlichen Gesundheitszustand zu erhalten (Svasthasya svāsthya rakṣaṇam): Erhaltung der Gesundheit, Verhinderung von Krankheit, Verjüngung;

- die Immunität und Widerstandskraft gegen Krankheit zu stärken (Vyādhikśamatva);

- den Patienten von Krankheiten zu erlösen (Āturasya vyādhi parimokṣaḥ): Heilung oder Linderung von Krankheit, Rehabilitation, Verjüngung.

12. Krankheitsdiagnose

Nach der Definition der Ayurvedischen Medizin ist der Mensch eine Kombination aus den fünf Elementen und dem wahrnehmenden Prinzip (Seele oder Ātman). Die fünf Elemente liegen im Körper in der Form der Doṣas, Gewebe und Abfallprodukte vor, aus denen die unterschiedlichen Organe und Organsysteme bestehen. Die Seele aktiviert den materiellen Körper. Zwischen den beiden steht der Geist mit den fünf Sinnesorganen, der die Funktionen der Seele und des Körpers koordiniert. Der Mensch hat also drei Aspekte seiner Persönlichkeit, den körperlichen (śārīrika), den geistigen (manasika) und den spirituellen (adhyātmika). Das Leben (Āyus) ist die Zeitspanne, während der all diese Aspekte existieren und zusammen funktionieren.

Diese drei Aspekte versuchen, immer eine perfekte Koordination und Harmonie aufrechtzuerhalten. Dieser Zustand wird als Gesundheit (Arogya) bezeichnet. Ein Ungleichgewicht dieser Harmonie, selbst durch geringe Veränderungen in einem dieser Aspekte, bewirkt Störungen der Gesundheit oder Krankheit (Roga).

Die Pflicht des Arztes ist es, die Krankheit (Nidana) zu diagnostizieren und geeignete Maßnahmen zu treffen, um diese Störungen zu korrigieren (Cikitsā oder Behandlung). Eine zutreffende Diagnose bildet die Basis für eine richtige Behandlung, während das Nichterkennen einer Krankheit oder eine unzutreffende Diagnose zu zielloser oder wirkungsloser Behandlung führt. Es gibt unterschiedliche Methoden der Untersuchung eines Patienten (Rogi-Parīkṣā).

12.1 Methoden der klinischen Untersuchung

Nach der ayurvedischen Methode werden drei Mittel anerkannt, zu gültigem Wissen zu gelangen: das autoritative Wissen (Āptopadeśa), das von erfahrenen und anerkannten Personen empfangen wird, die direkte Wahrnehmung (Pratyakṣa) und den Rückschluß (Anumāna), also Schlußfolgerungen, die auf logischer Überlegung basieren.

12.1.1 Autoritatives Wissen (Āptopadeśa)

Es steht in drei Formen zu Verfügung:

1. Schriften oder Wissen aus anerkannten Texten, mündliche Erkenntnis anerkannter Lehrer,
2. Autoritäten, die gelehrt sind und die Wahrheit sprechen,
3. Kenntnis über die Krankheit, die vom Patienten stammt und von Leuten, die ihm wohlgesonnen sind.

Das Verfahren, Informationen vom Patienten zu erhalten, ist die Befragung (Praśna) des Patienten über einschlägige Zustände. Diese Untersuchung durch

Befragung (Praśna parīkṣā) ist ein wesentlicher Bestandteil der Diagnose; die Information sollte schriftlich festgehalten und sorgfältig analysiert werden. Sie kann Informationen über viele wichtige Punkte liefern und sollte mindestens die folgenden Punkte beinhalten: Name des Patienten (Rogi nāma), Geschlecht (Linga), Alter (Vayas), Wohnort (Deśa), Beruf (Vṛtti), Dauer der Erkrankung (Avadhi), Ursachen der Erkrankung (Karāṇas), ihr erstes Auftreten (Uttaṇa), das betroffene Organ oder Körperteil (Adhisthāṇa), die Art der Krankheit (Atma/ Svabhava), Symptome und Anzeichen (Vedaṇa, Saṁsthana) der Krankheit in bezug auf Geräusch, Berührung, Aussehen, Geschmack und Geruch (Śabda, Sparśa, Rūpa, Rasa, Gandha), Verschlechterung oder Linderung (Vṛddhikśaya)der Anzeichen und Symptome (Lakśaṇa), Nachwirkungen, Komplikationen und Folgeerscheinungen (Udarka), Behandlungsversuche (Pravṛtti) und die Wirkung oder das Ergebnis solcher Abhilfemaßnahmen (Nivṛtti).

Es gibt noch viele weitere Punkte, über die der Patient Informationen erteilen kann und deren Kenntnis dem Arzt nützlich ist. Die so vom Patienten gegebene Information heißt die „Patientengeschichte" und wird im Krankenblatt (Atura patrika) systematisch in folgenden Abschnitten festgehalten:

1. Hauptbeschwerde (Pradhana vedana)
2. Geschichte der gegenwärtigen Erkrankung
3. Zurückliegende Geschichte
4. Familiengeschichte
5. Persönliche, berufliche und gesellschaftliche Geschichte.

12.1.2 Direkte Wahrnehmung (Pratyakṣa)

Die Kenntnis, die durch das Zusammenspiel der Seele, des Geistes, der Sinnesorgane und der Sinnesobjekte (Atman, Manas, Indriya und Indriyārtha) erhalten wird, wird als die direkte Wahrnehmung (Pratyakṣa) bezeichnet. Der Arzt sollte seine Sinne aufmerksam einsetzen, wenn er den Patienten untersucht. Die verschiedenen Untersuchungsformen in bezug auf die verschiedenen Sinne sind folgende:

Abhören (Śravana Parīkṣā):
Die Geräusche des Darms und die der Gelenke, Schwankungen der Stimme des Patienten sowie andere Geräusche in jedem Körperteil, einschließlich der Herz- und Atemgeräusche, sollten mit dem Ohr oder mit dem Stethoskop untersucht werden.

Augenschein (Darṣana Parīkṣā):
Die Farben, Formen, Proportionen, der Glanz, gesundes oder krankes Aussehen des Körpers und was sonst noch am Körper des Patienten zu sehen ist, sollte gründlich mit Hilfe des Gesichtssinns untersucht werden.

Untersuchung mit dem Geschmackssinn (Rasa Parīkṣā):
Die Untersuchung des Körpers des Patienten durch den Geschmackssinn ist

verboten und muß indirekt durch Rückschluß oder verschiedene Labortests vorgenommen werden. Blut und Urin werden zum Beispiel daraufhin geprüft, ob sich Ameisen und andere Tiere daran laben oder nicht.

Untersuchung mit dem Geruchssinn (Gandha Parīkṣā):
Es sollte wahrgenommen werden, ob der Geruch der Doṣas, Gewebe und Abfallprodukte im gesamten Körper des Patienten normal ist oder nicht.

Abtasten (Sparśana Parīkṣā):
Ob sich die Gewebe und Organe des Patienten bei bestimmten Krankheitszuständen normal oder anormal anfühlen, kann mit Hilfe des Tastsinns mit der Hand festgestellt werden. So kann entdeckt werden, ob die Gewebe und Organe heiß oder kalt, weich oder hart, rauh oder glatt usw. sind.

12.1.3 Rückschluß (Anumāna)

Der Rückschluß ist die Überlegung, die auf gegebenen Ausgangsbedingungen beruht. Einige Beispiele der Untersuchung durch Rückschluß sind folgende:

Der Zustand des Verdauungsfeuers kann durch die Verdauungskraft des Patienten bestimmt werden, seine Körperkraft durch die Fähigkeit zur Bewegung, der Zustand der Sinnesorgane durch die Klarheit der Wahrnehmung, der des Geistes durch die Konzentrationskraft. Die Fähigkeit des Verstehens zeigt sich an den Zielen, die der Patient im Leben hat, der emotionale Zustand am Grad der Verhaftetheit, die Verblendung am Mangel an Verstehen, die Wut an Gewalttaten, die Trauer an der Verzweiflung, die Freude an der Heiterkeit, das Vergnügen am Gefühl der Zufriedenheit, die Furcht an der Niedergeschlagenheit, die Vitalität an der Begeisterung für Unternehmungen, der Glaube an den Einstellungen, die Intelligenz am Gedächtnis, der Charakter am Verhalten. Latente Krankheiten können durch Tests mit therapeutischen oder provokativen Medikamenten zutage treten, die Schwere einer Krankheit zeigt sich an der Intensität der provokativen Faktoren, der drohende Tod an der Schwere fataler prognostischer Anzeichen, die Möglichkeit der Erholung an der Neigung zu Wohltuendem und geistige Klarheit am Fehlen von Störungen.

12.1.4 Die zehnfache Untersuchung der Stärke des Patienten (Daśavidha Parīkṣā)

Für eine angemessene Behandlung ist es wesentlich, die genaue Stärke (Bala) des Patienten wie auch der Krankheit zu ermitteln. Dafür rät Caraka zu einer zehnfachen klinischen Untersuchung:

1. Körperliche Konstitution (Prakṛti)
2. Krankheitzustand (Vikṛti)
3. Vitalität der Gewebe (Sara)
4. Körperbau (Saṁhanana)
5. Körpermaße (Pramāṇa)

6. Anpassungsfähigkeit (Satmya) an Nahrung, Medikamente, Klima usw.
7. Psychische Konstitution (Sattva)
8. Verdauungsvermögen (Āhāra śakti)
9. Bewegungsvermögen (Vyāyāma śakti)
10. Alter (Vaya)

Körperliche Konstitution (Prakṛti):

Wie bereits diskutiert wurde, gibt es sieben mögliche Konstitutionen: Vāta, Pitta, Kapha, Vāta-Pitta, Vāta-Kapha, Pitta-Kapha und ausgeglichen Vāta-Pitta-Kapha. Sie ergibt sich aus dem Verhältnis der Dosas während der Entwicklung des Fötus.

Wie die Nahrung, so sollten auch die täglichen Aktivitäten und der Beruf der Konstitution entsprechend angepaßt sein. Die korrekte Ermittlung der Konstitution ist wesentlich.

Krankheitszustand (Vikṛti):

Dies ist das Hauptobjekt der klinischen Untersuchung. Darunter fällt die Ermittlung der ursächlichen Faktoren (Hetu), der verstärkten Doṣas, der betroffenen Elemente des Körpers (Dūṣya), des Landes und des Lebensraums (Deśa), der Zeit (Kala), der Stärke (Bala) und der Zeichen und Symptome (Linga). Die gesamte im folgenden beschriebene klinische Untersuchung hat zum Ziel, aufzuklären, wie schwer die Krankheit ist.

Vitalität der Gewebe (Sara):

Es gibt sieben Arten von Geweben, das Plasma, das Blut, die Muskeln, das Fett, die Knochen, das Knochenmark und das Fortpflanzungsgewebe (Rasa, Rakta, Māṁsa, Meda, Asthi, Majja und Śukra). Sie werden alle untersucht, um ihren optimalen Zustand zu bestimmen; dazu kommt die Untersuchung des Geistes. Der Rückschluß auf den optimalen Zustand des Plasmas wird über den der Haut vorgenommen. Eine Person mit besonderer Vitalität der Gewebe leidet nicht an Hautkrankheiten.

Körperbau (Saṁhanana):

Damit ist gemeint, wie kompakt die Gewebe wie Knochen, Muskeln und Blut sind. Bei einem gut gebauten Körper sind die Knochen symmetrisch und gut verteilt und die Gelenke mit ausreichend Fleisch und Blut verknüpft. Solche Personen sind stark.

Körpermaße (Pramāṇa):

Auch ob der Körper wohl proportioniert ist, sagt etwas darüber aus, ob eine Person gesund leben wird. Die Bestimmung der Körpermaße durch das Zählen der Vielfachen der individuellen Fingereinheiten (Aṅgulī Pramāṇa) wurde bereits in Kapitel 7 beschrieben.

Anpassungsfähigkeit (Satmya):

Substanzen, die dem Körper entsprechen oder ihm ähnlich sind, heißen

Satmya. Wem Ghee, Milch, Öl und alle sechs Geschmacksrichtungen entsprechen, ist stark, wird mit Schwierigkeiten fertig und lebt lange. Wer sich nur an wenige Nahrungsmittel und nur an eine der Geschmacksrichtungen angepaßt hat, ist im allgemeinen schwach und lebt nicht lange.

Geistige Natur (Sattva):
Der Geist (Sattva oder Manas) ist das Kontrollorgan des Körpers, solange er mit der Seele in Kontakt ist. Je nach seiner Stärke kann der Geist von dreierlei Abstufungen sein: stark (pravara), mittel (madhya) oder schwach (avara). Entsprechend haben verschiedene Personen drei Arten von psychischen Konstitutionen. Die Psyche besteht aus den drei Guṇas Sattva, Rajas und Tamas. Bei wem Sattva dominiert, der besitzt große psychische Kraft. Bei wem Tamas dominiert, der besitzt geringe psychische Kraft. Wer von Rajas dominiert wird, fällt dazwischen. Die psychische Konstitution wurde bereits beschrieben.

Verdauungsfähigkeit (Āhāra śakti):
Die Kapazität, Nahrung umzusetzen, soll danach beurteilt werden, wieviel der Patient essen und verdauen kann.

Bewegungsfähigkeit (Vyāyāma śakti):
Die Fähigkeit zur Bewegung wird nach der Arbeitsfähigkeit beurteilt. Nach der Kapazität zu arbeiten können drei Grade der Stärke, schwach, mittel und stark, bestimmt werden. Wer schon nach leichter Anstrengung erschöpft ist, ist schwach. Wer selbst nach starker Anstrengung nicht erschöpft ist, ist stark.

Alter (Vaya):
Bei der klinischen Untersuchung muß das Alter des Patienten bestätigt werden. Das Alter wird grob in drei Phasen eingeteilt: die Kindheit, das mittlere Alter und das hohe Alter, in denen Kapha, Pitta beziehungsweise Vāta vorherrschen.

12.2 Achtfache Untersuchung des Patienten (Aṣṭavidha Parīkṣā)

Eine der wichtigsten Formen der allgemeinen Untersuchung des Patienten, die in der Ayurvedischen Medizin durchgeführt wird, ist die achtfache Untersuchung (Aṣṭavidha parīkṣā). Dabei werden folgende acht Merkmale untersucht: der Puls (Naḍī), die Zunge (Jihva), die Stimme (Śabda), die Haut (Sparśa), das Sehvermögen (Dṛk), das allgemeine Äußere (Akṛti), der Urin (Mutra) und der Stuhl (Mala) des Patienten. Sie liefern eine gute allgemeine Vorstellung über die Art der Krankheit und den Zustand des Patienten.

12.2.1 Untersuchung des Pulses (Naḍī Parīkṣā)

Der Ausdruck Naḍī bezeichnet wörtlich einen Schlauch oder einen Kanal, durch den etwas fließt. Texte, die die Yogaphilosophie behandeln, verwenden ihn für die Nerven. Im Zusammenhang mit der achtfachen Untersuchung bezieht er sich auf die Arterien (Dhamani). Es wird also der arterielle Puls in verschiedenen Körperregionen beobachtet.

Die Untersuchung des Pulses ist einer der wichtigsten Faktoren, um sowohl die Konstitution der Person als auch ihre mögliche Krankheit zu bestimmen. Es ist dabei zu beachten, daß Krankheiten (Vikṛti) die durch die Konstitution bestimmte Natur (Prakṛti) des Pulses beeinflussen. Um die Konstitution zu bestimmen, sollte also der Puls genommen werden, wenn kein akut krankhafter Zustand vorliegt; sonst muß er bezüglich des Krankheitseinflusses korrigiert werden.

Die Bestimmung des Pulses sagt sehr viel über die Fähigkeiten eines Arztes oder Heilers aus. Sie dient aber auch dazu, eine Beziehung zum Patienten herzustellen, mit seinem Energiesystem in Kontakt zu treten und ihm Vertrauen in die ihn behandelnde Person zu geben. Über den Puls kann man den Zustand seiner primären Lebenskraft (Prāṇa) registrieren und die eigene Heilkraft mit ihr verbinden. Ohne das Abnehmen des Pulses ist eine Diagnose immer unvollständig oder unprofessionell. Die Pulsbestimmung darf nicht übersehen oder zu rasch durchgeführt werden. Es sollte versucht werden zu bestimmen, wie der Puls mit den anderen Faktoren in Beziehung steht, die am Patienten vielleicht offensichtlicher sind.

Natürlich lehren allein Übung und Erfahrung viele Aspekte der Pulsdiagnose, so daß man nicht erwarten darf, sie schnell zu beherrschen. Es gibt jedoch einige offensichtliche individuelle Unterschiede im Puls, die nicht schwierig festzustellen sind, wie die Pulsfrequenz, die wichtige Informationen für die Diagnose und Behandlung geben kann. Obwohl es also viel Zeit beanspruchen und noch mehr Studium und Übung benötigen kann, bevor man ein Meister des Pulses wird, kann selbst ein Anfänger damit beginnen, den Puls als hilfreiches diagnostisches Werkzeug anzuwenden. Selbst wenn man sich der Art oder der Bedeutung des Pulses nicht sicher ist, sollte man ihn abnehmen und versuchen zu sehen, wie er dem Zustand und der Konstitution der Person entspricht.

Viele mögen die Vorstellung vom großen Vaidya (ayurvedischen Arzt) als einem Meister des Pulses haben, der uns unsere Konstitution, Krankheiten und vielleicht auch unsere psychologische und spirituelle Natur aus dem Puls erzählen kann; wir sollten uns jedoch klarmachen, daß solche Ärzte recht selten sind.

12.2.1.1 Wie man den Puls fühlt

Der Puls sollte so abgenommen werden, daß er von normalen physiologischen Aktivitäten nicht beeinflußt ist. Man fühlt ihn also am besten bei nüchternem Magen, zwischen den Mahlzeiten, in Ruhe und ohne geistige oder emotionale Aufregung. Nach den Mahlzeiten oder bei Hunger beeinflußt das Verdauungsfeuer den Puls. Bei Bewegung ändert sich die Pulsfrequenz ebenfalls durch den verstärkten Kreislauf.

Die frühen Morgenstunden sind die beste Zeit zur Pulsbestimmung. Sie kann irreführend oder falsch sein, nachdem der Patient gegessen, sich bewegt oder gebadet hat, wenn er berauscht ist, Geschlechtsverkehr hatte, geschlafen hat oder wenn er hungrig, durstig, wütend, traurig oder besorgt ist.

Der auf der Daumenseite des Handgelenks bestimmte radiale Puls (Hasta Nadī) ist zur Untersuchung am besten geeignet. Bei Männern wählt man den Puls der rechten Hand und bei Frauen den der linken. Der Arzt sollte Zeige-, Mittel- und Ringfinger seiner rechten Hand an den Puls am Handgelenk des Patienten legen. Die Finger des Arztes sollten sanft, aber sicher angelegt werden, so daß selbst leichte Bewegungen des Pulses gefühlt werden können. Die Untersuchung wird am besten dreimal im Abstand mehrerer Sekunden durchgeführt. Einige Ärzte nehmen den Puls mit dem Zeigefinger etwa bei der ersten Hautfalte des Handgelenks ab, andere einen Finger unterhalb davon, unter dem hervorstehenden Teil des Gelenkknochens. Das Handgelenk sollte leicht gebeugt sein. Allmählich wird Druck ausgeübt und die Stärke und Art des Pulses dabei wahrgenommen. Verschiedene Druckstärken können einige Sekunden gehalten werden. Normalerweise wird sanfter, milder und starker Druck ausgeübt. Wenn der Puls bei allen drei Stufen wahrnehmbar und von einer gewissen Stärke ist, ist das ein Zeichen von guter Gesundheit und ausgeglichener Energie.

12.2.1.2 Merkmale in der Pulsdiagnose

Es gibt eine Reihe von Merkmalen, um die Art und Qualität des Pulses zu bestimmen. Für eine vollständige Beurteilung müssen sie alle zusammen berücksichtigt werden. Sie sind entsprechend den Doṣas aufgeführt; bei Doppelkonstitutionen liegen die Pulsmerkmale in der Regel kombiniert vor. Das Gesamtbild, das sich aus allen Faktoren - insbesondere den wichtigeren - ergibt, ist ausschlaggebend, nicht einzelne Merkmale.

12.2.1.3 Qualität des Pulses

Dies ist der wichtigste Faktor, der zur Beurteilung der Konstitution dient. Er bezeichnet die allgemeine Art oder Bewegung (Gati) des Pulses. Er ist möglicherweise schwierig feststellbar, da er von der Stärke oder Schwäche der Person beeinflußt sein kann. Es ist also das einfachste, ihn zunächst bei relativ gesunden Menschen zu bestimmen.

Vāta-Typen haben einen Puls, der den Bewegungen einer Schlange ähnelt. Es heißt daher vom Vāta-Puls, er sei „Sarpagati" oder habe eine schlangengleiche Bewegung. Ihr Puls ist häufig eng und fadenartig, etwas gleitend oder unregelmäßig in einer waagerechten Bewegung wie eine Schlange. Sowohl das Volumen als auch die Spannung des Pulses sind niedrig. Er ist möglicherweise schwer zu finden oder zu tasten wegen seiner dünnen und fluktuierenden Art. Er ist häufig veränderlich und fein wie der Wind.

Der Pitta-Puls ist mehr hüpfender Art. Es heißt, er sei „mandukagati" oder ähnele der Bewegung eines Frosches. Er ist häufig drahtig, gespannt und springend. Er hat einen hohen Ausschlag und fällt plötzlich ab. Er erscheint in

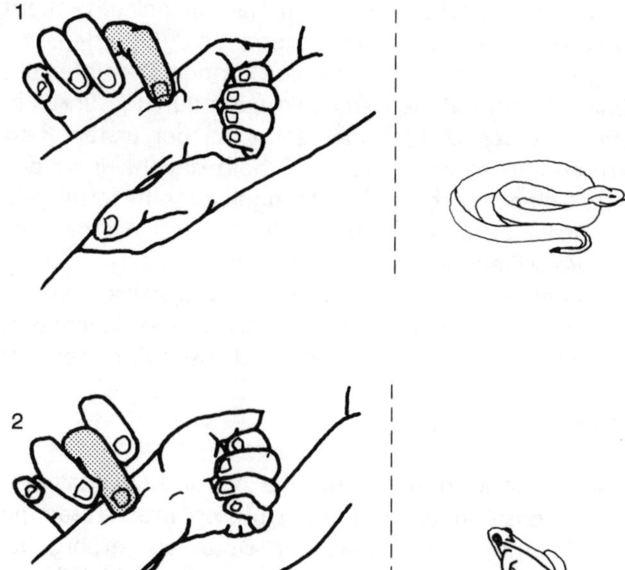

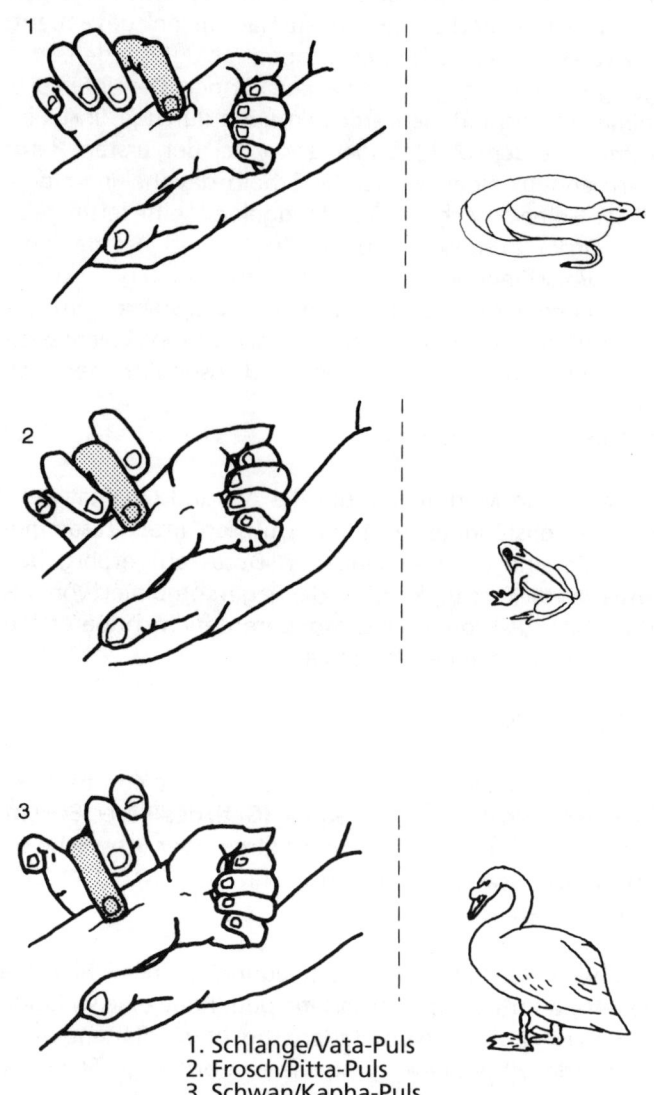

Abb. 14.:
Pulsdiagnose

seiner Bewegung erregt oder tanzend. Er ähnelt häufig dem Aufflackern eines Feuers.

Der Kapha-Puls ist gleichmäßiger und wellenförmiger. Es heißt von ihm, er sei „hamasagati", habe die Bewegung eines Schwans. Er ist häufig weit, breit, rollend und anmutig und ähnelt der Bewegung eines Flusses. Im allgemeinen sind Volumen und Rhythmus ausgeglichen.

Die Ansammlung von Schleim macht den Puls schlüpfriger oder rollender und verleiht ihm oft mehr kaphaartige Eigenschaft. Das Essen von zu viel Milchprodukten oder Schleim erzeugender Nahrung kann diesen Effekt hervorrufen. Solch ein Puls findet sich häufig in Āma-Zuständen, in denen die unverdaute Nahrungsmasse eine Stagnation der Energie und Verstopfung hervorruft.

Leberstörungen wie Gelbsucht machen den Puls oft drahtiger oder froschähnlicher in seiner Bewegung. Schmerz kann den Puls ebenfalls gepreßt und etwas drahtiger machen. Fieber bewirkt, daß er größer, breiter und schneller wird. Nierenstörungen, ausgeprägte Schwäche- oder Erschöpfungszustände machen den Puls eher drahtiger, schlangenartig oder schwach und insgesamt schwer auffindbar.

12.2.1.4 Lage des Pulses

Die Position des Zeigefingers, die erste Position beim Pulsfühlen, zeigt Vāta an, die des Mittelfingers Pitta und die des Ringfingers Kapha. Manchmal wurde der kleine Finger als vierte Position verwendet, die das Blut anzeigte, aber dies geschieht in der ayurvedischen Praxis im allgemeinen nicht mehr.

Der Puls an diesen Stellen sagt auch etwas über die drei Schichten des Körpers, die es nach dem chinesischen Medizinkonzept gibt. Der erste Puls mißt die Energie im Brustkorb, dem oberen Teil des Körpers, der in der chinesischen Medizin auch der „obere Erwärmer" heißt. Der zweite Puls mißt die Energie in der Mitte zwischen dem Nabel und der Brust, nach der chinesischen Medizin der „mittlere Erwärmer". Der dritte Puls mißt die Energie unterhalb des Nabels oder im unteren Bereich des Körpers, im „unteren Erwärmer". Da im chinesischen Medizinkonzept die Entsprechung von Vāta die Tendenz hat, sich nach oben zu bewegen, Kapha nach unten und Pitta die, in der Mitte zu bleiben, kann die Energie in diesen verschiedenen Körperbereichen die der drei Doṣas widerspiegeln.

Die Lage des Pulses darf jedoch nicht überbetont werden. Die Qualität des Pulses ist das allerwichtigste Merkmal. Sehr wenige Personen, darunter die meisten Kapha-Typen, haben an der dritten Position den stärksten Puls. Da die Radialarterie entlang der Speiche zum Handgelenk nach oben verläuft, erscheint es nur selbstverständlich, daß der Puls an der ersten Position etwas stärker und in der dritten etwas schwächer ist.

Bei Krankheiten wird der Puls von der Tendenz her offenkundiger an den Stellen, bei denen akute Symptome vorliegen. Akute Lungenstörungen zeigen einen stärkeren Puls in der ersten Position, akute Verdauungsstörungen in der zweiten und akute Nierenstörungen in der dritten. Außerdem schwächen chronische Krankheiten, die eine Entkräftung der Organe und der Gewebe des Körpers mit sich bringen, den Puls an der Stelle, an der sie sich befinden. Chronische Nierenkrankheiten, geringes Ojas oder sexuelle Schwäche spiegeln sich also als eine Schwäche in der dritten Position des Pulses wider.

12.2.1.5 Geschwindigkeit des Pulses

Sie ist ebenfalls ein wichtiges Merkmal, zugleich leicht beobachtbar und mit am verläßlichsten.

Der Vāta-Puls ist meist am schnellsten, der von Pitta hat eine mittlere Frequenz und der Kapha ist langsam. Vāta läuft mit 80 bis 100 Schlägen pro Minute oder 5 pro Atemzug. Der Pitta-Puls läuft mit 65 bis 80 Schlägen pro Minute oder 4 pro Atemzug, der Kapha-Puls mit weniger als 65 Schlägen pro Minute oder 3 pro Atemzug.

Bei Fieber wird die Geschwindigkeit des Pulses schneller, und zwar umso mehr, je höher das Fieber ist. Vom Puls kann man nur auf die Konstitution schließen, wenn kein übertrumpfender Krankheitseinfluß wie Fieber vorliegt. Auch andere Faktoren wie Bewegung oder scharfes Essen erhöhen die Pulsrate, wie überhaupt alles, was den Kreislauf anregt. Kälte macht den Puls eher langsamer; das gleiche ist der Fall, wenn Āma im System steckenbleibt.

12.2.1.6 Tiefe des Pulses

Damit ist die Ebene gemeint, auf der man den Puls findet, oder anders gesagt, wieviel Druck ausgeübt werden muß, bis man ihn wahrnimmt.

Der Vāta-Puls ist an der Oberfläche wahrnehmbar, Pitta auf einer mittleren und Kapha auf einer tief liegenden Ebene. Die Ursache ist, daß es bei Vāta-Personen mit ihrer dünnen Haut und den hervorstehenden Venen am einfachsten ist, den Puls zu fühlen. Bei Kapha-Personen mit ihrer dicken Haut oder Fett am Handgelenk ist es schwieriger, den Puls zu finden und es muß mehr Druck ausgeübt werden, um die Ebene des Pulses zu finden. Aus diesem Grund ist es vor allem bei schwachen und dicken Kapha-Typen schwierig, den Puls überhaupt auszumachen. Pitta-Personen fallen dazwischen.

Wenn jedoch ein Krankheitszustand vorliegt, der die Oberfläche des Körpers betrifft wie Erkältung oder Grippe, wird die Energie des Körpers zur Oberfläche gezogen, um den Krankheitserreger zu bekämpfen. Der Puls wird also in vielen anfänglichen Krankheitsstadien oder Lungenstörungen eher oberflächlich. Andererseits kann es sein, daß man den Puls bei vielen tief liegenden, chronischen oder degenerativen Erkrankungen, bei denen die Energie des Körpers schwach ist oder ins Innere gezogen wird, nur auf einer tiefen Ebene findet. Āma-Zustände machen den Puls ebenfalls eher tief und schwer; dasselbe gilt für andere Verstopfungen.

12.2.1.7 Stärke des Pulses

Hat man die Ebene des Pulses einmal gefunden, ist seine Stärke leicht zu bestimmen. Vāta-Typen mit ihrem schlechten Kreislauf, chronisch niedrigem Energiezustand und der Tendenz zu Mangelerscheinungen, haben normalerweise den schwächsten Puls. Pitta-Typen mit dem hüpfenden Puls und der aggressiveren Art haben im allgemeinen den stärksten Puls. Kapha-Typen mit ihrem regelmäßiger fließenden Puls liegen dazwischen. Ihr Puls ist in der Stärke gleichmäßiger als der von Pitta, aber oft schwieriger zu finden und durch sein breites Volumen eher verteilt.

Jede langfristige, chronische oder schwächende Krankheit, Alter oder ein Zustand der Genesung trägt dazu bei, daß der Puls schwächer wird. Schwache oder entkräftete Kapha-Typen mit Übergewicht haben oft einen sehr schwachen, tiefen und langsamen Puls. Akutere Krankheiten, der Einfluß hohen Fiebers oder starker Schmerzen machen den Puls stärker. Männer haben im allgemeinen einen stärkeren Puls als Frauen. Die Stärke des Pulses verrät also häufig mehr über die Gesundheit und den Allgemeinzustand des Patienten als über seine Konstitution.

12.2.1.8 Regelmäßigkeit des Pulses

Unregelmäßigkeiten des Pulses können so weit gehen, daß ein Schlag ausfällt. Der Puls kann auch unregelmäßig langsamer oder schneller werden, wobei normalerweise ebenfalls ein Schlag entfällt. Bei allen drei Konstitutionstypen sollte der Normalpuls regelmäßig sein.

Der Vāta-Puls ist eher unregelmäßiger als die anderen wegen der schwankenden Natur von Vāta. Bei ihm fällt nicht nur gelegentlich ein Schlag aus, sondern dies ist zudem völlig unvorhersehbar. Der Pitta-Puls ist eher regelmäßig. Auch hier kann ein Schlag ausfallen, aber der Rhythmus wird dadurch nicht gestört. Der Kapha-Puls ist wegen seiner konstanten Art der regelmäßigste.

Emotionale oder nervöse Einflüsse können vorübergehende Unregelmäßigkeit des Pulses hervorrufen. Dazu gehören Streß, Angst, Sorge und Schlaflosigkeit. Der übermäßige Gebrauch von Medikamenten oder anregenden Substanzen wie Kaffee können ebenfalls zeitweilig diesen Effekt haben. Solche vorübergehenden Zustände sind nicht unbedingt ein Hinweis auf eine Schwäche des Herzens, zeigen aber, daß das Herz und die Nerven angestrengt sind, was schwerere Probleme nach sich ziehen kann, wenn dieser Zustand nicht unter Kontrolle gebracht wird.

Ein unregelmäßiger Puls zeigt eher eine Herzerkrankung als die Konstitution an und geht oft mit Angina pectoris, Bluthochdruck, Arteriosklerose oder Herzschwäche einher. Der Patient ist also gut beraten, wenn er bei einem entsprechend ausgerüsteten Arzt ein EKG aufzeichnen oder einen Herzbelastungstest durchführen läßt.

12.2.1.9 Der Puls und die Entsprechung zu den Organen

Genau wie die drei Positionen den drei Ebenen im Körper entsprechen, gibt seine Lage nach der chinesischen Medizin eine Beziehung zu den Organen wieder. Auch in der Ayurvedischen Medizin wird dieses Konzept von einigen Ärzten verwendet.

Auf der Ebene der Oberfläche zeigt der Puls die Wirkung der „Gedärme" oder hohlen Organe an, auf einer tieferen Ebene die entsprechenden inneren oder festen Organe. Nach dieser Vorstellung liegen die Organe also paarig vor und es wird über besondere Kanäle zwischen ihnen Energie ausgetauscht.

Tab. 15: Lage des Pulses und seine Entsprechung zu den Organen

	Oberfläche	**Tiefe**
Linke Hand		
Erste Position	Dünndarm	Herz
Zweite Position	Gallenblase	Leber
Dritte Position	Harnblase	Nieren
Rechte Hand		
Erste Position	Dickdarm	Lungen
Zweite Position	Magen	Milz
Dritte Position	Herzbeutel	„dreifacher Erwärmer"

Gelegentlich wird ein einfacheres System angewandt, bei dem jede Position einem Organ entspricht und Hohlorgane nicht verwendet werden:

rechte Hand:	1. Position Lungen	2. Milz	3. Nieren
linke Hand:	1. Herz	2. Leber	3. Nieren

12.2.1.10 Gesamtbetrachtung

Um über den Puls die Konstitution zu bestimmen, ist das wichtigste Merkmal die allgemeine Qualität des Pulses. In zweiter Linie ist die Geschwindigkeit des Pulses hilfreich. Die Stärke des Pulses kann irreführend sein, da sie die allgemeine Menge der Energie mißt und nicht ihre Qualität. An welcher Stelle der Puls am stärksten ist, ist ebenfalls ein Merkmal, das von einigen ayurvedischen Lehrern überschätzt wird.

Die Tiefe des Pulses kann von gewisser Hilfe sein, denn bei ihrer Bestimmung nimmt man zugleich wahr, ob die Haut dick (Kapha), dünn (Vāta) oder von mittlerer Dicke (Pitta) ist. Auch kann die Haut warm (Pitta), kalt und trocken (Vāta) oder kalt und feucht (Kapha) sein. Die Farbe der Haut kann als rötlich (Pitta), dunkel (Vāta) oder weiß (Kapha) wahrgenommen werden.

Die Pulsfrequenz wird in den Schriften folgendermaßen beschrieben (ein Pala = 30 Sekunden):

Neugeborenes	56 je Pala (112 pro Minute)
3 bis 7 Jahre	45 je Pala (90 pro Minute)
30 bis 50 Jahre	37 je Pala (75 pro Minute)

12.2.1.11 Anormaler oder krankhafter Puls (*Vikṛta Naḍī*)

Bei Zuständen verstärkten Vātas ähnelt der Puls der Bewegung einer Schlange oder eines Blutegels, ist unregelmäßig (vakra), ungleichmäßig (capala) und weder warm noch kalt. Bei Pitta-Zuständen ähnelt er den Bewegungen eines Frosches, einer Krähe, eines Sperlings, eines Kranichs oder einer Wachtel, ist warm, rasch (vegavati), dünn und weich. Bei Kapha-Zuständen bewegt er sich ähnlich wie ein Schwan, eine Taube, ein Hahn, ein Pfau oder ein Elefant und ist regelmäßig, kalt, dick und voller Härte (kaṭhina).

12.2.2 Untersuchung der Zunge (Jihva Parīkṣā)

Die Zunge liefert wertvolle Informationen über Gesundheit oder Krankheit einer Person. Sie ist auch bei der Diagnose von Verdauungsstörungen wichtig. Durch die Untersuchung der Zunge kann man auf den Zustand von Vāta, Pitta und Kapha, des Plasmas und des Blutes (Rasa und Rakta Dhātu) sowie des Verdauungsfeuers (Agni) schließen. Ist die Zunge durch Vāta verdorben, so ist sie trocken, rauh und rissig; wenn sie von Pitta beeinflußt ist, rötlich mit Wunden oder Geschwüren und brennend; Kapha bewirkt eine bedeckte, weiße und schleimige Zunge. Bei Blutarmut verliert sie ihre normale Farbe und wird weiß und glatt. Bei einer Störung des Agni lagert sich eine weiße Schicht (Āma) ab, die durch Waschen der Zunge nicht entfernt werden kann.

12.2.3 Untersuchung des Stuhls (Puriśa Parīkṣā)

Der Stuhl gibt guten Aufschluß über den Zustand der Doṣas und der Gewebe sowie über die verdaute Nahrung im gesunden oder kranken Zustand. Die Ayurvedische Medizin empfiehlt daher seine Untersuchung als diagnostische Methode bei allen Krankheiten und speziell bei Störungen der Leitungsbahnen der Verdauung und Ausscheidung (Annavaha und Puriśavaha Śrotas) und solchen des Magen-Darm-Trakts.

Wenn die Verdauung und Aufnahme der Nahrung normal ist, ist der Stuhl wohlgeformt und schwimmt auf dem Wasser. Dies zeigt an, daß keine Giftstoffe im System sind (Nirāma-Zustand). Wenn dagegen die Verdauung nicht in

Ordnung ist, schwimmt er nicht, ist schleimig, hat verschiedene Farben und einen schlechten Geruch. Dies zeigt Āma im System an (Sāma-Zustand). Die Untersuchung des Stuhls kann auch bei Störungen des Blut- oder Fettgewebes oder dem Vorliegen von Parasiten vorgenommen werden.

12.2.4 Untersuchung des Urins (Mutra Parīkṣā)

Der Urin ist ein weiteres wichtiges Abfallprodukt des Körpers; seine Untersuchung liefert viele wertvolle Informationen über den Gesundheitszustand. Die Urinprobe sollte in einem sauberen Gefäß gesammelt werden, vorzugsweise in einem sterilisierten Glas, Becher oder Reagenzglas, unmittelbar beim Wasserlassen und ohne die ersten paar Tropfen.

Eine kleine Menge Urin wird in ein Glasgefäß mit einer breiten Öffnung gegeben und so aufbewahrt, daß sie von Wind, Sonne und anderen Störfaktoren nicht beeinflußt wird. Ein mäßig großer Tropfen Sesamöl wird dann aus etwa fünf Zentimetern Höhe auf den Urin getropft, so sanft, daß dieser davon nicht erschüttert wird. Der Öltropfen sollte genau beobachtet werden, wie er sich ausbreitet, welche Formen er annimmt usw. Folgende Schlüsse können aus diesen Beobachtungen (Taila Bindu Parīkṣā) gezogen werden:

Tab. 16: Die Urinanalyse mit einem Öltropfen

Art der Ausbreitung (Gati)	**Muster oder Form (Akṛti)**	**Zustand**
schwimmt wie ein Boot	ähnelt in seiner länglichen Form einer Schlange	hohes Vāta
Blasen treten auf, teilt sich in kleine Tropfen auf	nimmt die Form eines Schirms oder Rings an	hohes Pitta
bleibt wie eine Perle liegen	ähnelt einem Sieb	hohes Kapha

12.2.5 Untersuchung durch Berühren (Sparśa Parīkṣā)

So prüft man den Zustand der Haut. Diese Methode ist in den Texten nicht ausführlich behandelt worden. Es heißt, daß die Berührung einer Person mit einer Pitta-Störung heiß, mit einer Kapha-Störung kalt und fettig (picchila) und die einer Person mit einer Vāta-Störung kalt und trocken oder rauh ist.

12.2.6 Untersuchung der Augen (Dṛk Parīkṣā)

Die Untersuchung der Augen des Patienten liefert viele Informationen über den Zustand der Doṣas. Bei Vāta-Störungen verlieren die Augen ihren glänzenden Charakter und werden rauh. Unter Pitta-Bedingungen können sie gelblich oder rötlich aussehen. In Kapha-Zuständen werden sie düster.

12.2.7 Allgemeines Aussehen (Akṛti Parīkṣā)

Darunter fällt die Untersuchung des Gangs, der allgemeinen Körperstruktur und des Ernährungszustands der Person.

12.2.8 Untersuchung der Leitungsbahnen

Die verschiedenen Systeme der Leitungsbahnen des Körpers werden entsprechend ihrer Funktion und ihrer äußeren Erscheinung untersucht. Für viele ayurvedische Ärzte ist diese Methode wichtiger als die Pulsdiagnose. Jedes System und die mit ihm zusammenhängenden Funktionen und Organe werden auf unterschiedliche Weise untersucht.

Atemwege und allgemeine Vitalität (Prāṇavaha śrotas):	
Nase, Rachen	*(Nasa, Kaṇṭha)*
Außenseite des Brustkorbs	*(Uras bahya)*
Lungen	*(Phusphus)*
Geschwindigkeit der Ein- und Ausatmung, Auswurf, Sputum	*(Nisthyuti)*
Kopf	*(Siras)*
Sinnesorgane	*(Jñānendriya)*
Tat- oder Bewegungsorgane	*(Karmendriya)*
geistiger Zustand	*(Manas)*
Wasserstoffwechselsystem (Udakavaha śrotas):	
Gaumen	*(Talu)*
Wasseransammlung oder Ansammlung von Flüssigkeit im Körper, wie an ödemischen Stellen	*(Udakasaṁcaya)*
Verdauungssystem (Annavaha śrotas):	
Außenseite des Bauchs	*(Udara bahya)*
Magen, Zwölffingerdarm	*(Amasya, Grahaṇi)*
Dünndarm	*(Kśudra antraṣ)*
Verdauungsfeuer	*(Agni)*
Plasma und Kreislaufsystem (Rasavaha śrotas):	
Herzschlag, Geschwindigkeit, Rhythmus, Geräusch usw.	*(Hṛdaya vega, gati, śabda)*
Pulsgeschwindigkeit, Rhythmus, Volumen usw.	*(Naḍī gati, vega)*
Lymphdrüsen	*(Lasika granthi)*
Haut- und Lymphabsonderungen	*(Tvak lasika)*
Blutsystem (Raktavaha śrotas):	
Leber	*(Yakṛt)*
Milz	*(Pliha)*
Venen und Arterien	*(Siras, Dhamani)*
Blut	*(Rakta)*

Blutdruck	*(Raktasaṁmarda)*
Ojas-Charakteristika	

Muskel- und Fettsysteme (Māṁsavaha - Medovaha śrotas):

Muskelspannung	*(Māṁsapeśi)*
Fett	*(Medas)*
Körpergewicht	*(Śarira bhara)*

Knochen- und Nervensysteme (Asthivaha - Majjavaha śrotas):

Knochen	*(Asthi)*
Gelenke	*(Saṁdhi)*
Haare	*(Kesa)*
Nägel	*(Nakha)*
Absonderungen der Augen, Nase und Ohren	*(Aksi, vit tvak sneha)*
Gehirnfunktionen, motorische Reflexe	*(Vātagati)*

Fortpflanzungssystem (Śukra, Arthava, Stanya vaha śrotas):

Hodensack, Hoden	*(Muska, Vṛṣana)*
Penis	*(Medhra)*
Samenflüssigkeit	*(Śukra)*
Gebärmutter	*(Garbhasaya)*
Eileiter	*(Arthava vahinī)*
Eierstöcke	*(Phalakośa)*
Scheide	*(Yoni)*
Menstruationsflüssigkeit	*(Raja pravṛtti)*
Brüste, Milch	*(Stana, Stanya)*

Ausscheidungssystem (Puriśavaha śrotas):

Dickdarm	*(Pakvasaya)*
Enddarm	*(Puriśasaya)*
After	*(Guḍa)*
Stuhl	*(Puriśa)*

Harnsystem (Mutravaha śrotas):

Harnblase	*(Vasti)*
Harnleiter	*(Mutramarga)*
Urin	*(Mutra)*

Schweißsystem (Svedavaha śrotas):

Haut	*(Tvak)*
Körperhaare	*(Loma)*
Schweiß	*(Sveda)*

Wichtige allgemeine Charakteristika:

Vāta-Eigenschaften
Pitta-Eigenschaften
Kapha-Eigenschaften

Eigenschaften der beschädigten Gewebe *(Dūṣya)*
Betroffene Gewebe, Systeme und Organe

12.3 Untersuchung der Krankheit (Roga Parīkṣa)

Die Krankheit selbst muß richtig diagnostiziert werden. Dafür gibt es fünf Methoden:

1. ursächliche Faktoren (Nidana),
2. vorausgehende Symptome (Purva-rupa),
3. Anzeichen und Symptome (Rupa),
4. Linderungsmittel (Upaśaya),
5. Entstehung der Krankheit (Saṁprāptī).

Die Pathogenese wurde bereits diskutiert. Upaśaya bedarf noch der Klärung. Es gibt einige Krankheiten, bei denen die Diagnose schwierig, vielleicht sogar unmöglich ist. In solchen Fällen führt man therapeutische Tests durch. Dies heißt Upaśaya oder Linderungsmittel. Nach Caraka ist die Definition von Upaśaya „der Gebrauch von Medikamenten, Ernährung und Verhaltensweisen, die direkt oder indirekt dem krankheitsverursachenden Faktor, der Krankheit oder beiden entgegenwirken".

Kurz gesagt, sollte die Untersuchung des Patienten folgendes feststellen:

1. Faktoren, welche die Krankheit verschlechtern (Prakopananidana),
2. ursächliche Faktoren (Yoni),
3. Beginn der Krankheit (Utthanaṃ),
4. Ort der Krankheit (Adhisthana),
5. Anzeichen und Symptome (Saṁsthana),
6. Schmerz (Vedana),
7. Geräusch,
8. Berührung,
9. Farbe,
10. Geschmack,
11. Geruch,
12. Komplikationen (Upadrava),
13. Stadium der Krankheit (Vṛddhi),
14. Dauer der Krankheit (Sthāna),
15. Nachlassen der Krankheit (Kśaya),
16. Folgeerscheinungen (Udaraka),
17. Name und Einteilung der Krankheit,
18. Medikamente,
19. Behandlungsregeln (Pratikara-pravṛtti und nivṛtti).

Die Diagnose einer Krankheit wird nach diesen Methoden vorgenommen, aber auch auf die drei Doṣas wird im medizinischen Alltag großer Wert gelegt.

Sie sind sowohl für den erfahrenen wie für den beginnenden Arzt nützlich. In diesem Zusammenhang stellt Caraka fest: „Teilt man die Krankheiten nach Ursache, Schmerzen, Farbe, Ort, Form und Namen ein, wird ihre Zahl wahrhaft unendlich."

Ein Arzt muß sich nicht schämen, wenn er nicht alle Krankheiten benennen kann, denn es kann keine definierte Standardisierung oder Nomenklatur für alle Krankheiten geben. Dasselbe gereizte Doṣa ruft unterschiedliche Krankheiten hervor, je nach der Vielfalt ihrer Ursachen und ihrer Orte. Die Behandlung sollte also eingeleitet werden, nachdem die Art der Krankheit (mit dem gestörten Doṣa und Dūṣya) und alle speziellen ursächlichen Faktoren diagnostiziert worden sind. Auch wenn man die Merkmale einer komplexen Krankheit im Detail feststellt, kann sie in ein Muster der zugrundeliegenden Doṣas aufgelöst werden. So kann die Ayurvedische Medizin Krankheiten direkt und ursächlich behandeln, ohne sich mit unnötigen Einzelheiten zu befassen.

12.3.1 Doṣas und Gewebe im Krankheitsprozeß

In der Ayurvedischen Medizin werden allgemein 80 Vāta-Krankheiten, 40 Pitta- und 20 Kapha-Krankheiten anerkannt. Vāta verursacht die größte Zahl und die schwersten Krankheiten, Kapha die wenigsten, und Pitta nimmt wie üblich die Mittelstellung ein.

Es ist auch wichtig, die Krankheiten nach den Geweben einzuteilen, in welche die Kräfte eingedrungen sind. Im allgemeinen ist der Schaden, den sie anrichten, umso größer, je tiefer sie in die Gewebe eindringen. Ihre Ansammlung erfolgt im inneren Krankheitsweg (Antara marga) oder im Verdauungstrakt. Von dort wandern sie in den äußeren Krankheitsweg (Bahya marga), das Plasma und das Blut. Dadurch bekommen sie Zugang zum zentralen Krankheitsweg (Madhyama marga), wo sie in die tief liegenden Gewebe und lebenswichtigen Organe eindringen, den Körper auszehren oder lebensbedrohende Krankheiten auslösen können. Krankheiten in tiefer liegenden Geweben wie Knochen, Knochenmark oder dem Fortpflanzungsgewebe sind daher schwierig zu behandeln; im letztgenannten, dem Reproduktionsgewebe, sind sie am schwerwiegendsten und beinhalten oft den Zusammenbruch von Ojas und dem Immunsystem, wie bereits angedeutet wurde.

12.3.2 Vāta

Vāta bewegt sich von der Stelle seiner Entstehung im Dickdarm über den Blutstrom in die sieben Gewebe.

1. Plasma:
Vāta im Plasma (Rasa gata vāta) verdirbt die Haut. Es erzeugt trockene Haut neben Rauheit oder Rissen und schwarze und braune Hautverfärbung. Zu weiteren Symptomen gehört, daß man aufhört zu schwitzen, daß die Haut gespannt, dünn und kalt ist, die Schwächung des peripheren Blutkreislaufs mit

stechenden Schmerzen, Jucken oder Taubheit der Haut. Dadurch entstehen Krankheiten wie trockene Haut, Schuppenflechte, Ekzeme, trockene Krätze und auch schwerere Arten von Grippe, trockenem Husten und Vāta-artigem Fieber.

2. Blut:
Vāta im Blut (Rakta gata vāta) schädigt das Blut und die Blutgefäße und trocknet sie aus. Es verursacht einen schlechten Kreislauf, hervorstehende oder Krampfvenen, blaue Flecken, Herzklopfen, Blutgerinnsel und Verhärtung der Arterien. Weitere Symptome sind kalte Extremitäten, langsame Wundheilung oder eine verzögerte Entwicklung von Eiterbeulen. Dadurch kommt es zu Krankheiten wie Krampfadern, Gicht, Herzkrankheiten und Bluthochdruck.

3. Muskeln:
Wenn Vāta in die Muskeln eindringt (Māṁsa gata vāta), trocknet es sie aus und nimmt ihnen die Masse. Dadurch kommt es zu Auszehrung, Muskelschwäche und -schwund, zu harten, verkrampften, zitternden, zuckenden und wegen der Krämpfe schmerzenden oder mitunter gelähmten Muskeln. Die Extremitäten fühlen sich schwer an und es fehlt an Koordination oder Flexibilität bei der Bewegung. Krankheiten wie verschiedene Formen von Muskellähmungen oder trockene, harte Tumoren der Muskeln (Myome) werden auf diese Weise hervorgerufen.

4. Fett:
Vāta im Fett oder Fettgewebe (Medo gata vāta) trocknet es ebenfalls aus und entzieht ihm Substanz. Es erzeugt Auszehrung, Fettarmut, trockene Haut, die Unfähigkeit zu schwitzen, ein Einsinken der Augen, Durst und Schmerzen im unteren Rückenbereich. Milz oder Nieren können sich vergrößern. Es kann zu Diabetes (Vāta-Typ) oder anderen Schwundkrankheiten wie Tuberkulose kommen, ferner zu Tumoren des Fettgewebes (Lipomen), die im allgemeinen klein, trocken oder hart sind.

5. Knochen:
Im Knochengewebe vorhandenes Vāta (Asthi gata vāta) verursacht eine Schwächung und ein Schwinden dieses Gewebes. Dazu gehören spröde Knochen, leichte oder spontane Brüche und Knochenschmerzen. Es kommt auch zu Zahnschmerzen oder empfindlichen Zähnen, Löchern in den Zähnen, Spröde oder Ausfall von Zähnen und Haaren. Zu den Krankheiten gehören Arthritis, Osteoarthritis, rheumatische Arthritis, Osteoporose und Knochentumoren.

6. Knochenmark:
Auch hier führt eindringendes Vāta zu einer Austrocknung und zum Schwund des Gewebes (Majja gata vāta). Es kommt zu Nervenschwäche, Nervenschmerzen, Zittern, Konvulsionen, Koma oder Lähmungen, ferner zu schmerzhaften oder krachenden Gelenken, Schwindel, verschwommenem Sehen, Pfeifen in den Ohren in Verbindung mit Nervosität, Schlaflosigkeit und den Gefühlen der Leere, Angst und Besorgtheit. Zu den Krankheiten gehören Neurasthenie,

Neuralgie, Ischiasschmerzen, Epilepsie, Multiple Sklerose oder Tumoren des Nervengewebes.

7. Fortpflanzungsgewebe:
Wenn Vāta hier eindringt (Śukra gata vāta), verursacht es ebenso einen Schwund des Gewebes. Es kommt zu sexueller Schwäche, Impotenz, Unfruchtbarkeit oder Sterilität. Der Geschlechtsverkehr kann schwierig oder schmerzhaft sein mit einem Mangel an Sekreten. Bei Frauen kann der hormonelle Zyklus gestört sein mit Schwierigkeiten bei der Periode und einem spärlichen oder gänzlich fehlenden Menstruationsfluß. Bei Männern ist die Zahl der Samenzellen verringert. Psychologisch kommt es zu Nervosität, Furcht, Sorgen und dem Fehlen von Liebe oder Geliebtwerden, manchmal auch zu Selbstmordgedanken. Weitere Krankheiten sind Schwellungen der Prostata, Hoden oder Brüste, Zysten in der Gebärmutter oder harte, trockene Tumoren. Das Immunsystem kann genau wie die Vitalität insgesamt zusammenbrechen.

12.3.3 Pitta

Pitta sammelt sich im Dünndarm, der Leber und der Gallenblase an und dringt von dort ebenfalls über den Blutstrom in die Gewebe ein.

1. Plasma:
Ins Plasma eingedrungenes Pitta (Rasa gata pitta) schädigt die Haut. Es verursacht eine Empfindung des Brennens auf der Haut und eine rote, blaue oder gelbe Verfärbung der Haut. Es ruft eine Vielzahl entzündlicher Hautkrankheiten und Ausschläge hervor, darunter Akne, Dermatitis, Nesselsucht, Schuppenflechte, Ekzeme und andere Hautkrankheiten, bei denen die Haut rot, heiß oder ölig ist. Es verursacht hohes Fieber, häufig mit Durst oder Schwitzen und Zustände wie Grippe, Bronchitis, Masern, Windpocken, Herpesinfektionen, Schwellungen der Drüsen oder des Lymphgewebes wie zum Beispiel bei Mumps.

2. Blut:
Wenn Pitta ins Blut eindringt (Rakta gata pitta), heizt es dieses auf und verursacht ein schnelleres Strömen. Es ruft Brennen, heiße Hände und Füße und Erröten mit einem Hitzegefühl hervor. Das Blut gerinnt langsam, die Wundheilung ist verzögert. Es führt zu allen Arten von Blutungen einschließlich Nasenbluten, Erbrechen von Blut, Bluthusten bis hin zur Bluterkrankheit. Es kann zu Krankheiten der Leber oder Milz kommen wie Gelbsucht und anderen Leberentzündungen. Entzündliche Hautkrankheiten wie beim Plasma beschrieben treten auf, aber mit stärkeren Rötungen, Blutungen oder Eiterbildung, ferner Eiterbeulen, Karbunkel oder Abszesse. Auch kann es fast überall im Körper zu anderen Blutvergiftungserscheinungen in Verbindung mit hohem Fieber kommen.

3. Muskeln:
In die Muskeln eingedrungenes Pitta (Māṁsa gata pitta) ruft Muskelentzündungen und Abszesse im Muskelgewebe hervor. Bei den willentlich gesteuerten Muskeln gehören dazu Schleimbeutelentzündungen und Sehnen-

entzündungen. Bei der glatten Muskulatur, etwa im Verdauungstrakt, entstehen Zustände wie Magengeschwüre, Magenentzündung, Darmentzündung, Dickdarmentzündung, Blinddarmentzündung sowie Zahnfleischentzündung. Bei den Herzmuskeln kommt es zu Herzmuskelentzündungen (Myocarditis) und Erkrankungen der Herzkranzgefäße. Fieber, Schwellungen und Schmerzen treten auf.

4. Fett:

Auch im Fettgewebe ruft Pitta (Medo gata pitta) Brennen oder Infektionen hervor. Dadurch entstehen Abszesse und Tumoren des Fettgewebes und der Talgdrüsen. Es kommt zu übermäßigem Schwitzen, Durst, übermäßigem Wasserlassen und Austrocknung. Es kann zu Niereninfektionen (akuter oder chronischer Art mit Blut im Urin) in Verbindung mit Diabetes (Pitta-Typ) und anderen Schwundkrankheiten kommen.

5. Knochen:

Wenn Pitta in die Knochen eindringt (Asthi gata pitta), ruft es Entzündungen dieses Gewebes hervor. Es kann zu Erscheinungen kommen wie Arthritis (Pitta-Typ, d.h. feucht und heiß mit starker Rötung und Schmerzen), Knochenhautentzündung, Knochenentzündungen (Osteomyelitis) in Verbindung mit brennenden Schmerzen in den Knochen und Gelenken. Tief in den Knochen können Abszesse auftreten. Die Haare können ergrauen oder ausfallen und tief gelegene Nagelentzündungen auftreten.

6. Knochenmark:

Pitta im Knochenmark (Majja gata pitta) ruft verschiedene Entzündungskrankheiten der Nerven und des Knochenmarks hervor. Dazu gehört Nerven-, Gehirn- und Gehirnhautentzündungen und Ischiasentzündung. Das Knochenmark wird verbrannt oder verbraucht, was Blutarmut hervorruft. Das Nervengewebe kann ebenfalls „verbrannt" werden und Neurasthenie (Erschöpfung des Nervensystems) entstehen. Kopf und Augen sind heiß, Schwindel, Kopfweh, Ärger und Reizbarkeit treten auf. Die Wahrnehmung kann übergenau oder schmerzhaft sein.

7. Fortpflanzungsgewebe:

Im Fortpflanzungsgewebe angesiedeltes Pitta (Śukra gata pitta) verursacht Infektionen und ein Verbrennen der Reproduktionsflüssigkeit. Bei Frauen kann es zu Gebärmutterblutungen, zu heißer, übermäßiger oder schmerzhafter Menstruation kommen, ferner zu häufigen Perioden oder Zwischenblutungen. Bei Männern können geschwollene Hoden oder Prostata auftreten mit Infektionen, Fieber oder Blut im Sperma. Das Immunsystem kann zusammenbrechen, die Widerstandsfähigkeit bei Infektionskrankheiten geht verloren.

12.3.4 Kapha

Kapha wandert vom Ort seiner Entstehung im Magen in den Blutstrom und in die Gewebe.

1. Plasma:

Kapha im Plasma (Rasa gata kapha) verursacht unterschiedliche Schleimerkrankungen der Haut und der Lungen. Die Haut wird blaß, weiß, kalt, feucht und dick. Es können unterschiedliche Erkrankungen der feuchten Haut auftreten, darunter Pilzinfektionen, Warzen, Zysten und feuchte Ekzeme. Auch sind Ödeme (Wassersucht) im Gesicht oder unter der Haut möglich. Die Lungen können verstopfen mit Fieber, Husten und geschwollenen Drüsen; dazu gehört auch Grippe, Bronchitis und Asthma. Es kommt ferner zu Übelkeit, Appetitverlust und einer Schwere im Körper und im Herzen.

2. Blut:

Kapha im Blut (Rakta gata kapha) verursacht Schleimerkrankungen des Blutes und des Herzens. Der Kreislauf ist schlecht, die Extremitäten kalt, die Venen geschwollen und das Blut ist blaß, klebrig, zähflüssig und bleibt stecken. Hoher Cholesterinspiegel, Arteriosklerose und Bluthochdruck treten auf. Es bilden sich Blutgerinnsel, die Herzkranzarterien sind verengt und es kann zum Herzinfarkt kommen. Ferner treten Blutarmut, Vergrößerung der Leber und der Milz, Gelbsucht, Verstopfung der Galle und weiche Gallensteine auf.

3. Muskeln:

Wenn Kapha in die Muskeln eindringt (Māṁsa gata kapha), werden unterschiedliche Krankheiten hervorgerufen, die durch Verstopfungen des Muskelgewebes zustande kommen. Die Muskeln schwellen an, es kommt zu Bewegungsstörungen, Schwere, Steifheit, Lethargie und einer mangelnden Muskelspannung. Tumoren oder chronische Geschwüre können auftreten, auch Tumoren der Gebärmutter. Das Herz kann vergrößert sein oder es kann ein Herzödem auftreten. Das Abfallmaterial der Muskeln, wie Ohrenschmalz oder Nasenschleim, tritt vermehrt auf.

4. Fett:

Kapha im Fettgewebe (Medo gata kapha) erzeugt einen Überschuß an Fettgewebe. Dies führt zu Fettleibigkeit, Ödemen und Tumoren des Fettgewebes sowie zu Schwere und Müdigkeit, Nierenstörungen einschließlich chronischer Infektionen, Ausscheidung von Albumin über den Urin und Diabetes. Der Schweiß ist kalt, klebrig oder schleimig.

5. Knochen:

Kapha im Knochengewebe (Asthi gata kapha) ruft überschüssiges und verstopftes Knochengewebe hervor. Die Knochen fühlen sich schwer an, die Gelenke sind geschwollen und es kommt zu Arthritis (Kapha-Typ): feucht und wäßrig) mit chronischen leichten Knocheninfektionen. Es können überzählige Knochen, Überbeine oder zusätzliche Zähne auftreten, ferner Knochentumoren oder Knochenkrebs (Osteom, Sarkom). Nägel und Haare werden verdickt und verkürzt und die Körperbehaarung ist exzessiv.

6. Knochenmark:

Im Knochenmark vorhandenes Kapha (Majja gata kapha) resultiert in Blockaden des Knochenmarks und des Nervengewebes. Die Gelenke sind geschwollen und gelockert und schmerzen stumpf und stark. Die Nervenempfindlichkeit fehlt, die Sinne sind stumpf, Taubheit und Lethargie sowie schwache Infektionen der Nerven treten auf. Tumoren des Nervengewebes (Neurome) sind möglich oder Wasser im Gehirn (Hydrocephalus) und viele Störungen des Nervensystems wie Multiple Sklerose sowie eine Blockierung der Nervenkanäle.

7. Fortpflanzungsgewebe:
Kapha in der Reproduktionsflüssigkeit (Śukra gata kapha) verursacht Störungen, die durch Verstopfung dieses Gewebes zustande kommen. Dazu gehört sexuelle Schwäche, Unfruchtbarkeit und Impotenz. Bei Frauen kommt es zu Gebärmuttertumoren, Zysten oder Polypen, möglicherweise zu Schwangerschaften in anderen Geweben als der Gebärmutter oder zu Wucherungen der Gebärmutterschleimhaut, mit dickem weißem Scheidenausfluß oder einer kalten feuchten Gebärmutter. Bei Männern schwellen die Prostata und die Hoden (Hydrocele) und es kommt zum Ausfluß von Sperma. Der Samen ist kalt, dick und übermäßig. Krebs ist möglich, aber die Tumoren sind in der Regel gutartig. Das Immunsystem muß nicht zusammenbrechen, aber man hat wenig Widerstandskraft gegen Erkältungen und Grippe. Die Energie ist gering, die Motivation fehlt und der Stoffwechsel ist gestört.

13. Behandlungskonzepte

Die ayurvedische Behandlung wird als Cikitsā bezeichnet, was von der Wurzel „kit" abgeleitet ist und die Heilung oder Erlösung von Krankheit sowie die Beseitigung ihrer Ursache bedeutet. Die Definition der Behandlung in der Ayurvedischen Medizin geht am weitesten von allen Medizinsystemen. Medikamente, Ernährungs- und Verhaltensweisen werden für sich allein oder in Kombination vorgeschrieben.

Die ayurvedische Definition von Medikamenten ist sehr umfassend. Es heißt, daß nichts im Reich der Gedanken oder Erfahrungen existiert, was nicht als Medikament benutzt werden könnte. Dies bedeutet, daß alle körperlichen oder psychologischen Phänomene, Nahrungsmittel und Getränke, medizinische Substanzen von mineralischem, pflanzlichem oder tierischem Ursprung, Praktiken wie Fasten, Massagen, Yogastellungen oder Bewegungsübungen und soziale, klimatische oder geographische Bedingungen einen Einfluß auf die Gesundheit haben.

Es gibt nichts im Bereich unserer Erfahrung oder Wahrnehmung, das den Körper oder Geist nicht bis zu einem gewissen Grad beeinflußt. Wenn man den Namen eines Freundes oder Feindes nur hört, beeinflußt das bereits den Stoffwechsel positiv oder negativ. Nachdem alles, was einen Einfluß auf die Konstitution hat, als therapeutischer Wirkstoff verwendet werden kann, gibt es nichts, das keine Medizin wäre.

Die ayurvedische Behandlung umfaßt ein weites Feld. Durch sie wird der Patient nicht nur von Krankheit befreit, sondern zu seiner normalen individuellen Konstitution zurückgebracht. Sie beinhaltet Befreiung von Streß und Anstrengung, von Sorgen und Ängsten. Sie schließt nicht nur Medikamente, sondern auch Nahrung, tägliche Routine, Atmosphäre und die Gesundheit des Geistes mit ein.

Etwas spezieller ist der Ausdruck Kāyacikitsā für die Behandlung in der Ayurvedischen Medizin. Sie kennt hauptsächlich drei Begriffe für den Körper: Deha, Śarīra und Kāya. Jeder hat seine eigene Bedeutung. Deha leitet sich von der Wurzel „dih" ab - das, was ernährt wird. Deha enthält also die Bedeutung des aufbauenden Stoffwechsels. Der Ausdruck Śarīra kommt von der Wurzel „sri" - das, was verfällt. Kāya kommt von der Wurzel „ci" und bedeutet die Auswahl geeigneter Nahrung, die Fähigkeit, nützliche Substanzen zu absorbieren und die nutzlosen zu eliminieren. Darin ist die Vorstellung des Aufbaus und die des Abbaus enthalten, also die des gesamten Stoffwechsels. Seine Vorgänge vollziehen sich mit Hilfe von Verdauungssäften, Enzymen und Hormonen; daher erklären einige Kommentatoren Kāya als Agni oder das Verdauungsfeuer.

Kāyacikitsā bedeutet also die Behandlung des ganzen Körpers und von Agni, der Verdauung und dem Stoffwechsel.

13.1 Vorbeugende Maßnahmen

Die vorbeugenden Aspekte der Ayurvedischen Medizin bestehen aus folgenden drei Disziplinen, die bereits detailliert diskutiert wurden.

Die erste ist die persönliche Hygiene (Svasthavṛtta), die aus der angemessenen täglichen Routine des Lebens, dem Verhalten entsprechend der Jahreszeit und ethischem Verhalten besteht. Svastha bezeichnet einen körperlich, psychologisch und spirituell gesunden Zustand. Daher gehören zu diesem Zweig unterschiedliche Methoden zur Vermehrung körperlicher, geistiger und spiritueller Kraft.

Die zweite besteht aus Rasāyana und Vājīkaraṇa, dem Gebrauch verjüngender und die Fruchtbarkeit steigernder Wirkstoffe. Es handelt sich um spezielle Pflanzen, die zur Verhütung des Alterns, zur Stärkung der Abwehrkraft, zur Verbesserung der geistigen Fähigkeiten und der Vitalität verwendet werden. Vājīkaraṇa-Medikamente werden speziell als Aphrodisiaka eingesetzt. Diese Praktiken erfordern eine Vorbehandlung in Form von Ölungen und Schwitzkuren mit geeigneten Reinigungsverfahren (Pañcakarma).

Die dritte ist die Praxis des Yoga. Zwar ist Yoga eine getrennte Disziplin, doch wird sie im Rahmen der Ayurvedischen Medizin als ein Teil der Verjüngungs-(Rasāyana-)Praktiken angesehen. Die regelmäßige Praxis des Yoga hält den Körper und den Geist jung und verleiht einem Wohlgefühl, hält den Alterungsprozeß auf und verhindert Krankheiten.

13.2 Heilmaßnahmen

Der heilende Aspekt der Praxis der Ayurvedischen Medizin besteht ebenfalls aus drei Teilen: der inneren Medizin (Antah parimarjana), der äußeren Medizin (Bahya parimarjana) und chirurgischen Verfahren (Śastra pranidhana), die im folgenden detailliert beschrieben werden.

Darüber hinaus betont die Ayurvedische Medizin den psychosomatischen Aspekt der Medizin, wie aus Carakas Einteilung der Behandlungsmethoden deutlich wird:

1. Göttliche oder religiöse Therapie (Deva vyapraśraya),
2. rational oder objektiv geplante Therapie (Yukti vyapraśraya),
3. psychologische oder spirituelle Therapie (Sattvavajaya).

Die göttliche oder religiöse, wörtlich die „himmlische" Therapie wird für diejenigen Krankheiten angewandt, die weder rein körperlicher noch psychischer Natur sind und deren ursächliche Faktoren nicht mit bekannten Methoden erklärt werden können. Sie besteht aus verschiedenen, genau abgestuften religiösen oder okkulten Methoden, um negative Einflüsse abzuwehren und positive zu fördern. Dazu gehören das Singen von Mantren, der spirituelle Gebrauch von Kräutern und Edelsteinen, glücksbringende Rituale, Opferungen (Bali), allgemeine Gaben (Upahara), Fasten (Upavasa), Pilgerfahrten, Niederwerfungen (Pranipata), Feueropfer (Homa), Bußzeremonien (Prayaścitta) und Rituale zum Zweck des Wohlbefindens (Svasti ayana). Diese Therapie ist heute nicht mehr so gängig. Auch gehört sie nicht nur zum Repertoire der Ayurvedischen Medizin, sondern auch der vedischen Astrologie (Jyotiś) und unterschiedlicher religiöser Ansätze, insbesondere den Lehren der tantrischen Richtung.

Die „rational oder objektiv geplante" Therapie bedeutet den Gebrauch systematisch ausgewählter Medikamente und ein entsprechendes Ernährungsverhalten. Sie basiert auf Logik und Erfahrung und spiegelt das Verständnis wider, das die Ayurvedische Medizin vom Wirken der natürlichen Kräfte im Körper und Geist hat. Der größte Teil der ayurvedischen medizinischen Praxis fällt heute in dieses Gebiet und befaßt sich speziell mit den Problemen und Krankheiten, die einen klar definierten körperlichen Ursprung haben.

Psychologische oder spirituelle Therapie besteht in der Kontrolle des Geistes. Sie besteht in der Entwicklung der klaren (sattva) Geistesqualität, um Selbsterkenntnis zu erlangen und dadurch die Freiheit von Bedürfnissen. Sie ist hauptsächlich ein Teil der Yoga- und Meditationspraxis, wird aber auch in der Ayurvedischen Medizin angewandt, hauptsächlich für geistige Störungen oder psychische Unruhe.

13.3 Innere Medizin

Sie ist die Hauptdisziplin in der Praxis der Ayurvedischen Medizin. Sie besteht hauptsächlich aus zwei Verfahren: der Reinigung (Śodhana) und Linderung (Śamana).

13.3.1 Reinigung (Śodhana)

Śodhana bedeutet die radikale Reinigung durch die Entfernung krankhafter Doṣas (krankheitserzeugender Faktoren) aus dem Körper. Dies geschieht durch die fünf Reinigungspraktiken, die Pañcakarma-Therapie. Diese Methoden werden im übernächsten Kapitel getrennt erläutert, da sie wohl der wichtigste Teil ayurvedischer Behandlung sind.

13.3.2 Linderung (Śamana)

Dies bedeutet die allmähliche Wegnahme vermehrter Doṣas von den Orten ihrer Wirkung als Mittel zur Heilung von Krankheit oder zur Verringerung ihrer Symptome. Krankhafte Doṣas, wie sie von der Reinigungstherapie (Śodhana) eliminiert werden, treten nicht wieder auf; dagegen besteht bei der Linderungstherapie die Möglichkeit des Rückfalls. Es ist aufgrund verschiedener Faktoren jedoch nicht immer möglich, Krankheiten durch eine Reinigungstherapie zu behandeln, vor allem dann, wenn der Patient für die gravierenden Reinigungsmaßnahmen zu schwach ist. In diesen Fällen wird Linderung verschrieben. Sie besteht aus sieben Faktoren:

1. Kśut - wörtlich „Hunger": Fasten oder leichte Diät,
2. Tṛt - wörtlich „Durst": Beschränkung der Flüssigkeitsaufnahme,
3. Vyāyāma - verschiedenartige Bewegungsübungen,
4. Atap Sevana - Sonnenbaden,
5. Maruta Sevana - Aufenthalt an der frischen Luft und im Wind,
6. Dīpana - Aufnahme von Pflanzen, welche die Verdauungskraft stärken,
7. Pācana - Aufnahme von Pflanzen, die Giftstoffe (Āma) zerstören.

All diese Methoden verringern ein Übermaß der Doṣas, reduzieren Giftstoffe wie Āma und reinigen die Kanäle. Sie sind als vorbereitende Praktiken für die Reinigungstherapie hilfreich.

13.3.2.1 Linderung für Vāta

Wenn Vāta beeinträchtigt ist, geht das auf unzureichende Ernährung (Dhātukśaya) oder Verstopfung der Kanäle (Margavarodha) zurück. Vāta wird auch verstärkt, wenn sich Āma mit ihm verbindet (Sāma Vāta). Die Linderungstherapie kann in all diesen Fällen in unterschiedlichen Formen angewandt werden.

Bei Sāma Vāta erfordert die Linderungstherapie Pflanzen, mit denen Āma verbrannt wird (Āma pācana), wie getrockneten Ingwer und schwarzen Pfeffer in Verbindung mit Pflanzen, die das Verdauungsfeuer erhöhen (Agni dīpana), wie Fenchel oder Kalmus. Leichte Bewegung mit beruhigenden Yogastellungen wie den meisten Sitzstellungen ist angebracht. Auch ist Fasten mit einer leichten Diät angezeigt, wenn auch nicht für lange Zeiträume.

Für durch Mangelernährung erhöhtes Vāta besteht die Linderung aus einer Stärkung (Bṛṁhaṇa). Hier ist eine angemessene nahrhafte Diät wie Weizen, brauner Reis, süßes Obst, Milchprodukte, Rohzucker und Nüsse erforderlich. Von dieser Art hohen Vātas heißt es, daß „Stärkung so gut wie Linderung" sei (siehe in diesem Zusammenhang den Abschnitt über die Stärkungstherapie).

13.3.2.2 Linderung für Pitta

Pitta wird durch die Zunahme heißer und scharfer Eigenschaften im Körper vermehrt. Der Patient sollte mit kühlenden Ölen wie dem von Sandelholz, Jasmin oder der Rose massiert werden, die auf der Basis von Kokosnußöl zubereitet wurden. Leichte Bewegung ist gut, wie Schwimmen in kühlem Wasser, und eine kühle und leichte Nahrung wie Ghee, süßes Obst, Weizen oder Mungbohnen sowie Entspannung.

In einigen krankhaften Zuständen, wie bei lang anhaltendem Fieber, bringt Pitta eine verstärkte Trockenheit im Körper mit sich. Hier muß man in Erinnerung behalten, daß diese Trockenheit nicht eine ursprüngliche Eigenschaft von Pitta ist, sondern durch starke Hitze verursacht wurde, welche die nicht so stark ausgeprägte Feuchtigkeit von Pitta überwindet. Unter diesen Bedingungen ist die beste Linderungstherapie die Gabe von Ghee, der mit bitteren Pflanzen wie Katuka (Strychnos potatorum) oder Berberitze versetzt wurde.

13.3.2.3. Linderung für Kapha

Um Kapha zu lindern, bedarf es starker Stimulantien der Verdauung wie Trikatu (Ingwer, langer und schwarzer Pfeffer), Bleiwurz (Plumbago ceylanica), Gelbwurz oder getrocknetem Ingwer. Mehrtägiges Fasten ohne Nahrung und Wasser ist gut. Starke körperliche Bewegung und anstrengendere Yogapraktiken einschließlich Yoga-Kriyas können durchgeführt werden.

13.3.3. Ernährungslehre (Pathyāpathya)

Pathya bezeichnet Ernährung und andere Verhaltensweisen, die Gesundheit zur Folge haben und Krankheit bekämpfen; Apathya bedeutet das Gegenteil - das, was unangemessen ist und Krankheiten verschlimmert. Die Ayurvedische Medizin legt auf dieses Prinzip großen Wert. Sie sagt: „Wenn einer Pathya benützt, bekömmliche Nahrung usw., braucht er keine Medizin; und wenn der Patient Apathya frönt, helfen die Medikamente nichts." Eine große Zahl von Rezepten, hauptsächlich vegetarische, werden in der indischen Medizin im Zusammenhang mit verschiedenen Krankheiten beschrieben. Ayurveda legt großen Wert darauf, keine Speisen zu essen, die nicht zueinander passen und die Regeln zum gesunden Essen einzuhalten (siehe Kapitel 8).

13.3.4. Angepaßtes Verhalten (Vihara)

Vihara bezeichnet die Praktiken und das Verhalten, das man bei Gesundheit und Krankheit beachten muß. Wenn man zum Beispiel vor kurzem Fieber bekommen hat, sollte man nicht tagsüber schlafen, baden, Ölmassagen bekommen, essen, sexuell aktiv sein oder sich ärgern, aufregen, dem Wind aussetzen oder sich anstrengen, was das Fieber erhöhen kann. Im Gegenteil sollte man völlig ruhen, sich einen ruhigen und gelösten Geist bewahren und fasten.

13.4. Die sechs wichtigsten Behandlungsmethoden (Śad Upakramas)

Upakrama bedeutet Behandlungsmethoden. Es gibt drei Paare, also insgesamt sechs derartige Methoden: Reduktion und Stärkung (Langhana und Bṛṁhaṇa); Trocknung und Ölung (Rukṣana und Snehana); Schwitzen und Zusammenziehen (Svedana und Staṁbhana). Die sechs Methoden umreißen das gesamte therapeutische Feld. Die Reduktion, das Trocknen und das Schwitzen dienen der

Verringerung der Körpersubstanz, von Kapha und überschüssigen Körpergeweben; die Stärkung, Ölung und zusammenziehende Methoden vermehren dagegen mangelnde Körpergewebe.

Für Krankheiten, die auf fehlende Ernährung der Körpergewebe zurückgehen wie Untergewicht, geringe Energie, unzureichendes Körperwachstum usw. sollten die Methoden der Stärkung, Ölung und des Zusammenziehens benutzt werden. Für Krankheiten, die auf Überernährung des Körpers beruhen wie Fettleibigkeit, Arteriosklerose, Bluthochdruck sowie Āma-Zustände werden Reduktion, Schwitzen und Austrocknen als Therapiearten angewandt.

13.4.1 Reduktion (Langhana)

Was im Körper Leichtigkeit hervorruft, heißt Langhana. Diese Art der Therapie ist bei überschüssigem Kapha und Pitta angebracht, bei Krankheiten, die von Āma und schwacher Verdauung hervorgerufen werden sowie beim Überschuß von Geweben minderer Qualität wie Fett, Muskeln oder Knochen und bei Giftstoffen im Blut. Wenn ein Überschuß von Abfallprodukten im Körper vorhanden ist, ist die Reduktionstherapie ebenfalls ratsam. Caraka erläutert eine ähnliche Therapie namens „Asantarpana", die darin besteht, daß man die strengen Ernährungsvorschriften der Reduktionstherapie über einen langen Zeitraum einhält und dabei hart arbeitet, sich körperlich anstrengt und auf Komfort verzichtet.

Die Reduktionstherapie hat zwei Teile, Linderung (Śamana) und Reinigung (Śodhana). Der beste Weg, um die Doṣas zu entfernen, ist ihre Eliminierung durch eine Reinigungstherapie, so daß sie keine weiteren Krankheiten hervorrufen können. Jedoch sind Reinigungsmethoden wie das Abführen heftig und werden von schwachen Personen nicht vertragen. In solchen Fällen ist die Linderung oder Beruhigung der verstärkten Doṣas an ihren Wirkorten im Körper nötig.

Zu Langhana gehören vier Reinigungsvorgänge: Vamana (Erbrechen), Virecana (Abführen), Asthapana Basti (Einläufe mit Abkochungen) und Śirovirecana (reinigende Nasenmedikationen). Weiterhin gehören dazu die Linderungsmethoden des Tṛṭnigraha (Flüssigkeitsverringerung), Maruta sevana (Wind), Atapa sevana (Sonnenbäder), Upavasa (Fasten) und Vyāyāma (körperliche Bewegung einschließlich Yogastellungen).

13.4.2 Stärkungstherapie (Bṛṁhaṇa)

Sie ist das Gegenteil von Langhana oder der Reduktion. Die Behandlung, die das Körpergewicht und die Kraft vermehrt, heißt Bṛṁhaṇa. Diese Therapie ist angezeigt für ausgezehrte, schwache oder erschöpfte Personen und für solche, die von chronischen Krankheiten wie Blutarmut, Sprue, Tuberkulose oder anderen Schwundkrankheiten genesen sind. Sie ist bei Vāta-Störungen angebracht, die auf mangelnde Ernährung zurückgehen, außerdem bei vielen Pitta-

und einigen Kapha-Krankheiten. Bei Vergiftungszuständen und fiebrigen Erkrankungen ist sie nicht angezeigt.

Die Stärkungstherapie besteht aus reichhaltiger Nahrung, stärkenden Pflanzen, Ruhe und einem entspannten Lebensstil. Dafür wird Essen verwendet, das mit Ghee, Butter, Milch, Rohzucker und konzentriertem Zuckerrohrsaft zubereitet wurde. Oft werden Mandeln, Pistazien und andere Nüsse zugefügt. Pflanzen wie Śatavarī, Aśvagandha, Bala und Āmalakī werden verwendet, besonders die aus ihnen bereiteten Gelees (Apalehas). Der Lebensstil sollte frei von Spannung und Streß sein und viel Ruhe und Vergnügungen bieten. Zur Stärkung sollten Pflanzen, die unter den Abschnitten über Verjüngung und Aphrodisiaka aufgeführt sind, eingenommen werden. Während der Zeit der Behandlung sollte der Geist ruhen.

Vāta-Personen brauchen eine kräftige Form der Stärkung. Dafür sind warme Ölmassagen, warme Bäder, warme Kleidung und eine warme Umgebung oder Klima wesentlich. Nahrhaftes Essen gehört ebenfalls dazu mit Milchprodukten, Getreiden wie Weizen, Nüssen, Rohzucker usw. Stärkende Pflanzen wie Aśvagandha sollten eingenommen werden und dazu solche, die das Verdauungsfeuer anfachen, wie Trikatu oder Ingwer.

Pitta-Personen brauchen eine mäßige Stärkung. Sie sollten mit kühlenden Ölen wie dem der Kokosnuß massiert werden. Das Essen sollte nahrhaft sein und beispielsweise aus Mungbohnen, Weizen, Basmati-Reis, rohem Gemüse und süßen Milchprodukten bestehen. Bei ihnen sind Fasten oder stark gewürztes Essen nicht gut.

Kapha-Personen benötigen am wenigsten Stärkung. Da ihr Appetit schwach ist, sollten sie Vollkornkost aus Basmati-Reis, Gerste oder Mais essen mit vielen Gewürzen wie Trikatu oder Knoblauch, außerdem Kräuterliköre aus Aśvagandha trinken oder stärkende Präparate wie Śilajit oder Knoblauch zu sich nehmen.

13.4.3 Trocknung (Rukṣana)

Rukṣana bezeichnet eine Therapieform, durch welche die öligen, klebrigen und fetten Körperbestandteile ausgetrocknet werden. Dafür wird Essen mit austrocknenden Eigenschaften verwendet. Dazu gehören Getreide wie Gerste oder Roggen, Bohnen wie Soja, Kichererbsen und über sechs Monate alter Honig. Eine trockene Massage (Udhgharśana) mit Pulvern aus Kalmus, Sandelholz, Lodhra oder Udumbara wird angewandt, um überschüssiges Fett von der Haut zu entfernen. Ferner können Abkochungen von Daśamūla oder zusammenziehenden Pflanzen wie Katecu verwendet werden.

Die Rukṣana-Methode wird bei den Krankheiten angewendet, bei denen Kapha durch Verflüssigung vermehrt ist, z.B. bei Erkältung, Husten mit Auswurf und Diabetes.

13.4.4 Ölung (Snehana)

Sie ist das Gegenteil von Rukṣana. Trockene Körperbestandteile werden durch Snehana ölig oder fettig gemacht. Die Ölung wird mit vier Arten von Ölen durchgeführt, Ghee (geklärter Butter), pflanzlichen Ölen (wie Sesam), Muskelfett (Vasa) und Knochenmark (Majja). Die Ölung kann über den Mund durch Essen und Getränke, über den Enddarm durch Öleinläufe und über die Haut durch Massage verabreicht werden.

Diese Therapie ist bei Vāta-Krankheiten aufgrund von Trockenheit und in seltenen Fällen auch bei Pitta-Verstärkung aufgrund von Hitze und Trockenheit (wie im Abschnitt 13.3.2.2 „Linderung von Pitta" beschrieben) angezeigt.

Äußerliche Ölung:
Bei der Linderungstherapie wurde bereits diskutiert, welche Ölmassagen für welche Konstitutionen angebracht sind. Kapha-Personen benötigen im allgemeinen wenig Ölung. Um den starken Effekt dieser Therapie zu verringern, ist es besser, die Massage mit sehr wirksamen Pflanzen wie Kalmus oder Kampfer in einer alkoholischen Salbengrundlage vorzunehmen. Die äußerliche Ölmassage heißt in der Ayurvedischen Medizin „Abhyaṅga" (Salbung).

Innerliche Ölung:
Davon gibt es drei Arten:

1. Śamana oder lindernd,
2. Śodhana oder reinigend - eine Ölung, die einer Pañcakarma- oder Reinigungstherapie vorausgeht,
3. Bṛṁhaṇa oder stärkend.

Für Zustände hohen Vātas sollten stärkende Ölungstherapien durchgeführt werden, was einer der besten Wege zur sofortigen Verringerung hohen Vātas ist. Für Pitta und Kapha sollten arzneiliche Öle innerlich für die Linderung angewandt werden. Sesamöl ist für Vāta am besten, Ghee für Pitta und Senföl für Kapha.

13.4.5 Schwitztherapie (Svedana)

Unter Svedana versteht man das Schwitzen. Dies kann durch Hitze oder Feuer geschehen oder ohne die Anwendung von Hitze (Niragni sveda). Hitze wird bei vier Formen der Svedana-Therapie angewandt: Tapa sveda (Verwendung trokkener Hitze wie von Heizkissen oder heißem Sand), Uśma sveda (Dampf), Upanaha sveda (heiße Umschläge aus Weizenmehl usw.), Drava sveda (externe Anwendung heißer Flüssigkeiten, Kräuterabkochungen oder Bäder). Von diesen vier Arten sind vierzehn Typen bekannt, je nachdem, welche Methode und welche Gegenstände für Svedana verwendet werden. Die Hitze kann auch indirekt erzeugt werden, etwa durch körperliche Anstrengung, Decken, Sonnenbäder oder Trinken von Kräuterlikören. Diese Therapie wird bei allen Krankheiten angewandt, die von übermäßiger Kälte und Öligkeit herrühren und bei denen schlecht ausgebildete Gewebe überwiegen. Es gibt äußerliche und innerliche Anwendungen.

Äußerliche Schwitztherapien:
Hier gibt es Ganzkörper- und Teilkörper-Schwitztherapien (Sarvaṅga sveda und Ekaṅga sveda). Diese Therapie wird bei hohem Vāta und Kapha angewandt, die durch Kälte oder Feuchtigkeit verschärft sind. Sie sollte bei hohem Pitta allgemein vermieden werden.

Für die Ganzkörper-Schwitztherapie bei Vāta sollte der medizinische Dampf von Vāta senkenden Pflanzen wie Daśamūla, Rasna und Nirgundi verwendet werden. Dafür wird ein spezieller Schwitzkasten so eingerichtet, daß der Patient bequem darin liegen oder sitzen kann, sein Kopf aber außerhalb bleibt und dadurch nicht zu heiß wird. Bei Kapha-Patienten werden für den Dampf Kapha senkende Pflanzen eingesetzt wie Lodhra, Kalmus oder Eukalyptus, die heiß und trocken sind. Generell wird vor der äußerlichen Schwitztherapie eine leichte Ölmassage verabreicht. Bei Kapha ist eine Massage mit heißen trockenen Pflanzen wie Kalmus oder Senf erforderlich, vorzugsweise ebenfalls in einer alkoholischen Salbengrundlage.

Soll das Schwitzen nur an bestimmten Körperteilen hervorgerufen werden, so kann dies auf unterschiedliche Weise geschehen. Bei Kapha-Krankheiten erhitzt man trocken mit Sand oder Infrarotlampen. Bei Vāta wendet man Naḍīsvedana an. Dabei wird ein arzneilicher Dampf aus Vāta senkenden Pflanzen durch einen Schlauch (Naḍī) geleitet und so ein bestimmter Körperteil erhitzt. Dazu kann man einen Plastikschlauch am Deckel eines Dampfdrucktopfs befestigen, in dem die Kräuter kochen.

Innerliche Schwitztherapie:
Sie ist nicht so wirksam wie die äußerliche Methode, aber einfacher durchzuführen. Dafür werden Pflanzen verwendet, die heiß und schweißtreibend sind wie Trikatu, Kalmus, Zimt oder Berberitze. Der Gebrauch vieler schweißtreibender Mittel in der westlichen und chinesischen Medizin fällt unter diese Therapie.

13.4.6 Zusammenziehende Therapie (Staṁbhana)

Das Verfahren, mit dem das Strömen von Körperflüssigkeiten verringert oder kontrolliert wird, heißt Staṁbhana, was wörtlich „zum Stehen bringen" bedeutet. Diese Therapie ist anzuwenden, wenn Körperflüssigkeiten wie Wasser, Blut, Urin, Stuhl und Plasma den Körper in außergewöhnlichen Mengen verlassen. Solche überschüssigen Absonderungen machen sich als übermäßiges Schwitzen, Laufen der Nase, Bluten oder Durchfall bemerkbar.

Bei Durchfall verwendet man zusammenziehende Mittel für den Darm (Grahi). Zunächst werden heiße und scharfe Pflanzen verwendet, bis Āma abgebaut ist, es wird also zunächst getrockneter Ingwer eingesetzt, um Āma zu verbrennen und dann eine zusammenziehend wirkende Pflanze wie Kutaja. Bei übermäßigem Urinieren oder Polyurie, wie im Fall von Diabetes, werden Harn-Adstringentien wie Lodhra oder Dhatura benutzt. Bei starkem Bluten oder Hämorrhagie verwendet man blutstillende Pflanzen wie Gelbwurz, Nāgakeśara oder Safran. Bei Tuberkulose und anderen Schwundkrankheiten der Lunge verläßt Plasma (Rasa Dhātu) mit dem Schleim den Körper. In diesen Fällen werden Eisenpräparate wie Laghu Malini Vasant verwendet. Sitopaladi Cūrna, ein Pulver aus den Sproßgelenken des Bambus, ist ebenfalls zu empfehlen.

Mit zusammenziehenden Methoden kann man auch den Nebenwirkungen übermäßigen Schwitzens entgegenwirken. Dann ist eine kalte Dusche oder ein kaltes Bad, das Schlafen in kühler Luft oder im Mondlicht und die Einnahme von Korallen- oder Perlenpulver nützlich.

13.5 Weitere Behandlungsverfahren

13.5.1 Äußerliche Medizin (Bahya Parimarjana)

Neben der inneren Medizin gibt es ausgedehnte Verfahren äußerlicher Therapie in Form von Ölungen, Schwitztherapie, Bädern, Massage, verschiedene Arten arzneilichen Gurgelns, Anwendung von Pasten und Pulver und andere Arten der physiotherapeutischen Verfahren zur Heilung unterschiedlicher Gebrechen. Diese Behandlungsverfahren sind heute wie in alten Zeiten sehr beliebt und wirkungsvoll. Sie wurden bereits bei den Verfahren der inneren Medizin beschrieben.

13.5.2 Chirurgische Eingriffe (Śastra Pranidhana)

In der Ayurvedischen Medizin wird eine sehr gut geplante und systematische Chirurgie beschrieben, die fast alle Aspekte der chirurgischen Praxis umfaßt. Darin sind eine Vielzahl scharfer und stumpfer Instrumente, Schienen und Verbände zur örtlichen Anwendung beschrieben. Ihre Einteilung der Verbrennungen, Brüche und deren Behandlung und die technische Beschreibung einiger chirurgischer Verfahren sind selbst heute noch gültig. In diesem Zusammenhang darf auf Suśruta Saṁhitā verwiesen werden, einen klassischen Text der Ayurvedischen Medizin. Suśruta hat bereits Verfahren der plastischen Chirurgie beschrieben, etwa die Wiederherstellung der Nase durch Verwendung einer intakt durchbluteten Hautpartie aus dem Schläfenbereich. Im Jahre 1794 sah ein britischer Chirurg eine derartige Operation, die von einem ayurvedischen Arzt nahe Poona durchgeführt wurde. Er veröffentlichte einen Bericht darüber im „Gentleman Magazine" (Calcutta, Oktober 1794).

13.5.3 Psychosomatische Medizin

Ayurveda ist im wesentlichen ein psychosomatisch ausgerichtetes Medizinsystem. Die Diagnose und Behandlung jedes Patienten wird von einem psychosomatischen Ansatz begleitet. Keine Behandlung wird empfohlen , ohne die geistige Natur des Patienten im Blick zu behalten. Auch die Pflege wird im Hinblick auf die psychosomatischen Faktoren empfohlen. Dafür sprechen die häufigen Hinweise auf ethisches Verhalten oder das Singen von Mantren, um eine überlegte Therapie zu unterstützen.

13.6 Beurteilung der Behandlung

Die oben genannten Behandlungsmethoden werden nach folgenden Gesichtspunkten ausgewählt: psychosomatische Konstitution (Prakṛti), Alter (Vayas), Anpassungsfähigkeit (Satmya), der Zustand der Doṣas, Gewebe, Abfallprodukte, Agnis, Leitungsbahnen und dem Ojas des Patienten. Die speziellen Medikamente, ihre Dosen und Arten der Anwendung müssen in jedem Einzelfall in Abhängigkeit von solchen Faktoren passend gewählt werden. Der Erfolg einer Behandlung kann nach den folgenden Indikatoren beurteilt werden:

- Befreiung von krankheitsbedingtem Schmerz,
- Verbesserung der Stimme und des Aussehens,
- Erhöhung des Körpergewichts,
- Verstärkung der Kraft und der Vitalität,
- Bedürfnis nach Essen und erhöhter Appetit,
- Geschmack am Essen,
- rechtzeitige und richtige Verdauung,
- Schlaf zur richtigen Zeit,
- keine Angstträume oder Schlafstörungen,
- Gefühl des Glücks und von Lebendigkeit beim Aufwachen,
- richtige Ausscheidung von Urin, Stuhl und Gas,
- keine Störungen des Geistes, Verstandes und der Sinnesorgane.

13.7. Behandlung der Leitungsbahnen

Die ayurvedische Diagnose und Behandlung erfolgt vielfach im Hinblick auf die Leitungsbahnen (Śrotas), da diese mit allen Körperfunktionen zu tun haben. Viele Śrotas lassen sich durch die Behandlung der entsprechenden Marmas beeinflussen. Die Marma-Punkte können durch Massage, eventuell unter Verwendung von Öl, oder durch Druck behandelt werden.

13.7.1. Prāṇavaha Śrotas - Atemwege

Das Herz und der Lungenapparat sind die Hauptbestandteile dieser Leitungsbahnen. Die Gleichsetzung mit den Atemwegen ist jedoch nicht völlig richtig. Seine Wirkung dehnt sich zum Gehirn und seinen Zentren aus, die der wichtigste Sitz von Prāṇa sind - der Lebenskraft.

Ursachen von Beeinträchtigung oder Störung sind Fehlernährung, auszehrende Krankheiten, übermäßige körperliche Anstrengung, Austrocknung, giftige Gase, gestörtes Vāta oder Kapha. Die Anzeichen einer solchen Störung sind schnelle, flache, anormal gestörte und schmerzhafte Atmung. Auch andere Anzeichen können auftreten wie Husten, Keuchen, Blässe aufgrund von Atemschwäche, verschiedene entzündliche Zustände der Lunge und der oberen Atemwege.

Die Behandlung entspricht der des Svasa roga oder Asthma. Man sollte die Dominanz von Vāta bei der Behandlung dieser Störungen berücksichtigen. Bei allen entzündlichen Zuständen muß Pitta behandelt werden.

Das Sthapanī-Marma zwischen den Augenbrauen und die Talahṛdaya-Marmas der Handflächen und Fußsohlen sollten mit warmen Ölen massiert werden, um Lunge und Herz anzuregen. Auf dem Sthapanī-Marma sollte mit Dhara Tail (einer Mischung ätherischer Öle - Menthol, Kampfer, Eukalyptus usw.) behandelt werden.

Die wechselseitige Nasenlochatmung des Prāṇāyāma sollte regelmäßig zur Stärkung des Herz-Lungen-Apparats durchgeführt werden. Da der Geist mit der Vāta-Aktivität verknüpft ist, hilft Meditation dann, wenn Atemkrankheiten aufgrund eines gestörten geistigen Zustands auftreten.

13.7.2 Udakavaha Śrotas - Leitungsbahnen des Wasserstoffwechsels

Dieses System sitzt hauptsächlich im Gaumen und im Gaumensegel des Mundes. Es wird durch übermäßiges Trinken von Alkohol und anderen Flüssigkeiten, durch die Aufnahme von zuwenig Flüssigkeit, durch zu trockenes Essen, Arbeiten in Hitze, durch Furcht und Verdauungsstörungen geschädigt. Zuviel Salz und zuviel Durst sind weitere Faktoren. Anzeichen der Schädigung sind ein trockener Mund, dauernder Durst, Flüssigkeitsstau in verschiedenen Organen wie etwa dem Rippenfell oder der Bauchhöhle (Aszites), Entstehung von Tumoren, die Flüssigkeit enthalten, Ödeme der Unterhaut oder generalisierte Wassersucht.

Dieses System wird behandelt wie Tṛṣna oder Durst. Bei diesen Krankheiten ist Vāta sehr wichtig. Wenn sich zuviel Flüssigkeit in einem Organ angesammelt hat, ist Salz einzuschränken und Kalium zu geben; ebenso bei Ödemen. Harntreibende Heilpflanzen wie Punarnava oder Erdstachelnuß sind nützlich.

Die Behandlung des Blasen(Vasti-)Marmas zwischen dem Nabel und dem Schambereich ist wichtig für die Kontrolle von Kapha. Da Wasser der Hauptbestandteil von Kapha ist, liefert auch die Behandlung der Ūrvi-Marmas in der Mitte der Oberarme und der Oberschenkel hervorragende Ergebnisse.

13.7.3 Annavaha Śrotas - Leitungsbahnen des Verdauungssystems

Sie sind hauptsächlich in der Speiseröhre und im Magen lokalisiert. Sie werden durch „Fast food", Essen zum falschen Zeitpunkt, durch Speisen, die nicht gar oder zu lange gekocht sind, durch unbekömmliche Nahrung, in der nicht zueinander passende Bestandteile gemischt sind, oder durch unregelmäßige Essensgewohnheiten geschädigt. Dies zeigt sich an Verdauungsstörungen, Bildung von Gas und Schmerzen im Magenbereich, einem brennenden Gefühl, Brechreiz und selten am Erbrechen von Blut.

Fast alle Störungen entstehen aufgrund von Störungen des Jaṭharāgni. Daher ist die Korrektur des Verdauungsfeuers sehr wichtig bei der Behandlung der Krankheiten dieses Systems. Pflanzen wie die in Trikatu enthaltenen (Ingwer, langer und schwarzer Pfeffer) oder Bleiwurz sind gut für diesen Zweck geeignet. Wenn sich Giftstoffe oder Āma aufgrund des schwachen Verdauungsfeuers gebildet haben, sollten diese mit verdauungsfördernden oder entgiftenden Pflanzen behandelt werden. Bei Pitta-Zuständen wie einer Übersäuerung des Magens oder Magengeschwüren werden Heilpflanzen wie Śatāvari, Āmalakī und Süßholz verabreicht sowie mildes Essen wie Milch und Mungbohnen. In manchen Fällen sind Alkalis (Kśara), die aus Pflanzen hergestellt werden, verwendet worden.

Um die Verdauung durch Marma-Punkte anzuregen, sollten die vier Indravasti-Marmas auf der Mitte der Unterarme und der Waden mit verschiedenen arzneilichen Ölen massiert werden.

13.7.4 Rasavaha Śrotas - Kreislaufsystem (lymphatischer Anteil)

Dieses System sitzt hauptsächlich im Herzen und seinen Blutgefäßen. Darin zirkulieren der aufgenommene Teil der Nahrung, Lymphe und Blut im Körper und liefern den Geweben alle Nährstoffe. Wenn also aufgrund eines schwachen Verdauungsfeuers die Nahrung nicht richtig verdaut wird und Āma oder Giftstoffe gebildet werden, wird dieses System gestört. Übermäßiges Essen und Trinken, Streß und Anstrengung, Kreislaufprobleme und Krankheiten des Herzens wie seine Erweiterung oder Vergrößerung stören es ebenfalls.

Die Beeinträchtigung ist sichtbar an einer Abneigung gegen Essen, Appetitlosigkeit, schlechtem Geschmack im Mund, Impotenz, Schwäche, Auszehrung des Körpers, Verlust des Verdauungsfeuers, vorzeitige Faltenbildung und Ergrauen der Haare. Daneben kann auch Herzklopfen oder ein verlangsamter oder zu schneller Herzschlag auftreten.

Bei der Behandlung des Lymphsystems muß einem guten Kreislauf im Körper besondere Beachtung geschenkt werden. In der Naturheilkunde wird eine spezielle Art von Massage zur Verstärkung des Lymphkreislaufs durchgeführt, die Lymphdrainage. Man beginnt die Massage am Nacken und setzt sie auf der Vorderseite des Körpers über das Schlüsselbein bis zum Brustbein fort. Da die Achseln und Leisten viele Lymphknoten enthalten, sollte man diesen Gebieten besondere Aufmerksamkeit widmen. Am Bauch sollte eine kreisförmige Massage durchgeführt werden.

Da die Lymphe Kapha-artig ist, sollte Kapha generell behandelt werden. Das Verdauungsfeuer sollte, wie bei den Annavaha Śrotas beschrieben, in gutem Zustand gehalten werden.

13.7.5 Raktavaha Śrotas - Kreislaufsystem (Blut- oder Hämoglobinanteil)

Die Hauptorgane dieses Systems sind Leber und Milz. Es wird gestört durch sehr stark gewürztes, heißes Essen, das ein brennendes Gefühl erzeugt, Pitta verstärkt und das Blut schädigt. Viele Pflanzen, die eine starke Wirkkraft haben, einschließlich der meisten Gewürze, beeinträchtigen das Blut, wenn sie nicht richtig verwendet werden. Die Anzeichen der Schädigung sind Störungen auf der Haut wie Akne und Hautausschläge, Blut im Urin oder Stuhl, Blutungen unter der Haut, Entzündungen des Enddarms und der Mundschleimhaut; ferner eine Vergrößerung von Leber und Milz, Abszesse, Tumoren und bläulich-schwarze Verfärbungen der Haut, Gelbsucht und Pigmentverlust der Haut.

Eine Linderung von Pitta und Pflanzen zur Blutreinigung oder Entgiftung sind der wichtigste Teil der Behandlung. Manjistha, Korallen (Praval), Perlen-Bhasma und Abführmittel wie Rhabarber sollten verwendet werden. Im Zustand der Blutarmut sollten blutbildende Nahrungsmittel und Pflanzen gegeben werden wie grünes Gemüse oder Suvarnā makṣikā (ein gereinigtes Eisenpräparat).

Um das Blutsystem zu stimulieren, ist die Massage bestimmter Marma-Punkte unbedingt erforderlich, hauptsächlich des Hṛdaya-Marmas. Im Nackenbereich gibt es jedoch zwölf weitere Marmas, die ebenfalls berücksichtigt werden sollten - die acht Sira-Matruka-Marmas beiderseits des Nackens und je zwei Nīla- und Manyā-Marmas.

13.7.6 Māṁsavaha Śrotas - Leitungsbahnen des muskulären Systems

Sie befinden sich hauptsächlich in den Muskeln und in der Haut, und werden geschädigt, wenn man zuviel schwere, ölige Nahrung zu sich nimmt oder nach dem Essen schläft. Dieses System hat hauptsächlich mit Kapha zu tun. Alle Krankheiten, die von den Muskeln ausgehen wie unterschiedliche Tumoren, Hämorrhoiden, Warzen, Ablösung des Fleisches oder Brand (Gangrän) in den Muskeln sind Anzeichen für seine Schädigung. Muskelschmerzen werden durch hohes Vāta und Entzündungen durch hohes Pitta erzeugt.

Um Muskelschmerzen zu behandeln, sollte man Pflanzen verwenden, die den peripheren Blutkreislauf anregen und Schmerzen lindern wie Senf oder Zimt, sofern die Schmerzen auf eine Verletzung oder eine Blockade der Kanäle zurückgehen. Wenn der Schmerz auf hohes Vāta zurückzuführen ist, sollten Vāta senkende Stärkungsmittel wie Śātavarī und Öle, die daraus hergestellt werden, wie das Narayana-Öl, verwendet werden. Wenn der Schmerz von hohem Vāta in Verbindung mit Verstopfung bewirkt wird, sollten Öle wie das von Viśagarbha verwendet werden. Zur Behandlung anderer Störungen wie Tumoren usw. sollte das Māṁsavahi-Agni durch die Verwendung von Pflanzen wie Aśvagandha gestärkt werden. Wenn es dadurch nicht möglich ist, diese Tumoren zu beseitigen, sollte man sie mit Sonden aus Gold, Kupfer oder Eisen verbrennen („Agnikarma", kauterisieren) oder mit Alkalis verätzen, die aus Pflanzen gewonnen wurden.

13.7.7 *Medovaha Śrotas - Leitungsbahnen des Fettsystems*

Sie sind hauptsächlich im Fett um die Nieren und im Bauchnetz angesiedelt. Sie können durch übermäßigen Genuß fetten Essens, Bewegungsmangel und übermäßigen Alkoholkonsum gestört werden, ferner durch übermäßigen Verzehr süßer, salziger und saurer Nahrung wie von Milchprodukten mit Zucker oder durch den übertriebenen Genuß von Rind- und anderem Fleisch. Die Anzeichen einer Erkrankung dieses Systems sind Fettleibigkeit und daraus entstehende Krankheiten wie Bluthochdruck, Herzkrankheiten und Gelenkprobleme. Auch können Lipome oder andere Tumoren des Fettgewebes oder Arteriosklerose auftreten.

Der wichtigste Faktor bei der Behandlung dieses Systems ist die Normalisierung des Stoffwechsels. Dafür sollten Pflanzen wie Guggul oder Rasna zusammen mit solchen wie Musta oder Bleiwurz verwendet werden. Eine tiefe Massage mit trockenen Pulvern von Talkum oder Kalmus oder mit heiß wirkenden Ölen wie Senföl sollte verabreicht werden. Kapha ist mit dem Fettgewebe eng verknüpft. Es ist daher auch gut, Vamana, das pflanzeninduzierte Erbrechen, zu verordnen.

Bei fettleibigen Patienten sollte das Guḍa-Marma (After) massiert werden. Wenn es empfindlich ist, kann man dies als Anzeichen einer Blockade dieses Systems ansehen. Dann ist das therapeutische Erbrechen hilfreich, um Kapha zu entfernen, das die Kanäle blockiert.

13.7.8 *Asthivaha Śrotas - Leitungsbahnen des Skelettsystems*

Sie sitzen hauptsächlich im Fettgewebe um die Knochen und das Gesäß. Knochen und Vāta hängen eng zusammen. Das bedeutet, daß eine Störung des Dickdarms, des wichtigsten Ortes von Vāta, oder von Vāta selbst eine Störung dieses Systems hervorruft. Auch können äußere Verletzungen, die Brüche zur Folge haben, gewaltsame Bewegungen des Körpers oder eine Nahrung mit hohem Vāta-Anteil dieses System stören. Krankheitsanzeichen sind Knochenschmerzen, ein übermäßiger Zuwachs oder eine Abnahme des Knochengewebes, ein Entfärben oder andere krankhafte Zustände von Haaren und Nägeln und unterschiedliche Knochentumoren.

Bei der Behandlung muß Vāta durch die Stimulation der Sthapanī- und Adhipati-Marmas kontrolliert werden. Um die Störung im Dickdarm zu korrigieren, sollten die Śaṅkha-Marmas in den Schläfen und die Utkṣepa-Marmas, die darunter liegen, massiert werden. Substanzen, die entweder von Tieren oder aus dem Meer stammen und natürliches Kalzium enthalten, sind gut bei der Behandlung der Knochen. Einläufe mit Sesamöl oder Milch, Ghee und Abkochungen von nährenden Pflanzen wie Aśvagandha oder Śatāvarī sind ebenfalls hilfreich.

13.7.9 *Majjavaha Śrotas - Nervensystem*

Es sitzt vor allem in den langen Knochen und in den Gelenken. Hauptursache für die Schädigung ist eine Verletzung des Schädels, der Wirbelsäule und anderer langer Knochen, durch die das Mark gequetscht wird. Auch tragen Infektionen und falsche Ernährungsgewohnheiten, die Vāta erhöhen, zur Störung dieses Systems bei. Gelenkschmerzen, Schwindel, Ohnmachtsanfälle, mangelnde Bewegungskoordination, völlige oder teilweise Lähmung der Muskeln und fehlende Reaktion auf Berührung oder Temperaturreize sind einige wichtige Anzeichen von Erkrankungen dieses Systems.

Es kann von hohem Vāta und hohem Pitta gestört werden. Da Pitta sich im Dünndarm ansammelt, kann man durch Einflußnahme auf dieses Organ auch Pitta im Nervensystem kontrollieren. Man muß dabei Nervenstimulantien wie Kalmus und Beruhigungsmittel wie Jāṭamāṁsi und Śaṅkhapuṣpi verwenden. Auch sollten die fünf Simanta-Marmas des Schädels und die vier Śṛṅgāṭaka-Marmas (Gaumensegel) richtig behandelt werden. Die Sthapanī- und Adhipati-Marmas sollten mit Dhara (aromatischen Ölen) massiert werden, um Krankheiten wie Schlaflosigkeit, Verlust von Sinnesfunktionen, Lähmungen usw. zu behandeln. Einläufe mit Ölen (Anuvāsana) und Stärkungsmittel (Bṛṁhaṇa) sind ebenfalls angezeigt.

13.7.10 Śukravaha Śrotas - Leitungsbahnen des Fortpflanzungssystems

Bei Männern ist der Sitz dieses Systems hauptsächlich in den Hoden und im Penis, bei den Frauen in der Gebärmutter und den Eierstöcken. Geschlechtsverkehr zum falschen Zeitpunkt oder in unnatürlicher Weise, die Unterdrückung des Geschlechtstriebs, übermäßige sexuelle Aktivität und Folgen chirurgischer Eingriffe liegen den unterschiedlichen Krankheiten dieses Systems zugrunde.

Bei zuviel sexueller Betätigung wird Ojas aus dem Körper verbraucht. Dadurch wird die Lebensdauer verringert und Vāta erhöht, was zu verschiedenartigen Vāta-Störungen wie Tuberkulose, Auszehrung oder anderen auslaugenden Krankheiten (einschließlich „neuartiger" Krankheiten wie AIDS) führen kann. Dauerhafte Sterilität oder Impotenz kann ebenfalls das Ergebnis sein. Unter dieses System fallen auch Krankheiten wie die Vergrößerung der Prostata oder Hydrocele.

In Fällen von Impotenz sollten Nahrung und Pflanzen, welche die Reproduktionsflüssigkeit vermehren, gegeben werden. Hier spielen aphrodisische und verjüngende Pflanzen eine wichtige Rolle, wie Aśvagandha und Śatāvarī. Die Kontrolle des Apāna Vāta ist entscheidend. Zu diesem Zweck sollten die Guḍa- und Kukundara-Marmas (After bzw. Kreuzbeinwirbel) durch Ölmassage behandelt werden.

13.7.11 Mutravaha Śrotas - Harnleitungssystem

Es hat seinen Sitz vor allem im Dickdarm und in der Harnblase. Es wird von Faktoren wie übermäßigem oder unzureichendem Trinken von Wasser, exzessiver Hitze und trockenem Klima, andauernder Arbeit in der Nähe von Feuer oder giftigen Substanzen geschädigt. Anzeichen seiner Schädigung sind Schmerzen oder Brennen beim Wasserlassen, die Unfähigkeit zu urinieren oder Infektionen oder Steine im Harntrakt.

Die Behandlung erfolgt hauptsächlich durch Pflanzen, die das Urinieren fördern. In der Ayurvedischen Medizin werden dafür am häufigsten Punarnava und Erdstachelnuß verwendet. Bei Entzündungszuständen sollten Pitta senkende Pflanzen verwendet werden. Durch eine Massage der Kaṭikātaruṇa-, Kukundara- und Vasti-Marmas werden alle Harnorgane gut stimuliert.

13.7.12 Puriśavaha Śrotas - Ausscheidungssystem

Dieses System sitzt vor allem im Enddarm- und Afterkanal. Es wird geschädigt, wenn man das Bedürfnis nach Stuhlgang unterdrückt, Essen mit zu vielen Ballaststoffen zu sich nimmt oder vorbehandeltes Essen, das zuwenig Ballaststoffe enthält. Auch wird dieses System gestört, wenn die Verdauungskraft schwach ist. Anzeichen, daß es nicht richtig funktioniert, sind Durchfall, Verstopfung, Ruhr, Schmerzen im Dickdarm, Entzündung des Dickdarms, Blut im Stuhl und Hämorrhoiden.

Die Behandlung richtet sich nach dem Krankheitszustand. Bei Durchfall sollte man zunächst sicherstellen, daß alle Giftstoffe aus dem Dickdarm ausgespült wurden, bevor man zusammenziehende Pflanzen gibt, die den Stuhl binden wie Kutaja, Ingwer usw. Bei Amöbenruhr sollte das überschüssige Kapha und das hohe Vāta durch einen Einlauf mit Sesamöl behandelt werden; wichtig sind auch die Kṛkāṭika-Marmas.

13.7.13 Ārtavavaha Śrotas - Das Menstruationssystem

Es sitzt hauptsächlich in der Gebärmutter und den Eileitern. Eine Zunahme von Pitta und Vāta kann viele Krankheiten dieses Systems hervorrufen. Die Anzeichen der Störung sind Spannung vor der Menstruation, Unpäßlichkeit und Schmerzen während der Menstruation (Dysmenorrhö), das Ausbleiben der Menstruation (Amenorrhö), übermäßiger Blutverlust bei der Menstruation (Menorrhagie) und verschiedene Formen des Unwohlseins während der Menopause.

Wenn man dieses System behandelt, ist Apāna Vāta, die nach unten gerichtete Bewegungskraft, wichtig. Es sollten daher dieselben Marma-Punkte bei der Behandlung berücksichtigt werden wie beim Harnleitungssystem. Falls nötig, können Pflanzen, welche die Menstruation fördern, wie Safran oder Gelbwurz verwendet werden. Bei Symptomen, die Streß oder Anstrengung zur Ursache haben, sollten Beruhigungsmittel wie Baldrian oder Jāṭamāṁsi verwendet werden.

13.7.14 Stanyavaha Śrotas - Milchsystem

Dieses System sitzt vor allem in den Brüsten und Brustwarzen und ist während der Stillzeit nach der Geburt aktiv. Die mangelhafte Pflege der Brust während der

Schwangerschaft sowie Nahrung, die Vāta und Kapha erhöht, schädigen es. Anzeichen der Schädigung sind zuwenig Milch oder Doṣas in der Milch, Tumoren der Brust und Abszesse.

Um die Menge an Milch zu erhöhen, sind milchfördernde Pflanzen wie Śatāvarī, Süßholz und Samen des Sesams gut. Um die von überschüssigen Doṣas hervorgerufene schlechte Qualität der Milch zu verbessern, sind Wacholder, Fenchel, Dill und Löwenzahn ausgezeichnet.

14. Behandlung häufig auftretender Krankheiten

(Anm. d. Übers.: Es sollte sich von selbst verstehen, daß eine Behandlung, insbesondere von schwerwiegenden Krankheitszuständen, nur nach Verordnung und unter der Aufsicht eines erfahrenen ayurvedischen Arztes erfolgen darf. Die Selbstmedikation ayurvedischer Medikamente ist nicht weniger riskant als bei der allopathischen Medizin - einige der hier erwähnten Präparate enthalten zum Beispiel Quecksilber oder Schwefel.)

14.1 Grippe

Diese Krankheit wird von Vāta- und Kapha-Störungen ausgelöst. Sie ist von einer akuten katarrhartigen Entzündung der oberen Atemwege (Nase, Rachen, Kehlkopf) und der Bronchien gekennzeichnet.

Folgende Pflanzen werden in der Grippebehandlung angewendet:

1. Guḍūcī (Tinospora cordifolia),
2. Indischer Eisenhut (Aconitum ferrox),
3. langer Pfeffer (Piper longum),
4. Basilikum (Ocimum sanctum),
5. Gelbwurzpulver (Curcuma longa), das in Honig oder Milch aufgeschwemmt wird.

Ein fertiges Präparat ist das quecksilberhaltige Tribhuvan Rasa, von dem dreimal täglich 250 mg einzunehmen sind.

14.2 Bronchialasthma

Im von Vāta dominierten Typ hustet der Patient zwar lang und schmerzhaft, wirft dabei aber nur sehr wenig Sputum aus. Beim von Kapha dominierten Typ dagegen wird nach dem Husten leicht eine große Menge an Auswurf abgegeben.

14.2.1 Therapie für den Vāta-Typ

Akute Therapie (während der Attacke): Der Patient wird mit warmem Sesamöl an Brust und Rücken massiert und erhält eine Schwitztherapie mit dem Dampf von Basilikum- und Minzeblättern.

Ferner erhält er im Abstand von 15 Minuten je 10 ml warmes Narayana-Öl, Sitopaladi Cūrna und Honig, bis die Attacke nachläßt.

Rasāyana-Therapie: Sie wird mit langem Pfeffer nach der Sättigungsmethode mit zu- und abnehmender Dosis durchgeführt (siehe Kapitel 9). Diese Therapie wird drei Monate lang durchgeführt und durch Cyavanā Prāś unterstützt.

14.2.2 *Therapie für den Kapha-Typ*

Akute Therapie: Salz und Sesamöl werden auf der Brust und dem Rücken verrieben und der Patient durch Dampf zum Schwitzen gebracht. Anschließend fordert man den Patienten auf, einen Liter warme Süßholz-Abkochung oder gesättigte Salzlösung zu trinken, um sich anschließend erbrechen zu können.

Rasāyana: Wie beim Vāta-Typ, aber mit schwarzem Pfeffer. Unterstützt wird diese Therapie durch die Präparate Agastya Rasāyana, Mica-Oxid und Pulver von Harītakī (Terminalia chebulia) oder Talīsadī (Taxus baccata).

14.3 Bronchitis

Sie ist durch Fieber und Husten mit Auswurf gekennzeichnet. Beim Vāta- und Kapha-Typ nimmt der Patient dreimal täglich zwei Tabletten von Trikatu (langer und schwarzer Pfeffer sowie getrockneter Ingwer) mit Honig oder warmem Wasser oder das Präparat Khadiradi Bati. Für Pitta-Typen, die sehr hohes Fieber haben, ist Vasa (Adhatoda vasika) die Heilpflanze der Wahl.

14.4 Herzkrankheiten

14.4.1 *Angina pectoris*

Sie wird verstanden als eine Störung des Vyāna Vāta. Kommen die Schmerzen von einer Verengung der Herzkranzgefäße, wird vier- bis sechsmal täglich eine Dosis von 50 mg eines Bhasma gegeben, das aus Mṛga Shṛnga (einem Hirschgeweih) zubereitet ist. Bei einer Verstopfung der Arterien aufgrund einer Arteriosklerose wird eine Anti-Kapha-Ernährung und -Therapie angewandt. Sie besteht in vier Gaben täglich von je 250 mg Guggul, der mit Erdstachelnuß (Boerhavia diffusa) oder mit Triphala zubereitet wurde.

14.4.2 *Herzinfarkt - Vorbeugung und Nachbehandlung*

Arjuna (Terminalia arjuna) ist das Mittel der Wahl, um einen Herzinfarkt zu vermeiden oder um nach einem Infarkt den Herzmuskel zu stärken. Entweder nimmt der Patient viermal täglich 1 g Pulver der Rinde zu sich oder 30 ml einer konzentrierten Abkochung (25 g in 400 ml Wasser, das dann auf ein Viertel eingeengt wird), die vorzugsweise jedesmal frisch zubereitet wird. Bei einem Pitta-Typ sollte das Arjuna-Pulver mit Ghee, beim Kapha-Typ mit Honig und beim Vāta-Typ mit Milch gegeben werden. Letzterer kann auch dreimal täglich 15 ml Arjunāriṣṭha (eine fermentierte Abkochung von Arjuna) einnehmen.

Für alle Herzerkrankungen gilt, daß rotes Fleisch, Rindfleisch und Käse gemieden werden sollten. Dagegen haben Meditation und Prāṇāyāmā einen positiven Effekt.

14.5 Bluthochdruck

Er wird von zu starkem Vāta, psychischen und emotionalen Faktoren verursacht. In gewissen Fällen - wenn die Nieren nicht richtig arbeiten und zusätzlich eine Arteriosklerose vorliegt - kann auch Kapha der auslösende Faktor sein. Es tritt eine Beeinträchtigung von Vyāna und Samāna Vāta auf.

Hier ist Sarpagandha (Rauwolfia serpentina) die geeignetste Heilpflanze. Auch kann der Kopf in Dhanvantari-Öl gebadet werden (Sirobasti-Behandlung). Eine Dhara-Behandlung ist ebenfalls hilfreich. Sie besteht darin, daß ein arzneiliches Öl (hier: Bala - Sida acuta - in Sesamöl) aus einem kleinen Loch in einem Gefäß langsam und stetig auf den Kopf des liegenden Patienten getropft wird. Sie wird zwei Wochen lang jeden zweiten Tag durchgeführt. Danach sollte der Patient mit Narayana-Öl massiert und warm gebadet werden. Um die geistige Anspannung zu lindern, sollte er abends einen Teelöffel Nabelkrautsaft (Bacopa moniera) einnehmen.

14.6 Gelbsucht

Für die Entstehung dieser Krankheit sind überschüssiges Pitta und Leberfunktionsstörungen verantwortlich. Aufgrund des Pitta kommt es zu einer Entzündung der Leber und später zu einer Verstopfung, die meist den Ausschlag für die Erkrankung gibt.

Die wichtigste Behandlung ist das Abführen, um überschüssiges Pitta zu entfernen, und anschließend die Reinigung des Blutes und der Leber. Als Abführmittel gibt man als Heilpflanze Kutki (Picorrhiza kurroa) als Abkochung oder als Pulver in zwei Dosen zu je 500 mg. Auch die Rinde der Wurzel von Trvṛt (Ipomea turpethum) wird verwendet. Die Dosis dieses starken Abführmittels ist auf eine abendliche Gabe von 250 mg Pulver beschränkt. Zur Regulierung der Leberfunktion sind Phyllantus niruri oder amarus ausgezeichnet, die als Abkochung, Pulver oder Saft verabreicht werden können.

14.7 Leberzirrhose

Die Hauptursachen sind Alkohol, falsche Ernährungsgewohnheiten und chronische Virusinfektionen. Die Heilpflanze der Wahl ist Bhṛṅgarāja (Eclipta alba). Daneben wird auch Śarapunkha (Tephrosia purpura) eingesetzt: entweder der Saft der Blätter (dreimal täglich 10 ml) oder pulverisierte Blätter (dreimal täglich 250 mg).

14.8 Krankheiten des Verdauungssystems

14.8.1 Verdauungsschwäche

Die unzureichende Verdauung der Nahrung ist als „Agnimandya" bekannt. Je nach Konstitution äußert sie sich beim Vāta-Typ hauptsächlich in Schmerzen und

Blähungen; beim Pitta-Typ als Brennen, manchmal verbunden mit hohem Fieber; und beim Kapha-Tap als dumpfer, starker Schmerz oder Übelkeitsgefühl mit Erbrechen und einem Gefühl von Schwere im Magen.

Die beste Medizin ist Fasten und das gelegentliche Trinken von warmem Wasser. Bei starken Schmerzen (wie beim Vāta-Typ) sollte eine Mischung von Ingwer, Steinsalz und einigen Tropfen Zitronensaft in warmem Wasser eingenommen werden. Bei einem brennenden Gefühl (Pitta) ist die Kombination aus gleichen Mengen Āmalakī, Süßholz und Śatāvarī hilfreich. Das beste Mittel bei einer Kapha-Störung ist Trikatu (Ingwer, schwarzer und langer Pfeffer) oder das Präparat Citrakadi Bati mit der Bleiwurz (Plumbago ceylonica) als Hauptbestandteil.

14.8.2. Übersäuerung des Magens

Die Hauptursachen sind psychische Anspannung, das nächtliche Arbeiten über einen längeren Zeitraum hinweg, Schlaflosigkeit, Rauchen, Alkoholmißbrauch, zuviel scharfe, salzige oder saure Speisen und das Essen zum falschen Zeitpunkt. Dadurch wird Pitta zwar vermehrt, jedoch nicht seine heiße und durchdringende Eigenschaft; vielmehr wird es wäßriger und dadurch wird das Verdauungsfeuer (Agni) schwach. Unterbleibt eine Behandlung, entwickelt der Patient ein Geschwür des Magens oder des Zwölffingerdarms. Infolge der Schwäche des Verdauungsfeuers entstehen Giftstoffe (Āma), die ihrerseits das vermehrte Pitta verderben. Der Patient klagt über ein Schweregefühl im Magen, Brennen, Schmerzen und erbricht möglicherweise das Essen in einer sehr klebrigen Form.

In diesem Zustand sind Trikatu oder das mineralienhaltige Präparat Sutaṣekhara Rasa (3 x 250 mg) hilfreich. Nach der Zerstörung von Āma sollte der erhöhte Wasseranteil des Pitta durch Einnahme einer arzneilichen, mit Āmalakī (Emblica officinalis) versetzten Holzkohle aufgesaugt, oder eine der Kombinationen Āmalakī (Pulver) und Rohzucker oder Āmalakī und Süßholz (4 x 1 g) eingenommen werden. Um die Verdauungstätigkeit anzuregen, gibt man abends 3 g Pulver ebenfalls von Āmalakī oder Isapgole (Plantago ovata).

14.8.3 Magengeschwür

Dieser Zustand ist im allgemeinen gekennzeichnet durch Magenschmerzen unmittelbar nach der Nahrungsaufnahme und eine vorausgegangene Übersäuerung. Hier ist der Schmerz stärker als bei letzterer allein, ist durchdringend und strahlt häufig in den Rücken aus.

Da sowohl Vāta als auch Pitta gestört sind, sollte eine Kombination von Śatavarī und Āmalakī angewandt werden. Auch eine Kombination von Eisenoxid mit Āmalakī-Pulver (Dhatri Loha) ergibt gute Ergebnisse. Leidet er außerdem an Verstopfung, so sollte der Patient außerdem die pflanzliche Mischung Avipattikar Cūrna einnehmen.

14.8.4 Zwölffingerdarmgeschwür

Nach der Nahrungsaufnahme hat der Patient keine Schmerzen; diese treten erst nach etwa 2 1/2 bis 3 Stunden auf, wenn die Nahrung in den Zwölffingerdarm eintritt, der sich in der Gegend des Nabels befindet. In der Ayurvedischen Medizin heißt dieser Zustand Pariṇāma Śula (Schmerz nach der Verdauung der Nahrung).

Der Zwölffingerdarm ist der wichtigste Ort, an dem Pitta lokalisiert ist. Die Mittel der Wahl sind daher Ghee, der mit Śatāvarī oder mit Rizinusöl versetzt ist (Śatāvarī bzw. Sukumar Ghṛta). Man nimmt ihn zweimal täglich mit dem Essen vermischt.

Um den Schmerz zu lindern, ist Śankha Bhasma (aus Muschelschalen) sehr hilfreich. Zwei- bis dreimal täglich bei Beginn des Schmerzes sollte ein halber Teelöffel Pulver mit warmem Wasser gegeben werden. Es können auch dreimal täglich zwei Tabletten Śankha Bati gegeben werden, die unter anderem Śankha Bhasma enthalten.

14.8.5 Chronische Verstopfung

Sie ist eine Vāta-Störung. Wenn sie aber auf eine spastische Enddarmentzündung, Reizdarm oder einen anderen entzündlichen Zustand des Enddarms zurückgeht, muß auch Pitta behandelt werden.

Das Mittel der Wahl ist Triphala, die Kombination von Āmalakī, Harītakī und Bibhitakī. Er ist als Pulver oder in Tabletten gepreßt erhältlich. 1 bis 3 Gramm sollten abends mit warmem Wasser eingenommen werden. Ausgezeichnet wirken auch die Samen von Isapgole (Plantago ovata), die in Wasser eingeweicht und abends eingenommen werden, evtl. mit Fruchtsaft. Ebenfalls nützlich ist es, Wasser, das über Nacht in einem Kupfergefäß aufbewahrt wurde, direkt nach dem Aufstehen zu trinken. Rasche Besserung wird erreicht, wenn Isapgole zusammen mit diesem Wasser eingenommen wird.

Hat die Verstopfung ihre Ursache in einer Pitta-Störung, gibt man gleiche Mengen von Śatāvarī- und Āmalakī-Pulver, täglich drei Gramm. Bessert sich die Verstopfung durch keine andere Behandlungsmethode, so muß ein Einlauf (Anuvāsana basti) mit 60 ml warmem Sesamöl durchgeführt werden, am besten zwei Wochen lang am Abend jeden zweiten Tages.

14.9 Krampfadern an den Beinen

Sie treten häufig bei Personen auf, die täglich mehrere Stunden stehen. Die Venen weiten sich, weil ihre Klappen schwächer werden und so der Rückfluß gestört ist. Abends bekommt der Patient Schmerzen und die Beine werden sehr steif.

Man massiert die Beine von unten nach oben mit Narayana- oder Mahanarayana-Öl (Hauptbestandteil: Śatāvarī) und taucht die Füße dann eine Viertelstunde in heißes Wasser.

14.10 Krankheiten der Fortpflanzungsorgane

14.10.1 Sterilität der Frau

Sie wird je nach Ursache unterschiedlich behandelt. Bei zuviel Vāta, wenn also die Gebärmutter und alle anderen Organe in ihrer Struktur normal sind, gibt man Bala Ghṛta (arzneilichen Ghee mit Bala, Sida rhombifolia). Zustände von erhöhtem Pitta wie eine Entzündung der Eierstöcke oder anderer Geschlechtsorgane werden durch die Einnahme von zweimal täglich zehn Gramm Śatāvarī Ghṛta behandelt. Wenn die Ursache erhöhtes Kapha ist und eine Verstopfung des Eileiters vorliegt, sind „schabende" (lekhana) Pflanzen wie zum Beispiel Guggul sowie Śilajit nützlich.

14.10.2 Weißfluß (Leukorrhö)

Weißer Ausfluß ist eine Kapha-Störung. Die besten Mittel sind hier Aloe vera und Lodhra (Symplocos racemosus); ausgezeichnet wirken sie als eisenhaltiges Bhasma.

14.10.3 Verstärkte Menstruationsblutung (Menorrhagie)

Sie ist eine Krankheit des Rakta-Gewebes und eine Pitta-Störung. Aṣoka (Saraca indica) gibt hier ausgezeichnete Ergebnisse in Form von einer fermentierten Abkochung (Aṣokāriṣṭa), von der dreimal täglich 10 ml eingenommen werden.

Bei besonders starker Blutung können auch blutstillende Pflanzen kombiniert werden, etwa dreimal täglich ein Teelöffel frischer Saft von Durva (Cynedon dactylon) - dieses kleine Gras kommt auch in Europa vor -, drei- bis viermal täglich ein Pulver aus den Blütenpollen von Nāgakeśara (Mesua ferra), oder dreimal täglich 10 ml einer Abkochung von frischen Granatapfelblättern.

14.10.4 Sterilität des Mannes

Das Fehlen beweglicher Samenzellen (Azoospermie) geht auf erhöhtes Vāta und die Störung des Śukra-Gewebes zurück. Hier sollte dreimal täglich ein Gramm Pulver von Aśvagandha (Withania somnifera) bzw. 10 ml der fermentierten Abkochung Aśvagandhāriṣṭa gegeben werden; die Gabe von zweimal 500 mg Kapikacchu (Mucuna pruriens) ist ebenfalls sehr erfolgreich.

14.11 Degeneration der Halswirbelsäule (Zervikale Spondylosis)

Diese Vāta-Störung kommt häufig bei Personen vor, die dauernd auf schlechten Straßen unterwegs sind oder mit gebeugtem Kopf arbeiten wie Schreibkräfte oder Büroangestellte. Im Anfangsstadium tritt ein Schmerz im Nacken auf, der manchmal bis zur Hand ausstrahlt. Ein wichtiges Symptom ist auch ein steifer Nacken.

Eine nützliche Heilpflanze ist Rizinus (Ricinus communis). Das Rizinusöl sollte in so kleinen Dosen gegeben werden, daß es nicht abführend wirkt, etwa 10 ml in einem mit Ingwer versetzten Tee zweimal täglich mit Triphala-Guggulu. Der Schmerz kann durch Dampf und Massage mit Viśagarbha-Öl bekämpft werden, bei längerem Anhalten auch mit Narayana-Öl.

14.12 Gicht

Diese Krankheit wird durch einen Vāta-Überschuß und eine Schädigung des Rakta-Gewebes hervorgerufen. Der Daumen oder die große Zehe entzünden sich als erste unter sehr starken Schmerzen; mit der Zeit werden davon auch die anderen Gelenke betroffen.

Eine nützliche Heilpflanze ist Guḍūcī (Tinospora cordifolia), die mit Guggul gemischt wird. Diese Kombination heißt Kaisor Guggulu; es werden viermal täglich 250 mg eingenommen. Für eine Massage eignet sich Pinda Tail (Hauptbestandteil: Mañjiṣṭha, Rubia cordifolia) oder ein arzneiliches Öl mit Guḍūcī.

14.13 Kreuzschmerz (Lumbago)

Um einen steifen Rücken beweglich zu machen und Schmerzen im Lendenwirbelbereich zu lindern, wird eine leichte Massage mit einem Öl durchgeführt, das Auszüge des Indischen Eisenhuts (Aconitum ferrox) oder des Stechapfels (Dhatura alba) enthält. Bei gleichzeitiger Verstopfung sollte der Patient Isapgole- oder Triphala-Pulver bekommen. Auch Siṅhanad Guggulu (Triphala, Schwefel, Rizinusöl, Guggul) kann zweimal täglich in einer Dosis von 500 mg gegeben werden.

14.14 Primär chronische Polyarthritis

Bei dieser normalerweise fortschreitenden Gelenkerkrankung sind zunächst die kleinen Gelenke betroffen. Später kann sich die Krankheit auch auf die größeren Gelenke ausdehnen. Bewegungen sind schmerzhaft und der Patient gerät zunehmend in einen Reizzustand.

Das Mittel der Wahl ist Triphala Guggulu. Je nach dem Stadium der Krankheit werden zwei bis vier Gramm täglich verabreicht. Auch eine Abkochung (dreimal täglich 15 ml) von Rasna (Vand roxburghi) ergibt ausgezeichnete Ergebnisse.

14.15 Rheumatismus

Er heißt in der Ayurvedischen Medizin „Āmavata": Giftstoffe aus dem Magen-Darm-Trakt oder aus den Zellen verunreinigen Vāta und rufen so die Krankheit hervor. Die Ursache für die Bildung dieses Toxins ist eine fehlerhafte Verdauung und ein gestörter Zellstoffwechsel.

Um regelmäßigen Stuhlgang zu erreichen, sollte Rizinusöl eingenommen werden, ferner drei- bis viermal täglich Siṅhanad Guggulu. Zur Massage wird eine Mischung aus Sesamöl und Steinsalz verwendet. Anschließend werden trockene heiße Umschläge aufgelegt.

15. Pañcakarma

Diese fünffache Reinigungstherapie ist eine spezielle ayurvedische Behandlungsform. Ihre Verfahren eliminieren die überschüssigen Doṣas dauerhaft aus dem Körper.

Es sind:
1. Vamana, das durch Pflanzen hervorgerufene Erbrechen,
2. Virecana, das durch Pflanzen hervorgerufene Abführen,
3. Āsthāpana Basti, Einläufe mit arzneilichen Abkochungen,
4. Anuvāsana Basti, Einläufe mit arzneilichen Ölen,
5. Nasya, Einnahme von Medikamenten über die Nase.

Nach Suśruta gehört auch der therapeutische Aderlaß (Raktamokṣa), eine starke Methode der Blutreinigung, dazu.

15.1 Wirkung von Pañcakarma

Tag und Nacht sowie während des Verdauungsprozesses kommen die Doṣas aus den Geweben (Śākhā) in den Verdauungstrakt (Koṣtha). Der Körper versucht, unerwünschte Substanzen mit Hilfe dieser wichtigsten Absonderungen des Magen-Darm-Trakts auf natürliche Weise loszuwerden. Die Doṣas werden hauptsächlich in bestimmten Teilen des Magen-Darm-Trakts abgegeben: im Magen (Kapha), im Dünndarm (Pitta) und im Dickdarm (Vāta). Dieser natürliche Vorgang der Bildung der Doṣas in bestimmten Teilen des Magen-Darm-Trakts wird durch Pañcakarma verstärkt. Das führt dazu, daß zugleich überschüssige Doṣas aus der Peripherie des Körpers wirkungsvoll entfernt werden.

Da die Doṣas und die Gewebe miteinander in Beziehung stehen, wirken sich diese Verfahren indirekt auch auf die Gewebe aus. Die ausgeprägte Entfernung von Kapha durch pflanzeninduziertes Erbrechen wirkt sich beispielsweise auf den Vorrat an flüssigem Nährgewebe aus, das Wasser und Elektrolyte enthält, also Plasma, Muskeln und Fett. Die durchgreifende Eliminierung von Pitta aus dem Körper beeinflußt in ähnlicher Weise den gesamten Vorrat farbiger Substanzen im Körper. Der medizinische Einlauf, der überschüssiges Vāta zunichte machen soll, ist etwas anders gelagert. Er enthält warme schmierende Substanzen. Durch ihren lang anhaltenden Kontakt mit der Membran des Dickdarms trennt er die klebrigen Schichten festen Stuhls voneinander und bewirkt durch die Verbesserung der Absorption letztendlich eine bessere Ernährung aller Gewebe. Die Medikation der Nase (Nasya) reinigt die Nebenhöhlen und verbessert so die Funktionen der Sinnesorgane.

Diese ganze Gruppe von Eliminationsverfahren basiert also darauf, die natürlichen Methoden des Körpers zu stärken, mit denen er unerwünschte Substanzen eliminiert. Dabei macht man sich die vorübergehenden Phasen größerer Sekretion oder Absorption der entsprechenden Schleimmembranen zunutze. Wenn diese

Verfahren ohne gewisse vorbereitende Praktiken durchgeführt werden, werden die zurückbleibenden Gewebe negativ beeinflußt.

15.2 Ziel des Pañcakarma

Mit dieser Therapieform können drei Ziele erreicht werden:

1. Zur Erhaltung der Gesundheit:
In den jahreszeitlichen Verhaltensregeln wird Pañcakarma jeder gesunden Person empfohlen. Aufgrund der sich ändernden Jahreszeit werden die Doṣas beeinträchtigt. Diese geschädigten Doṣas können Krankheiten hervorrufen, wenn sie nicht rechtzeitig entfernt werden. In der Regenzeit wird also zur Entfernung des normalerweise verstärkten Vāta ein medizinischer Einlauf (Basti) empfohlen, im Winter ist zur Entfernung von Kapha das Erbrechen (Vamana) und im Sommer ist ein von ausgewählten Pflanzen induziertes Abführen (Virecana) ratsam.

2. Zur Behandlung von Krankheiten:
Bei diesem Verfahren sollte man sich nach dem bei der betreffenden Krankheit überwiegenden Doṣa richten. Wenn bei akuten Krankheiten die Doṣas rechtzeitig entfernt werden, können die Krankheitsanfälle sofort angehalten werden. Bei chronischen Krankheiten haften verschiedene Giftstoffe an den Organen und Zellen. Bevor diese Gifte und Doṣas nicht zuerst durch Pañcakarma entfernt werden, nützt eine Behandlung dem Patienten nichts.

3. Zur Vorbereitung einer Rasāyana- oder Vājīkaraṇa-Therapie:
Diese beiden Therapieformen sind nichts anderes als ein Programm zur selektiven Anreicherung von Geweben. Um die besten Ergebnisse zu erzielen, muß der Körper zunächst durch Pañcakarma-Verfahren gereinigt werden.

15.3 Vorbereitende Verfahren

Für die Vorbereitung von Pañcakarma werden Ölungen und Schwitzkuren durchgeführt (Snehana und Svedana). Mit Hilfe dieser Verfahren werden die in den Geweben und der Haut angesiedelten Doṣas zum Verdauungstrakt befördert, wo sie leichter eliminiert werden können. Der Vorteil der Ölung ist, daß sie die Hauptschritte des Pañcakarma weniger anstrengend für den Patienten macht. Auch ist sie zunächst ein Schutz für den Verdauungstrakt, der mehr Absonderungen produzieren muß.

Das Schwitzen bewirkt eine Erweiterung der natürlichen Kanäle, Öffnungen und Poren des Körpers, so daß die Absonderungen (Doṣas) leicht durch sie in den Verdauungstrakt zur Eliminierung befördert werden können. Es trägt auch zur Verflüssigung der Doṣas bei, so daß ihre zur Körpermitte gerichtete Bewegung so wenig Widerstand als möglich erfährt.

Kurz gesagt dient die Ölung dem Schutz der im Körper verbleibenden Gewebe. Sie lockert die Doṣas, die an den Wänden winziger Kanäle haften und bewirkt eine zur Körpermitte hin ziehende Kraft, während das Schwitzen vor allem zur Verflüssigung und zum Öffnen von Kanälen und Poren beiträgt, so daß sich die Doṣas zum Verdauungstrakt hin bewegen können.

15.3.1 Ölung

Dafür werden Substanzen wie Ghee (geklärte Butter) oder Sesamöl verwendet, manchmal auch tierisches Fett oder Knochenmark. Sie werden je nach Konstitution, Krankheit und dem Verhältnis der Doṣas gewählt. Für Vāta-Zustände wird im allgemeinen Sesamöl genommen und bei Pitta und Kapha Ghee. Auch wird eine leichte Diät oder Fasten eingehalten. Die Ölung wird nach einem Schema täglich zunehmender Dosis durchgeführt, bis die Anzeichen einer optimalen Ölung am Körper auftreten:

1. Öliges Aussehen der Haut (selbst wenn kein Öl aufgetragen wurde),
2. beim Kratzen der Haut verfärbt sie sich nicht weiß,
3. Widerwillen gegen ölige Substanzen,
4. Auftreten von Öl im Stuhl und weicher Stuhl,
5. Leichtigkeit im Körper.

Die Dosis der Ölung beginnt bei 25 Gramm je Einzeldosis oder der Menge, die innerhalb von sechs Stunden verdaut werden kann, als Minimum. Im Mittel gibt man 37,5 Gramm je Einzeldosis bzw. die Menge, die in zwölf Stunden verdaut werden kann, und höchstens 50 g bzw. soviel, wie in 24 Stunden verdaut wird. Je nach Trockenheit oder Öligkeit des Verdauungstrakts schwankt die Dauer der Therapie bis zum Erreichen der Anzeichen einer optimalen Ölung zwischen drei und sieben Tagen.

15.3.2 Schwitzen

Bei dieser Therapie wird die Person zum Schwitzen veranlaßt. Generell führt man sie erst durch, wenn die Ölung vollständig durchgeführt ist.

Es gibt vier Arten:

1. Durch direkte Anwendung von Hitze mittels Hitzekissen, erhitztem Stoff, Sand, heißem Weizenmehl oder Salz in Umschlägen usw.;
2. durch die Anwendung arzneilicher (schweißtreibender) Umschläge analog der lokalen Behandlung von Entzündungen;
3. durch Dampf wie in der Sauna, nur daß der Dampf aus Heilpflanzen bereitet sein sollte;
4. durch heißes Baden in einer Abkochung unterschiedlicher Heilpflanzen.

Nach der Schwitzkur sollte man dem Patienten eine leichte Massage verabreichen, dann sollte er baden und sich ausruhen.

15.4 Pañcakarma-Praktiken - die fünf Reinigungsmethoden

15.4.1 Vamana - Erbrechen

Dies ist die Therapie der Wahl zur Eliminierung von überschüssigem Kapha aus dem gesamten Körper über den Mund. Als geeignetstes Brechmittel gelten die Samen der Lobelianuß (Raudia dumetorum). Gewöhnlich wird eine Mischung dieser Pflanze mit Kalmus und Süßholz verwendet.

Indikationen:
Vamana ist bei Kapha-bestimmten Krankheiten angezeigt wie Husten, Asthma, wiederholten Erkältungen, Atembeschwerden, Diabetes, Übelkeit, Appetitverlust, Verdauungsstörungen und bestimmten geistigen Krankheiten wie Epilepsie.

Kontraindikationen:
Diese Therapie soll nicht angewandt werden bei Kindern, alten, sehr erschöpften oder schwachen Patienten sowie bei Magengeschwür, Lungenverletzungen, Herzkrankheiten und Tumoren des Bauchraums.

Behandlungsverfahren:
Zunächst wird der Patient geölt und zum Schwitzen gebracht. Am Tag vor der Behandlung bekommt er eine Mahlzeit, die Kapha verstärkt (Abhiśyandi), zum Beispiel Reis mit Joghurt. Durch diese Vorbehandlung werden die in entfernten Kanälen gelegenen gestörten Doṣas gelockert und ihre Bewegung hin zur Körpermitte beginnt.

Dann bittet man den Patienten, sich auf einen kniehohen Stuhl zu setzen und bedeckt seinen Körper mit einem sauberen Handtuch. Er bekommt einen bis drei Liter einer warmen Abkochung von Süßholz zu trinken. Diese Pflanze fördert die Sekretion des Magens und vermehrt so seinen Inhalt. Dann wird dem Patienten das Hauptmedikament für das Erbrechen gegeben. Dafür werden je ein Gramm Kalmuswurzelpulver, Süßholz und pulverisierte Lobelianußsamen mit Honig vermischt verwendet. Diese Mischung regt die Sekretionen stark an; daher machen sich die Doṣas auf den Weg in den Verdauungstrakt. Man erkennt dies am Schwitzen auf der Stirn. Das herbeigeführte Erbrechen beginnt kurz darauf, und dadurch werden die beeinträchtigten Doṣas, vor allem Kapha und Pitta, aus dem Körper entfernt.

Wenn dem Patienten übel ist, soll er erbrechen, ohne sich dabei übermäßig anzustrengen. Während des eigentlichen Erbrechens stützt man seinen Kopf. Zunächst bricht der Patient weiße, klebrige und schleimige Substanzen und dann kommt gelbe Galle heraus. Auf dieser Stufe endet das Erbrechen im allgemeinen von selbst. Man wertet das Ergebnis nach der ausgeworfenen Menge aus: Mindestens sollten 325 ml in vier Portionen erbrochen worden sein und normalerweise eine mittlere Menge von 650 ml auf sechs Male; die Höchstmenge ist 1300 ml, die durch achtmaliges Brechen abgegeben werden muß.

Die Symptome der richtigen Ausscheidung sind jedoch wichtiger als die ausgeworfene Menge oder die Häufigkeit des Erbrechens. Es sind das Gefühl einer Leichtigkeit im Körper, eine verstärkte Verdauungskraft, Abnahme der Symptome der Krankheit, für die das Erbrechen verschrieben wurde, und das selbsttätige Aufhören des Erbrechens, nachdem die Doṣas ausgestoßen wurden.

Nachbehandlung:
Der Patient wird gereinigt und soll sich ausruhen. Dann sollte er eine Mischung arzneilicher Gummis und Kräuter rauchen, um Kapha im oberen Atemtrakt zu entfernen. Wenn er Hunger hat, soll er baden. Anschließend er zunächst in Wasser gekochten Reis und dann sehr langsam zunehmend schwerer verdauliche Nahrung zu sich nehmen, so daß er am siebten Tag zu seiner gewohnten Nahrung zurückkehren kann.

15.4.2 Virecana - Abführen

Durch gezieltes Abführen werden gestörte Pitta und Kapha Doṣas aus dem Körper entfernt. Wie beim Erbrechen wird auch bei dieser Therapie der Patient zunächst geölt und einer Schwitzkur unterworfen. Diese Therapie wird drei Tage nach dem Erbrechen verabreicht, sie kann jedoch auch direkt gegeben werden, wenn das Erbrechen nicht erforderlich ist.

Indikationen:
Das Abführen ist angezeigt bei Hautkrankheiten, chronischen Fiebern, Vergrößerung der Leber und der Milz, Gelbsucht, Wundrose (Erysipelas), Drüsenschwellungen wegen Verunreinigungen des Blutes, Blutvergiftungen aufgrund von Pitta, Zahnfleischentzündung, Zungenschleimhautentzündung und Übersäuerung des Magens.

Kontraindikationen:
Diese Therapie darf nicht angewendet werden bei Kindern, sehr alten und schwachen Patienten, wenn der Patient aus dem Enddarm geblutet hat, bei Geschwüren des Dickdarms, bei einem Einriß der Afterschleimhaut (Analfissur), bei Durchfall oder Ruhr.

Das Medikament der Wahl:
Man bereitet eine Abkochung von Weintrauben (12 g), Aragvadha (Cassia fistula, 12 g), Harītakī (12 g) und Katuka (Picorrhiza kurroa, 6 g). Diese Pflanzen werden in Wasser gekocht und 60 Gramm der Abkochung mit 60 Gramm Rizinusöl gemischt. Diese Mischung ist ein ideales Abführmittel. Von den westlichen Pflanzen ist die Rhabarberwurzel besonders nützlich. Sie kann als Pulver in einer Dosis von fünf bis zehn Gramm mit der halben Menge Kardamom gegeben werden.

Behandlungsverfahren:
Das Abführen sollte vier bis sechs Stunden nach Sonnenaufgang erfolgen. Der Patient soll das Abführmittel trinken. Bald beginnt wegen der sekre-

tionsfördernden Wirkung der Stuhlgang. Drei Grade der Ausscheidung durch Abführen sind beschrieben: Die Mindestmenge sind 500 ml in fünf Stuhlgängen, eine mittlere Quantität 1000 ml in acht Stuhlgängen, und höchstens werden 1600 ml in zehn Stuhlgängen abgeführt.

Die Symptome einer richtigen Ausscheidung sind das Gefühl von Sauberkeit in den Kanälen und Sinnesorganen, eine Leichtigkeit im Körper und nach einiger Zeit eine Zunahme des Appetits. Auch hier scheidet der Patient zunächst flüssigen Stuhl und Urin, dann schleimiges Material und später gelblich gefärbtes Pitta aus.

Nachbehandlung:
Der Patient soll sich ausruhen. Dann muß wie beim Erbrechen eine „Saṁsaran"-Therapie durchgeführt werden. Sie besteht in anfangs sehr leichter Nahrung wie Gemüsesuppe und einer ganz allmählichen Zunahme hin zu schwerer verdaulicher Nahrung, so daß der Patient am siebten Tag zu seiner normalen Nahrung zurückkehren kann. Am neunten Tag sollte mit den Einläufen begonnen werden.

15.4.3 Basti - Medizinische Einläufe

Das Wort Basti bedeutet die Harnblase. Früher wurden für den Zweck des Einlaufs die Harnblasen verschiedener toter Tiere verwendet. In Indien wird diese Praxis in einigen Regionen immer noch durchgeführt. Beim Einlauf werden Flüssigkeiten, zum Beispiel arzneiliche Abkochungen, kräftig in die Blase oder den Darm eingeführt. Heute werden statt der Harnblasen von Tieren Plastik- oder Gummiballons mit einem Metallstutzen verwendet.

Einläufe können eingeteilt werden:

1. nach dem Ort, an dem sie durchgeführt werden: in den Enddarm (Pakvaśayagata), in die Vagina (Garbhaśayagata), in die Harnröhre (Mutraśayagata) oder in eine Wundhöhle (Vranagata);

2. nach der verwendeten Substanz: beim Niruha oder Āsthāpana Basti verwendet man Salz, Honig, Öle, Pasten und Abkochungen von Pflanzen. Je nach der Menge dieser Substanzen und anderen möglichen Zusatzbestandteilen wie Milch wird von z.B. Yapana oder Bṛṁhaṇa Basti gesprochen. Beim Anuvāsana Basti wird nur Sesamöl oder arzneiliches Öl verwendet;

3. nach der Wirkung: zur Reinigung (Śodhana), zum Abbau überschüssiger Gewebe (Lekhana), zur Ölung (Snehana), zum Aufbau mangelnder Körpergewebe (Bṛṁhaṇa), zur Beruhigung von Doṣas (Śamana), zur Entfernung bestimmter Doṣas (Doṣahara);

4. nach dem Behandlungsverlauf: beim Karma Basti werden insgesamt 30 Einläufe durchgeführt (1 Anuvāsana, abwechselnd je 12 Āsthāpana und 12 Anuvāsana und zum Schluß erneut 5 Anuvāsana Basti), beim Kala insgesamt 16 (1, 6/6, 3) und beim Yoga Basti insgesamt 8 Einläufe (1, 3/3, 1).

Indikationen:

Einläufe sind bei Vāta-Erkrankungen indiziert, besonders wenn dieses Doṣa durch Verstopfung der Kanäle beeinträchtigt ist, etwa bei Schmerzen im Bauch- und Brustraum, in der Beckenregion, den Augen, Ohren, Beinen, im Kopf, oder im Herzen, bei halbseitiger Lähmung oder Gesichtslähmung. Im allgemeinen wird die Abkochung von Daśamūla (den „zehn Wurzeln“) verwendet. Für einen Öl- (Anuvāsana)-Einlauf gelten dieselben Indikationen; zusätzlich kann dieser auch bei Vāta-Krankheiten aufgrund von Gewebeverlust (also zehrenden und schwächenden Krankheiten) angewandt werden.

Kontraindikationen:

Āsthāpani: Verdauungsstörungen, Verstopfungen oder Risse der Därme, sehr alte und schwache Patienten, Giftstoffe (Āma) im Verdauungstrakt, Durchfall, Erbrechen.

Anuvāsana: Hämorrhoiden, überschüssiges Kapha im Verdauungstrakt, schwache Verdauungskraft, Aszites.

Vorbereitung:

Zur Zubereitung der medizinischen Mischung für einen reinigenden Einlauf muß man sich streng an die Reihenfolge beim Mischen verschiedener Zutaten halten. Sie kann in einem Glas oder Mixer, der 1,5 Liter faßt, erfolgen. Das Gefäß wird über einem Wasserdampfbad erwärmt und je zwei Teelöffel Honig und Kochsalz werden zugegeben und gut vermischt. Es folgen dann etwa 30 ml ölende Substanzen wie Sesamöl oder Ghee. Dazu werden sechs Teelöffel einer feine Paste (Kalka) aus Kräutern zugegeben und schließlich die Abkochung zugefügt, so daß die Gesamtmenge je nach dem Alter, der Krankheit und dem Zustand des Patienten etwa 700 bis 1200 ml beträgt. Diese wird gut gemischt, auf dem Wasserdampfbad auf Körpertemperatur erwärmt und in einen Gummiballon gegeben und der Metallstutzen so dicht darauf befestigt, daß beim Einpressen nichts ausläuft.

Für den Öleinlauf werden 60 bis 100 ml arzneiliches oder Sesamöl in einer Spritze verwendet. Da die Menge so gering ist, schadet der Inhalt des Einlaufs dem Patienten selbst dann nicht, wenn er 24 Stunden oder länger im Darm verbleibt.

Behandlungsverfahren:

Die Behandlung sollte vier bis sechs Stunden nach der letzten Nahrungsaufnahme erfolgen, vorzugsweise am frühen Morgen oder abends. Der Patient sollte auf der linken Seite mit dem Kopf nach unten auf einem Bett liegen. Er soll das linke Bein ausstrecken und das rechte vor dem Körper anwinkeln. Die linke Hand soll er unter den Kopf legen. Dann wird sowohl der Enddarm als auch der Metallstutzen mit einer kleinen Menge Öl geschmiert. Danach wird der Stutzen langsam in den Darm eingeführt und sein Inhalt ausgedrückt. Wenn der gesamte Inhalt im Darm ist, zieht man den Stutzen langsam zurück. Der medizinische Inhalt verbleibt einige Zeit im Darm und kann dann zusammen mit Stuhl, Pitta und Kapha ausgeschieden werden. Dabei sollte der Patient einen Nachttopf benutzen.

Nachbehandlung:
Der Patient soll ruhen. Dann verabreicht man ihm warmes Wasser. Wenn er Hunger hat, sollte er Getreideschleimsuppe, Milch und - falls nötig - Fleischsuppe erhalten.

15.4.4 Nasya - Nasenbehandlung

Bei diesem Verfahren wird arzneiliches Öl oder Pulver in die Nase eingebracht. Dadurch werden die gestörten Doṣas der oberhalb des Schlüsselbeins gelegenen Kopf-Nacken-Region über die Nase entfernt. Diese Therapie ist also bei dort angesiedelten Krankheiten besonders ratsam.

Arten der Nasenbehandlung:
1. entsprechend ihrer Wirkung:
Reinigung (Śodhana) oder Abführen (Virecana) zur Entfernung der Doṣas, Linderung (Śamana) zur Reduktion der Doṣas, Stärkung (Bṛṁhaṇa) zum Nachlassen von Vāta,
2. nach den verwendeten Behandlungsformen:
das Auspressen frischer Heilpflanzen in die Nase (Avapida), das Einführen von Flüssigkeiten wie Milch, Öl usw. (Navana), das Inhalieren des Rauchs verschiedener Pflanzen (Dhuma), das Einführen medizinischer Pulver mit Hilfe eines speziellen Apparats (Virecana/Dhumpana),
3. nach der Dosis:
2 Tropfen pro Nasenloch (Pratimarṣa) oder 8 bis 32 Tropfen pro Nasenloch (Marṣa).

Indikationen:
1. für die flüssige Behandlungsform (Navana):
Dies ist ein Linderungsverfahren. Es ist bei allen durch Vāta verursachten Krankheiten des Kopfes, der Ohren, Augen und Nase angezeigt. Es ist ferner bei Vāta- und Pitta-Krankheiten des Mundes, bei Haarausfall und Trockenheit des Rachens anzuwenden. Üblicherweise wird dafür das Öl Anu Tail verwendet.
2. für Dhumpana oder Pradhamana:
Es ist ein reinigendes Nasya-Verfahren. Es ist daher bei allen Kapha-Krankheiten angezeigt, bei denen Kapha aus der Kopfregion entfernt werden muß wie bei Nebenhöhlenentzündung, Schwere im Kopf, Epilepsie, Stimmverlust usw. Dafür wird zerkleinertes Kochsalz, Knoblauch, getrockneter Ingwer, Kalmus und schwarzer Pfeffer verwendet. Für die reinigende Rauchtherapie (Dhuma Nasya) werden Guggul und andere medizinische Gummis verwendet.

Vorbereitung des Patienten:
Nachdem er seine üblichen Morgenverrichtungen erledigt hat, bittet man den Patienten, sich Zähne und Mund zu reinigen und dann arzneilichen Rauch zu inhalieren. Später wird Pañcaguṇa- oder Bala-Öl auf seine Stirn und das Gesicht

gegeben. Dann läßt man ihn durch trockene Hitze (Heizkissen o.ä.) an diesen Stellen schwitzen. Zum Schluß werden die Vorderseite des Kopfes, der Rachen und die Wangen leicht massiert.

Hauptbehandlung:
Sie wird im Sitzen oder Liegen ausgeführt. Wenn der Patient auf einem Bett liegt, dann sollte das Kopfende etwas gesenkt werden. In beiden Stellungen sollte der Patient seinen Nacken nach hinten beugen, so daß die Nasenlöcher nach oben zeigen. Dann wird das arzneiliche Öl in die Nasenlöcher eingeführt. Sehr bald kommen Sekrete aus der Nase. Danach entsteht ein Gefühl der Leichtigkeit im Kopf. Die Symptome der Krankheit, für die diese Therapie verschrieben wurde, gehen zurück. Richtig durchgeführt verbessert Nasya die Funktionen aller Sinnesorgane.

Nachbehandlung:
Noch einmal sollte eine leichte Heißluftbehandlung und Massage an der Stirn, den Wangen und am Rachen ausgeführt werden. Der Patient soll die im Rachen verbliebenen Reste der Medizin und die Sekrete ausspucken, mit heißem Wasser gurgeln und arzneilichen Rauch inhalieren.

15.4.5 Raktamokṣa - Therapeutischer Aderlaß

Caraka hat dieses Verfahren nicht unter Pañcakarma aufgeführt. Suśruta hat dagegen beide Arten von Einläufen zu einem Punkt zusammengefaßt und den Aderlaß als das fünfte Reinigungsverfahren berücksichtigt. Er hat dem Blut als Chirurg große Bedeutung zuerkannt. Er hat es als wichtiges viertes Doṣa des Körpers angesehen, obwohl es tatsächlich nur ein Dūṣya (ein Gewebe, das von den Doṣas beeinträchtigt wird) ist und kein Doṣa im eigentlichen Sinn. Reines Blut spendet Leben, dagegen kann unreines Blut Krankheiten verbreiten oder hervorrufen. Unreines Blut muß also aus dem Körper entfernt werden. Suśruta hat dieser Therapie soviel Bedeutung beigemessen wie Caraka den Einläufen.

Pitta ist mit dem Blut eng verknüpft. Wenn es also zu sehr verdorben ist und durch die üblichen Medikamente nicht behandelt werden kann, kann der Aderlaß hilfreich sein. Er ist also eine Therapie für Krankheiten, die durch verdorbenes Blut und durch gestörtes Pitta ausgelöst werden.

Die korrekte Indikation für einen Aderlaß ist folgende: Eine Krankheit, die weder heißen und öligen therapeutischen Maßnahmen zugänglich ist (was eine Vāta-Krankheit wäre) noch heißen und trockenen (wie bei Kapha-Krankheiten) noch kalten und trockenen (Pitta-Krankheiten), sollte durch einen Aderlaß behandelt werden, weil sie dann eine Krankheit vom Rakta-Pitta-Ursprung ist (bedingt durch die Schädigung von Blut und Pitta).

<u>Arten des therapeutischen Aderlasses:</u>
1. mit scharfen Instrumenten, durch einen raschen scharfen Einschnitt (Pracana) oder durch Anschneiden einer Vene (Siravyadha),
2. mit stumpfen Instrumenten, etwa bei der Anwendung von Blutegeln.

Indikationen für den Aderlaß:

Wenn Blut- und pittabedingte Krankheiten sich weit ausgebreitet haben, wird eine Vene angeschnitten; wenn sie lokalisiert sind, werden Blutegel angesetzt. Die Indikationen sind Hautkrankheiten, z.B. Wundrose (Erysipelas), Krätze, Ekzeme, Pickel, Abszesse, Weißfleckenkrankheit (Vitiligo), Entzündungen der Mundschleimhaut und des Zahnfleisches, Hämorrhoiden, Leberstörungen wie Gelbsucht, Aszites. Dieses Verfahren muß im Oktober oder direkt vor dem Einsetzen des Winters durchgeführt werden. Das Anstechen der Vene geschieht mit einer einfachen Nadel oder mit Hilfe eines Blutabnahmebestecks; dem Erwachsenen werden 300 ml Blut entnommen. Zuvor sollte der Patient richtig geölt und einer Schwitzkur unterworfen werden.

Behandlung durch Ansetzen von Blutegeln:

Der Teil des Körpers, an den die Blutegel angesetzt werden sollen, soll gründlich mit Wasser gewaschen werden, ohne stark riechende Desinfektionsmittel zu verwenden. Dann sollte man an der Stelle, wo der Blutegel hängen soll, die Haut anritzen oder einen Tropfen Milch aufbringen. Sobald der Egel beginnt, das Blut zu saugen, wird er mit einem feuchten Verband bedeckt. Wenn er ausreichend Blut gesaugt hat, fällt er von selbst von der Haut ab. Die kleine Wunde sollte mit arzneilichem Öl eingerieben und fest verbunden werden.

16. Yoga und Ayurveda

Derzeit gibt es viele alternative Medizinsysteme, die sich mit der Erhaltung von Gesundheit und der Behandlung von Krankheiten befassen. Dabei ist es erstaunlich, daß zwar der menschliche Körper immer derselbe ist, jedes Medizinsystem sich ihm aber auf andere Weise annähert. Die Wissenschaft der Akupunktur versucht, ihn mit den Prinzipien Yin und Yang zu verstehen; die islamische Unani-Medizin betrachtet ihn als aus vier biologischen Kräften oder Energien zusammengesetzt. Yoga und Ayurveda haben sich dagegen aus derselben Philosophie und Kultur und in demselben Land entwickelt. Sie betrachten den Menschen unter demselben ganzheitlichen Gesichtspunkt. Beide Wissenschaften sind sehr alt.

Ayurveda ist die Wissenschaft vom Leben, genauer: vom langen Leben. Yoga ist die Wissenschaft der Verbindung des individuellen Selbst mit dem universellen Selbst. Yoga versucht, die enge, begrenzte, egoistische Persönlichkeit hin zum alles durchdringenden, ewigen und glückseligen Zustand der Realität zu erweitern. Beide Wissenschaften haben zum Ziel, die körperliche, geistige, intellektuelle, emotionale und spirituelle Ebene des Menschen zu entwickeln.

Nach der Ayurvedischen Medizin ist der Mensch aus Körper, Sinnesorganen, Geist und Seele zusammengesetzt. Sie sieht das Leben also als psychisch-spirituell wie auch als körperlich an. Grundsätzlich zielt sie darauf ab, frei von allem Leiden zu sein und die Gesundheit zu erhalten, so daß jeder alle vier Ziele des Lebens erreichen kann: Ruhm, Reichtum, Vergnügen und Befreiung (Dharma, Artha, Kama und Mokṣa). Das Ziel des Yoga ist hauptsächlich, psychisch-spirituelle Befreiung zu erreichen und während dieses Prozesses auch gesund zu bleiben.

Die Reinheit des Körpers, des Geistes und der Sprache ist entscheidend für das endgültige Wohlergehen des Menschen. Über diese Gebiete wurden drei grundlegende Texte geschrieben. Viele Gelehrte glauben, daß derselbe Autor sie unter verschiedenen Namen verfaßt hat, daß also der Patañjali des Yoga- und des Grammatik-Textes derselbe wie der Caraka des ayurvedischen Textes ist. Diese drei Bücher sind:

1. die Yoga-Sutren des Patañjali: das klassische Werk über die Wissenschaft des Yoga zur Reinigung des Geistes (Cit śuddhi) und zur Selbsterkenntnis,
2. das Mahabhasya von Patañjali behandelt die Reinheit der Sprache (Vani śuddhi), ein wichtiges Werk über Grammatik und Sprache,
3. das Caraka Saṁhitā von Caraka behandelt die Reinheit des Körpers (Śarira śuddhi), der wichtigste Text zur Ayurvedischen Medizin.

16.1 Gemeinsamkeiten von Yoga und Ayurvedischer Medizin

Der Ayurvedischen Medizin und dem Yoga liegen diesselben Grundprinzipien zugrunde; sie betrachten die Anatomie, Physiologie und die Behandlung des menschlichen Körpers in derselben Weise. Da das grundsätzliche Verständnis vom menschlichen Körper identisch ist, sollte jeder, der sich mit diesem Thema befassen möchte, die Grundzüge beider Wissenschaften des indischen Altertums erlernen. Beide haben sich gemeinsame Prinzipien des Sāṁkhya-Philosophiesystems zu eigen gemacht. Sowohl Yoga als auch Ayurveda gehen als Teil aus dem größeren System vedischer Wissenschaften hervor.

16.1.1 Grundprinzipien

Yoga und Ayurveda basieren auf den Prinzipien der drei Guṇas (Sattva, Rajas und Tamas) und der Theorie der fünf „großen" Elemente (Mahābhūta). Sie wenden für das Verständnis der Wirkungen des Körpers auch beide die Theorie von den biologischen Kräften, Geweben und Abfallprodukten an (Doṣa, Dhātu, Mala) und beim Einsatz von Nahrungsmitteln und Medikamenten das Konzept von Geschmack, Energie und Effekt nach der Verdauung (Rasa, Vīrya, Vipaka). Die Ayurvedische Medizin beschreibt auch detailliert die Anzeichen von Langlebigkeit oder einer kurzen Lebenserwartung (siehe Kapitel 7). Auch in einigen Yoga-lehrbüchern werden dieselben Zeichen und Symptome genannt. Diese Wissenschaften haben beide acht Disziplinen - man spricht vom achtfachen oder Aṣṭāṅga Yoga und vom achtfachen oder Aṣṭāṅga Āyurveda.

16.1.2 Anatomie und Physiologie

Yogalehrbücher raten uns, die Anatomie der Ayurvedischen Medizin zu studieren, denn bevor man die Anatomie nicht genau kennt, können die Reinigungspraktiken des Yoga (Śuddhi kriya) nicht richtig ausgeführt werden. Andererseits weisen ayurvedische Lehrbücher bei der Erklärung der Anatomie darauf hin, daß ihr Studium nicht nur für Ärzte, sondern auch für Yogaübende nützlich ist. Zur Erklärung der menschlichen Anatomie verwenden beide Wissenschaften dieselbe Terminologie für Blutgefäße (Sirā), Nerven (Dhamanya) und Gewebe (Dhātu).

Auch hat die Ayurvedische Medizin das Konzept von Agni und Soma, das in Yogatexten betont wird, übernommen (siehe Kapitel 7.3.2). Diese beiden Prinzipien steuern alle Aktivitäten im Weltall und im Menschen. Im Körper dominiert auf der rechten Seite das Sonnen/Agni-Prinzip und auf der linken das Mond/Soma-Prinzip. Dementsprechend wird bei bestimmten Krankheiten das Atmen nur durch das rechte bzw. linke Nasenloch empfohlen (siehe unten).

Vāta ist die Grundenergie für alle Bewegungsvorgänge im Körper; zwischen Vāta und Agni, der Verdauungskraft, besteht eine enge Beziehung. Die Kontrolle von Vāta gilt daher im Yoga wie in der Ayurvedischen Medizin als entscheidend für die Verdauung.

16.1.3 Gesundheit

Wir haben gesehen, daß die körperliche Gesundheit vom Gleichgewicht der biologischen Kräfte, Gewebe und Abfallprodukte abhängt. Dieses ayurvedische

Prinzip wurde auch im Haṭha Yoga Pradipika, dem wichtigsten Text des Haṭha-Yoga, erläutert. Die Ayurvedische Medizin wiederum hat sich das Prinzip des Yoga angeeignet, wonach die körperliche Gesundheit von der Ausgeglichenheit des Geistes abhängt. Der Geist ist von Natur aus unruhig wie Quecksilber und wird daher leicht aufgewühlt und gestört. Er wird ruhig und läßt sich kontrollieren, indem man lernt, mit Gefühlen wie Wut, Furcht oder Habgier umzugehen. Dies wirkt sich auch auf die Gesundheit wohltuend aus. Das regelmäßige Üben von Prāṇāyāma ist für das Erreichen dieser Kontrolle hilfreich. Auch besteht ein Zusammenhang zwischen dem Geist und Vāta. Ein gesunder Geist kann Vāta kontrollieren; umgekehrt läßt sich durch ein geregeltes Vāta auch der Geist beherrschen. Diese Vorstellung haben sich beide Wissenschaften zu eigen gemacht.

Nach der ayurvedischen Ansicht sollten Gesundheitspraktiken und Therapien immer stufenweise angepaßt werden. Auch im Haṭha Yoga Pradipika heißt es, daß die Stellungen, Prāṇāyāma usw. langsam in ihrem Schwierigkeitsgrad gesteigert werden sollten. Beide Systeme zielen auf allmähliche und natürliche tiefe innerliche Veränderungen ab und nicht auf radikale, erzwungene, oberflächliche und an Symptomen orientierte Ergebnisse.

Zur Erhaltung der Gesundheit haben beide Wissenschaften bekömmliche Nahrung, bestimmte Verhaltensweisen und einen ethischen Lebensstil empfohlen. Auch Suśruta erwähnt Yogastellungen. Beide Wissenschaften sagen auch aus, daß die Kontrolle über die Sinnesorgane (Indriya) wesentlich ist für die Erhaltung der Gesundheit.

16.1.4 Behandlung

Yoga und Ayurveda raten beide zur Verwendung von Pflanzen, Nahrungsmitteln und dem Singen von Mantren als Mittel zur körperlichen und geistigen Gesundheit. Ayurveda empfiehlt den Gebrauch von Pflanzen und Medikamenten zur Heilung von Krankheiten, Yoga darüber hinaus für die „Reinigung" des Geistes.

Zur Behandlung psychischer Störungen und körperlicher Krankheiten hat die Ayurvedische Medizin ihre psychologische und spirituelle (Sattvavajaya) Therapie. Diese zielt auf die Vermehrung der klaren (sattva) Geisteseigenschaften ab und wendet im wesentlichen Yogatechniken wie Prāṇāyāma an.

Wenn eine ayurvedische Behandlung an ihre Grenzen stößt - so heißt es in den Schriften -, soll man einen Yogalehrer aufsuchen. Ebenso können die Nebenwirkungen falsch ausgeführter Yogapraktiken mit ayurvedischen Mitteln behandelt werden.

16.1.5 Die Reinigungspraktiken der Ayurvedischen Medizin und des Yoga

Mit der Umwandlung der Nahrung werden viele Abfallprodukte gebildet. Auch bilden sich durch falsche Ernährungsgewohnheiten oder Fehler beim

Verdauungsprozeß Giftstoffe im Körper. Zur Erhaltung der Gesundheit ist die Ausscheidung der Abfallprodukte zum richtigen Zeitpunkt entscheidend. Beide Wissenschaften legen auf dieses Prinzip großen Wert. Darauf basieren ihre Reinigungsverfahren; das ayurvedische Pañcakarma und die Śuddhi Kriyas des Yoga. Im Haṭha Yoga Pradipika heißt es auch, daß die ayurvedische Ölung und Schwitzkur vor den Reinigungspraktiken des Yoga durchzuführen ist und daß man täglich ayurvedische Einläufe und Nasenmedikationen erhalten sollte.

16.1.6 Verjüngung

Um von einer Rasāyana- oder Verjüngungstherapie so gut wie möglich zu profitieren, ist eine ethische Lebensweise Voraussetzung. Die Beschreibung der ethischen Regeln und Disziplin der Yogapraxis - Yāma und Niyāma -, ist der ethischen Verhaltensweise sehr ähnlich, welche die Ayurvedische Medizin empfiehlt (Sadvṛtti).

16.1.7 Befreiung

Schließlich haben die Ayurvedische Medizin und Yoga auch dasselbe höchste Ziel: Die Erkenntnis der Wahrheit, daß das gesamte Weltall und das Individuum ein und dasselbe sind (Satyabuddhi). Dieser Zustand führt zur Befreiung von allem Elend (Mokṣa). Caraka erläutert, daß das Ego - er verwendet die Begriffe „Selbstheit" (Svata) oder „Ichbezogenheit" (Mamata) - die Ursache allen Leidens ist. In dem Moment, in dem die Wahrheit erkannt wird (Satyabuddhi), überschreitet die Seele (Ātman) das Ego und alles weltliche Leiden endet. Es heißt auch, daß die Handlungen (Pravṛtti), zu denen man durch das Karma (also durch die Ergebnisse vergangener Handlungen) gezwungen ist, die Wurzel allen Leidens ist. Satyabuddhi überschreitet dieses Karma und verleiht so die Freiheit von der Handlung (Nivṛtti). Dieser Zustand des Nicht-Handelns wird als höchstes erreichbares Ziel betrachtet und mit der endgültigen Erlösung (Mokṣa) gleichgesetzt - bei Caraka ebenso wie bei der Yogawissenschaft.

Die Wissenschaft des Yoga lehrt, daß man, um diese Befreiung zu erreichen, von der körperlichen Hülle (Annamaya koṣa) zur Hülle des Prāṇa oder des Atems (Prāṇamaya koṣa), dann zur geistigen Hülle (Manomaya koṣa), von dort zur Hülle der Weisheit (Vijñānamaya koṣa) und schließlich zur Hülle der Glückseligkeit (Anandamaya koṣa) fortschreiten muß. Durch verschiedene Yogatechniken kann man diese Schichten durchschreiten und schließlich die Befreiung in einem Zustand reiner Bewußtheit (Puruṣa) erlangen.

Zusammengefaßt läßt sich sagen, daß Yoga und Ayurveda als Schwesterwissenschaften in jeder Hinsicht miteinander verknüpft sind. Ayurveda hat das völlige Wohlergehen des Menschen auf der materiellen und spirituellen Ebene im Auge und Yoga speziell seine psychisch-spirituelle Entwicklung. Angesichts der fundamentalen Übereinstimmung dieser beiden antiken spirituellen Wissenschaften erscheint es geboten, sie gemeinsam wiederzubeleben und zu entwikkeln und so eine ganzheitliche Wissenschaft von der positiven Gesundheit aufzubauen, die der ganzen Menschheit dient.

16.2 Schulen des Yoga

Wir haben gesehen, daß Yoga die Wissenschaft ist, die dazu beiträgt, daß der Körper und das spirituelle Wesen eins werden. Sie dient auch dazu, Kontrolle über seine verborgenen Kräfte zu erlangen. Viele Methoden, wie man diese Ziele erreicht, sind beschrieben worden. Sie werden in diesem Kapitel in Kürze diskutiert.

16.2.1 Patañjalis achtgliedriger Pfad des Yoga (Aṣṭāṅga Yoga)

Dies ist das klassische Yogasystem; seine Aspekte finden sich auch in den anderen Yogaschulen und in der Ayurvedischen Medizin. Es besteht aus acht „Gliedern" oder Teilen (aṣṭāṅga).

1. **Yāma:**
Diesen fünf „Zügelungen" muß sich jeder Yogaschüler unterwerfen. Es handelt sich um Gewaltlosigkeit, Wahrhaftigkeit, Nicht-Stehlen, Kontrolle der sexuellen Energie und das Nicht-Annehmen von Geschenken.
2. **Niyāma:**
Die fünf „intensiveren Zügelungen" sind Reinheit, Bedürfnislosigkeit, Askese, Selbststudium und die völlige Hingabe an Gott.
3. **Asana:**
bezeichnet die unterschiedlichen Körperstellungen. Insgesamt wurden 84 von ihnen beschrieben. Es sollte im Auge behalten werden, daß die Stellungen keine akrobatischen Übungen sind, da sie alle langsame An- und Entspannung erfordern und die Aufmerksamkeit auf den eigenen Atem. Diese Stellungen erhalten den Körper gesund und erlauben dem Geist, ruhig zu werden.
4. **Prāṇāyāma:**
die Atemtechnik zur Kontrolle von Prāṇa, der Lebenskraft.
5. **Pratyāhāra:**
eine Methode des Zurückziehens des Geistes von den Sinnen, die zum Ziel hat, daß die Sinne mit ihren Objekten nicht in leidenschaftlicher Weise verhaftet sind.
6. **Dhāraṇa:**
das Zentrieren des Geistes oder Konzentration.
7. **Dhyāna:**
Meditation mit Konzentration.
8. **Samādhi:**
die Vereinigung des Sehers (Puruṣa) mit dem Gesehenen (Prakṛti) durch beständige, konzentrierte Meditation.

16.2.2 Haṭha Yoga

Haṭha Yoga ist die Yogapraxis, die in der westlichen Welt wohl am bekanntesten ist. Sie verwendet vorwiegend körperliche Yogapraktiken, enthält aber auch vieles, was darüber hinausgeht. Der Ausdruck Haṭha besteht aus zwei Silben: „ha", die Sonne und „ṭha", der Mond. In unserem Körper sind dieselben

Prinzipien wirksam, die auch diese beiden Gestirne beeinflussen. Wie noch im Abschnitt über die wechselseitige Nasenatmung zu diskutieren sein wird, ist die rechte Körperseite der Sonne ähnlich und die linke dem Mond. Gesundheit besteht nur, wenn diese beiden Teile im Gleichgewicht sind. Ziel des Haṭha Yoga ist diese Ausgewogenheit. Es wendet zu diesem Zweck die ersten fünf im Aṣṭāṅga Yoga beschriebenen Stufen an. Es legt auch Wert auf sechs Reinigungsverfahren (siehe unten).

Wer Haṭha Yoga ausüben will, sollte nicht zuviel essen oder sich überanstrengen, zuviel reden, sexuell überaktiv sein, zuviele gesellschaftliche Kontakte oder einen sprunghaften Geist haben. Wenn er dann noch die Yogastellungen, Prāṇāyāma und die Reinigungstechniken des Yoga (Śuddhi kriya) ausführt und Yāma und Niyāma beachtet, wird er aus dem Yoga den bestmöglichen Nutzen ziehen: Der Körper wird schlank, aber kräftig, das Gesicht und die Augen leuchten, die Stimme ist klar, er wird nicht krank, kann seinen Geschlechtstrieb kontrollieren, besitzt gute Verdauungskraft (Agni) und hat gereinigte Nerven (Naḍīs). Der Betreffende wird dadurch sehr aktiv und energetisch. Die Stumpfheit und Ablenkung des Geistes (Tamas und Rajas) nehmen ab und die Klarheit (Sattva) zu. Das wahre Wissen kann dadurch erreicht werden. Möglicherweise werden durch die Praxis des Prāṇāyāma das Prāṇa und das Apāna Vāta ausgeglichen und so Vāta ins Gleichgewicht gebracht - so heißt es jedenfalls im Haṭha Yoga Pradipika.

Die Anfangsstadien des Haṭha Yoga dienen dazu, die Eigenschaft der Trägheit (Tamas) abzubauen und zu lernen, daß man sich weniger an den Körper klammert. Dafür muß man den Yogaregeln zur Ernährung und zum Verhalten folgen. Anschließend kann man sich verschiedenen Stellungen und Prāṇāyāma zuwenden.

Wenn man seinen Geist auf das rhythmische Atmen konzentriert, erreicht man Ruhe des Geistes und Selbsterkenntnis. Haṭha Yoga ist also nicht nur eine körperliche Übung. Es ist ein Lebensstil und führt über körperliche, geistige und ethische Fragestellungen zur Suche nach der endgültigen Wahrheit.

16.2.3 Karma Yoga

Karma Yoga bedeutet Dienst oder selbstlose Arbeit, also so zu handeln, daß man sich nicht an den Ergebnissen seiner Handlungen orientiert. Alles Leiden und aller Schmerz kommt vom Festhalten an ihnen; selbstlose Arbeit kann also von Leid und Schmerzen befreien.

16.2.4 Bhakti Yoga

Er lehrt, wie man Gott mit Liebe und Zuneigung verehrt und anbetet. Durch diese Art des Yoga lernt man, emotional stabil zu werden und schließlich die ganze Welt zu lieben.

16.2.5 Jñāna Yoga

Diese Form des Yoga lehrt den Vorgang richtiger Überlegung und Befragung, der zu gedankenfreier Meditation führt. Durch diese Praxis lernt man, sich der endgültigen Wahrheit mit einem geschärften Geist zu nähern.

16.2.6 Rāja Yoga

Dies ist ein Prozeß, durch den man den Geist kontrollieren kann. Durch diese Kontrolle kann man einen praktischen und einfachen Ansatz zum Erreichen höherer Bewußtseinsstufen erlernen. Er basiert hauptsächlich auf den inneren Aspekten (Antarāṅga) von Patañjalis Aṣṭāṅga-Yoga-System, die Konzentration, Meditation und Erkenntnis (Dhāraṇa, Dhyāna und Samādhi) umfassen.

16.2.7 Kuṇḍalini Yoga

Er lehrt uns, wie wir über die schlafende Kraft der Kuṇḍalini Kontrolle erlangen können, der psychischen Energie der Umwandlung. Sie sitzt am unteren Ende der Wirbelsäule. Dieses Erwecken geschieht allmählich vom im Kreuzbeinbereich befindlichen Nervengeflecht (Sakralplexus; Muladhara cakra) ausgehend zu dem des Lendenbereichs (Lumbarplexus; Svadhisthana cakra), dem der Bauchhöhle (Solarplexus; Manipura cakra), dem des Herzens (Kardialplexus; Anahata cakra), der Lungen (Pulmonalplexus; Viśuddhi cakra), des Halses (Zervikalplexus; Ajnya cakra) bis hin zum Hypothalamus (Sahasrara). In diesem Stadium erlangt der Betreffende die Kontrolle über sein gesamtes vegetatives Nervensystem und erreicht einen Zustand spiritueller Glückseligkeit.

16.2.8 Tantra Yoga

Um einige mystische Fähigkeiten zu erlangen, werden unter dem Begriff Tantra Yoga vielerlei Methoden angewandt. Dazu gehören Mantra Yoga, Japa Yoga und Laya Yoga.

16.3. Reinigungspraktiken des Yoga (Śuddhi Kriyas)

Patañjali hat sechs Handlungen (Kriyas) beschrieben, die zur Reinigung des Körpers nützlich sind. Es sind Kapalabhati, Neti, Dhouti, Nauli, Trataka und Basti, die in diesem Abschnitt beschrieben werden (mit Ausnahme von Kapalabhati, das bei Prāṇāyāma erläutert ist).

16.3.1 Neti - Die Nasenreinigung

Vier Arten der Nasenreinigung sind gebräuchlich: Jala Neti, die Wasserreinigung; Sutra Neti, die Reinigung mit einem Tuch oder Gummikatheter; Dugdha Neti, die Reinigung mit Milch; Ghṛta Neti, die Reinigung mit Ghee (geklärter Butter).

Wasserreinigung (Jala Neti):

Fügen Sie etwa einen halben Teelöffel Salz zu einer Schnabeltasse voll lauwarmem Wasser. Halten Sie den Topf in der rechten Hand. Bringen Sie den Stutzen der Tasse in das rechte Nasenloch. Halten Sie den Mund geöffnet, um frei durch den Mund atmen zu können.

Kippen Sie den Kopf zuerst etwas nach hinten, dann nach vorne und zur linken Seite, so daß das Wasser aus der Tasse in das rechte Nasenloch eindringt und durch die Wirkung der Schwerkraft durch das linke Nasenloch ausströmt. Lassen Sie es fließen, bis der Topf leer ist. Wird das Durchströmen durch eine Verstopfung verhindert, warten Sie einige Zeit, bis sich diese löst oder kippen Sie den Kopf nach unten, lassen Sie das Wasser aus demselben Nasenloch ausströmen und versuchen Sie es erneut.

Wiederholen Sie denselben Vorgang auf der linken Seite. Wenn er beendet ist, entfernen Sie das verbliebene Wasser durch leichtes Schneuzen aus der Nase. Allgemein ist es besser, durch beide Nasenlöcher auszuatmen, da dies hilft, den Druck im Kopf zu regulieren. Bei diesem Reinigungsvorgang werden Schleim und andere Verunreinigungen in das Wasser abgegeben.

Durch ein leichtes Zurückbeugen des Kopfes fließt das Wasser in den Mund und kann nach dem oben beschriebenen Waschen des Nasendurchgangs geschluckt werden. Dies heißt „Usah Pana" und kann jeden Morgen vor Sonnenaufgang durchgeführt werden, was einen wohltuenden Effekt hat.

Die Menge an Salz kann nach dem persönlichen Bedürfnis variiert werden. Zuviel Salz kann Brennen auslösen, zuwenig Salz kann die Schleimhäute reizen. Die Temperatur des Wassers kann ebenfalls variiert werden; im allgemeinen ist lauwarmes Wasser angenehm. Ist das Leitungswasser chloriert, kann man destilliertes oder Quellwasser verwenden. Anstelle des Wassers können auch Abkochungen von Heilpflanzen für spezielle therapeutische Zwecke verwendet werden.

Sutra Neti oder Gummikatheter-Neti:

Führen Sie das stumpfe Ende eines dünnen weichen Gummikatheters von vorne waagerecht in das rechte Nasenloch ein. Der Katheter sollte mit Sesam- oder einem anderen Öl geschmiert sein.

Schieben Sie ihn am Nasenboden entlang, bis Sie die Spitze auf der Rückseite des Rachens fühlen. Fassen Sie mit dem rechten Zeige- und Mittelfinger in den Mund und greifen Sie die Spitze des Katheters an der Rückseite des Rachens. Ziehen Sie sie durch den Mund heraus und massieren Sie den Nasendurchgang sanft durch Bewegen der beiden Enden der Röhre. Entfernen Sie den Katheter durch die Nase. Wiederholen Sie den Vorgang, nachdem Sie den Katheter wieder geschmiert haben.

Dieser Vorgang erfordert einiges Geschick und sollte nicht durchgeführt werden, bevor man nicht in Jala Neti geübt ist. Er verursacht gelegentlich Übelkeit und sollte vorsichtig ausgeführt werden.

Dugdha und Ghṛta Neti:
Der Vorgang ist derselbe wie bei Jala Neti, nur daß anstelle des Wassers Milch bzw. Ghee verwendet werden. Arzneiliche Ghees und Öle und Kräuterabkochungen in Milch können dabei ebenfalls eingesetzt werden.

16.3.2 Dhouti - Die Magenreinigung

Mit dieser Prozedur wird eine Reinigung des Darmtrakts bis hinauf zum Magen durchgeführt. Drei Arten von Dhouti sind bekannt: Jala Dhouti oder Vamana Dhouti, die Wasserreinigung; Vastra Dhouti, die Reinigung mit einem Tuch; und Danda Dhouti, die Reinigung mit einem Schlauch. Die Formen von Dhouti, bei denen es erforderlich ist, ein Tuch oder einen Gummischlauch zu schlucken, sollten jedoch nicht auf eigene Faust, sondern nur unter der Aufsicht eines umsichtigen, erfahrenen und kompetenten Yogalehrers durchgeführt werden.

1. Jala Dhouti oder Vamana Dhouti (Wasserreinigung):
Sitzen Sie auf Ihren Fersen und trinken Sie lauwarmes Salzwasser, bis Sie nicht mehr zu sich nehmen können oder bis Brechreiz auftritt. Bewegen Sie den Magen heftig, indem Sie sich hin und her drehen.

Stehen Sie dann auf, beugen Sie sich nach unten und erbrechen Sie sich. Wenn das nicht problemlos möglich ist, kitzeln Sie die Rückseite des Rachens, so daß mit dem Brechreiz alles Wasser erbrochen wird.

Dies ist im wesentlichen dieselbe Praxis wie Vamana, das therapeutische Erbrechen der Ayurvedischen Medizin. Ähnliche pflanzliche Substanzen zur Erhöhung der therapeutischen Wirksamkeit können auch hier verwendet werden. Es kann eine hilfreiche tägliche Praxis sein, auf diese Weise frühmorgens überschüssiges Kapha zu entfernen.

2. Vastra Dhouti (Tuchreinigung):
Nehmen Sie ein sehr weiches, vier Finger breites und sieben Meter langes Tuch. Tauchen Sie es in Wasser oder Milch, damit es weich wird. Dann wird es langsam geschluckt, bis es den Magen erreicht.

Ziehen Sie das Tuch nach einiger Zeit beim Ausatmen langsam wieder heraus, ohne dabei Kraft anzuwenden. Bleibt das Tuch beim Verschlucken oder beim Herausziehen an einer Stelle hängen, trinken Sie etwas Wasser, um den Krampf zu lösen.

Das Verschlucken des Tuchs kann Übelkeit oder den Brechreflex auslösen. Es sollte nicht von Personen mit einem empfindlichen oder nervösen Magen durchgeführt werden und auch nicht, bevor man die Wasserreinigung meisterhaft beherrscht.

Achten Sie darauf, einen Stoff aus Naturfasern wie Baumwolle und ohne schädliche Farben zu verwenden.

3. Danda Dhouti (Schlauchreinigung):
Trinken Sie lauwarmes Salzwasser wie bei Jala Dhouti. Nehmen Sie dann einen flexiblen Gummischlauch (Danda) von etwa einem Zentimeter Durchmesser und einem Meter Länge. Beginnen Sie, langsam den Schlauch zu schlucken. Wenn der Magen erreicht ist, beugen Sie sich nach vorne. Alles vorher geschluckte Wasser spritzt durch die Sogwirkung heraus.

Diese Methode ist noch schwieriger und sollte nicht durchgeführt werden, bevor man in den anderen beiden Formen von Dhouti geübt ist.

16.3.3 Nauli

Bei Nauli werden die Bauchmuskeln (welche die vordere Bauchdecke ausmachen) einzeln in eine rollende Bewegung versetzt.

1. Uḍḍīyāna:
Stellen Sie sich leicht nach vorne gebeugt hin; die Füße sind etwa einen Meter voneinander entfernt und die Handflächen auf den Oberschenkeln. Atmen Sie kräftig aus und ziehen Sie dabei die Bauchmuskeln zusammen. Dabei wird auch der Brustkorb zusammengedrückt.

Drücken Sie dann die Hände gegen die Oberschenkel und versuchen Sie, gleichzeitig die Nacken- und Schultermuskulatur anzuspannen. Tun Sie dann so, als würden Sie kräftig einatmen, indem Sie die Rippen anheben, ohne jedoch dabei Luft in die Lungen strömen zu lassen. Entspannen Sie die Bauchmuskeln. Dabei bewegt sich das Zwerchfell automatisch nach oben und erzeugt eine nach innen gerichtete Wölbung des Bauchs. Sie heißt Uḍḍīyāna.

Schieben Sie in dieser Ausatemstellung die Bauchmuskeln rasch hinaus und ziehen sie wieder hinein. Wiederholen Sie dies, solange Sie ausgeatmet haben. Zählen Sie die Zahl der Bewegungszyklen. Dieser Vorgang heißt „Agnisara Kriya". Er ist sehr nützlich zur Stärkung der Verdauungskraft.

2. Madhyama Nauli:
Schieben Sie unter Beibehaltung von Uḍḍīyāna den Punkt des Bauchs nach vorne und nach unten, der direkt in der Mitte oberhalb des Beckenknochens sitzt und an dem die beiden geraden Bauchmuskeln beginnen. Dieser Schub bewirkt die Anspannung dieser beiden Muskeln, die in der Mitte herausstehen; dabei bleiben die anderen Muskeln der Bauchwand entspannt. Dies ist Madhyama Nauli.

3. Dakṣiṇa und Vāma Nauli:
Dakṣiṇa heißt die rechte Seite. Für diese Art des Nauli spannt man den rechten geraden Bauchmuskel an und läßt die anderen Muskeln einschließlich des linken geraden Bauchmuskels entspannt. Vāma bedeutet links; dabei wird dieser Vorgang also auf der linken Seite durchgeführt.

4. Nauli Calana:

Wenn man die ersten drei Arten völlig beherrscht, rollt man die Bauchmuskeln im und gegen den Uhrzeigersinn. Dieses Rollen heißt Nauli Calana.

16.3.4 Trataka - Die Augenreinigung

Diese Prozedur zur Reinigung der Augen kann einfach, sicher und wirkungsvoll regelmäßig von jedermann durchgeführt werden. Setzen Sie sich in eine der Meditationshaltungen mit aufgerichtetem Rückgrat bequem hin. Plazieren Sie eine brennende Kerze oder Gheelampe mit der Flamme auf Augenhöhe in etwa einem Meter Entfernung. Schauen Sie die Flamme an, ohne mit den Augen zu zwinkern oder diese zu schließen. Lernen Sie, die Reizung und das Tränen der Augen zu ignorieren. Mit einiger Übung wird der Blick ruhig und damit auch der Geist. Versuchen Sie, die Augen in dieser Position zu entspannen. Beginnen Sie mit dreißig Sekunden und erhöhen Sie die Dauer langsam um zehn Sekunden jede Woche.

Trataka ist ein sehr nützliches Verfahren, um das Sehvermögen zu klären und die Konzentration und die Willenskraft zu steigern. Es verbessert die Sehfähigkeit und kann bei der Behandlung von Kopfschmerzen und Problemen des Nervensystems hilfreich sein. Mit einer Gheeflamme erreicht man bessere Ergebnisse. Nehmen Sie dafür eine Gheelampe oder eine kleine Metallschale, die Sie mit Ghee und einem Baumwolldocht füllen. (Sie können dafür eine kleine Baumwollkugel zu einem Docht strecken und rollen.)

16.4 Prāṇāyāma

Prāṇa bedeutet Atem und Ayāma eine Pause oder Anhalten. Prāṇāyāma bedeutet also eine Pause in der Bewegung des Atems. Patañjali beschreibt Prāṇāyāma als Pause beim Einatmen (Śvasa) oder beim Ausatmen (Praśvasa).

Es gibt vier Grundtypen des Prāṇāyāma:

1. äußeres Anhalten (Bahya kumbhaka), wenn der Atem nach dem Ausatmen (Recaka) angehalten wird,
2. inneres Anhalten (Abhyantara kumbhaka), wenn er nach dem Einatmen (Puraka) angehalten wird,
3. wenn er sofort angehalten wird,
4. wenn er nach vielen Ein- und Ausatmungen angehalten wird; die letzteren beiden Arten heißen „Kevala kumbhaka".

Prāṇāyāma arbeitet also mit vier Phasen des Atems: dem Einatmen (Puraka), dem inneren Anhalten (Abhyantara kumbhaka), dem Ausatmen (Recaka) und dem äußeren Anhalten (Bahya kumbhaka).

Der Anfänger sollte Prāṇāyāma immer mit doppelt so langen Aus- wie Einatemphasen beginnen. Später sollte er zu einem Verhältnis von 1:2:2:1 von

Einatmen, innerem Anhalten, Ausatmen und äußerem Anhalten übergehen. Das ideale Verhältnis ist 1:4:2:4; bis zu seiner Meisterung kann jedoch viel Zeit verstreichen. Beim Prāṇāyāma sollte man sich nicht anstrengen, um zu Ergebnissen zu kommen, sondern der Atem sollte auf natürliche Weise tiefer werden und Anspannungen dabei verschwinden.

Bei Prāṇāyāma-Übungen sitzt man vorzugsweise in Padmāsana (Lotussitz), Siddhāsana oder im Schneidersitz, aber auch jede andere bequeme Sitzhaltung ist geeignet.

Der Übungsraum sollte gut belüftet sein, ohne daß ein direkter Luftzug auf den Körper trifft. Frische Luft und ein friedlicher und ruhiger Platz sind wesentlich für diese Praxis.

Prāṇāyāma wird durch das abwechselnde Verschließen der Nasenlöcher ausgeführt. Dazu wird zunächst die rechte Handfläche ausgestreckt. Zeige- und Mittelfinger werden nach unten gebogen. Die anderen beiden Finger und der Daumen bleiben gestreckt. Nun werden der Daumen und die gestreckten Finger auf die Nasenspitze gelegt, der Daumen auf die rechte und die gestreckten Finger auf die linke Seite. Damit verschließt man abwechselnd das rechte und das linke Nasenloch.

Patañjali hat neun Arten von Prāṇāyāma beschrieben, die vorgestellt werden sollen: Ujjayi, Kapalabhati, Bhastrika, Suryabhedana, Sitkari, Śitali, Bhramari, Murcha und Plavini.

16.4.1 Ujjayi

Dieses Wort bedeutet lautes Aussprechen oder das, was zum Erfolg und zum Sieg führt. Bei dieser Art von Prāṇāyāma wird durch beide Nasenlöcher eingeatmet. Bei der Einatmung wird der Kehlkopf teilweise verschlossen, was ein Geräusch hervorruft. Während des Anhaltens führt man den Jālandhara Bandha aus (das Kinn wird in die Kerbe zwischen den Schlüsselbeinen gelegt) und verschließt beide Nasenlöcher. Man atmet durch das linke Nasenloch aus. Das Verhältnis zwischen Ein- und Ausatmen sollte eins zu zwei sein und man sollte nach dem Ausatmen den Atem noch solange anhalten, daß keine Atemnot auftritt.

16.4.2 Kapalabhati

Dieses Verfahren dient auch der Reinigung der Nasengänge und ist keine Prāṇāyāma-Übung im eigentlichen Sinn. Der Begriff bedeutet „das, was den Kopf scheinen läßt".

Man sitzt im Lotussitz oder in einer anderen bequemen Sitzhaltung, weil es sich um eine Atemübung für die Bauch- und Zwerchfellmuskeln und die Organe im Bereich des Nabels handelt.

Zunächst sollte man kräftig ausatmen, etwas tiefer als gewohnt. Dabei werden die vorderen Bauchmuskeln plötzlich und stark angespannt. Dann wird zugleich mit der Entspannung der Bauchmuskeln eingeatmet. Bei diesem Vorgang soll der Atem nicht angehalten werden. Der Anfänger sollte mit elf Ausatmungen pro Runde beginnen. Bei jedem Ausatmen wird der Bauchmitte ein Stoß versetzt, was zur spirituellen Aktivierung des Nervensystems beiträgt.

16.4.3 Bhastrika

Bhastrika ist durch ein rasches Ausatmen gekennzeichnet, was ein Geräusch wie das Zischen eines Blasebalgs hervorruft. Es unterscheidet sich nicht stark von Kapalabhati. Es gibt vier Arten von Bhastrika:

Die erste Form beginnt mit einigen raschen Runden von Kapalabhati. Nach dem letzten Ausatmen von Kapalabhati wird sehr tief eingeatmet und der Atem angehalten. Dann wird langsam ausgeatmet und der Atem erneut angehalten. Damit ist eine Runde von Bhastrika beendet.

Die zweite Form wird genauso durchgeführt mit dem einzigen Unterschied, daß abwechselnd durch die beiden Nasenlöcher geatmet wird.

Bei der dritten Art wird rasch durch das rechte Nasenloch ausgeatmet und das linke verschlossen gehalten. Nach einigen Runden sollte ebenfalls durch das rechte Nasenloch eingeatmet werden. Dann hält man den Atem an und atmet durch das linke Nasenloch aus. Anschließend wechselt man die Seiten.

In der vierten Form atmet man solange rasch durch das rechte Nasenloch ein und durch das linke aus, bis man erschöpft ist. Dann sollte noch einmal so tief wie möglich durch das rechte Nasenloch eingeatmet, der Atem angehalten und durch das linke Nasenloch ausgeatmet werden. Auch diese Übung wird auf beiden Seiten durchgeführt.

16.4.4 Suryabhedana

Es wurde bereits erwähnt, daß nach dem Verständnis des Yoga die rechte Seite von der Sonne und die linke vom Mond beherrscht wird. Man atmet daher bei dieser Form von Prāṇāyāma durch das rechte Nasenloch ein, hält den Atem solange an, bis man zu schwitzen beginnt und atmet durch das linke Nasenloch aus. Diese Art des Prāṇāyāma erhöht die Wärme im Körper.

16.4.5 Sitkari

Setzen Sie sich bequem mit aufgerichtetem Rückgrat hin. Atmen Sie zunächst durch beide Nasenlöcher aus. Biegen Sie die Zunge nach hinten und pressen Sie die Spitze an den Gaumen, wobei auf jeder Seite der Zunge eine kleine Öffnung bleibt. Atmen Sie durch diese kleinen Öffnungen ein. Dabei entsteht ein zischendes Geräusch „sit". Nach dem Einatmen wird die Zunge weggezogen, der Mund geschlossen und der Atem angehalten.

16.4.6 *Śitali*

Diese Form von Prāṇāyāma kühlt den Körper und hat daher ihren Namen (śitali = kühlend).

Strecken Sie dazu die Zunge etwas heraus und biegen Sie die Seiten nach oben, so daß eine lange, enge Röhre entsteht, die an einen Schnabel eines Vogels erinnert. Diese Öffnung wird verengt, indem man die Lippen an die Zunge preßt. Atmen Sie ein und nehmen Sie wahr, wie der Atem kühlt, wenn er durch die Zunge streicht. Schließen Sie den Mund und halten Sie den Atem an. Es wird über beide Nasenlöcher ausgeatmet.

16.4.7 *Bhramari*

Bei dieser Form des Prāṇāyāma erzeugt man durch eine rasche erzwungene Einatmung ein summendes Geräusch wie eine Biene; daher heißt sie Bhramari, was das Brummen einer Biene bedeutet.

Heben Sie beim Einatmen das Gaumensegel an und ziehen Sie es zum oberen Teil des Rachens. Durch die Schwingung des Gaumensegels entsteht ein Geräusch. Das Anhalten geschieht wie üblich. Beim Ausatmen ist dieselbe Bewegung des Gaumensegels erforderlich.

16.4.8 *Murcha*

Murcha bedeutet vorübergehende Bewußtlosigkeit.

Atmen Sie zunächst ein. Am Ende des Einatmens wird der Jālandhara Bandha (Kinnverschluß) durchgeführt und der Atem angehalten. Diese Position sollte solange wie möglich beibehalten werden, so daß ein Gefühl des Bewußtseinsverlusts eintritt.

16.4.9 *Plavini*

Bei dieser Art von Prāṇāyāma kann man leicht lange Zeit auf dem Wasser treiben. Wenn man seinen Kopf zurückwirft und ihn etwas ins Wasser eintaucht, ist das zwar für jeden möglich, doch mit dieser Art des Prāṇāyāma gelingt das noch länger. Man sollte zunächst versuchen, Luft in den Magen zu schlucken. Wenn der Magen mit viel Luft gefüllt ist, sollte man so tief wie möglich einatmen, den Atem solange wie möglich anhalten und langsam ausatmen.

16.4.10 *Prāṇāyāma im ayurvedischen Verständnis*

Prāṇāyāma bedeutet das bewußte rhythmische Atmen mit einer Pause. Wir atmen normalerweise im Lauf von drei bis vier Sekunden ein und aus. Bei Prāṇāyāma dauert ein Atemzyklus dreißig bis siebzig Sekunden. Man spart dadurch also die Anstrengung des Atmens, was wiederum der Vitalität zugute kommt. Da außerdem das Leben verlängert wird, ist dies ein sehr nützliches Verfahren. Man kann beobachten, daß Athleten, die sich körperlich sehr anstrengen und dabei kurz und rasch atmen, relativ kurz leben trotz ihres schönen Körperbaus und des bewundernswerten Äußeren. Dies ist bei Boxern, Gewichthebern und Ringern der Fall, die lange Zeit in einem angespannten geistigen Zustand zubringen und dabei rasch und kurz atmen.

Der Lotus- oder Schneidersitz gibt dem ganzen Körper Festigkeit und Entspannung. Bei einer solchen Stellung ist es sehr unwahrscheinlich, daß es zu Reizen seitens der äußeren Skelettmuskulatur kommt. Die Wirbelsäule wird in einer geraden Position eingerichtet, so daß die danebenliegenden Nerven so wenig wie möglich stimuliert werden. Die Bewegungen des Nackens werden sanft eingeschränkt und die Augen geschlossen, um auch die Reize, die von ihnen ausgehen, so gering wie möglich zu halten. Wenn all dies für längere Zeit entspannt erreicht wurde, folgt das wechselseitige Atmen durch beide Nasenlöcher.

Bei Prāṇāyāma ist der Rhythmus sehr wichtig. Aufgrund dieses Rhythmus können die Lungen und andere wichtige daran beteiligte Organe im Rumpf ihre Abfallprodukte auswerfen und sich sauber halten. Auch das Meer entledigt sich mit Hilfe der Gezeiten all dessen, was hineingeworfen wird. Die Seen haben im Gegensatz dazu keinen solchen Rhythmus; was man in sie hineinwirft, sinkt also auf den Boden und bildet dort Schlamm. Während der Regenzeit wird der Gezeitenrhythmus der Meere ebenfalls gestört, so daß es nicht alle Abfallstoffe loswerden kann und verschmutzt.

Nach der Ayurvedischen Medizin ist Prāṇāyāma nicht nur eine Übung für die Lungen, sondern auch für alle anderen Hohlraumorgane des Körpers. Das eigentliche Lungengewebe belastet während der normalen Atmung den Kreislauf. Bei Prāṇāyāma wird es durch anhaltende Entspannung fast zur Ruhe gebracht. Gleichzeitig ermöglicht die rhythmische An- und Entspannung den wichtigen Organen im Bauchraum, das in ihnen angesammelte klebrige Abfallmaterial auszuwerfen. Indirekt hat Prāṇāyāma also einen Säuberungseffekt auf alle zentralen Hohlorgane des Körpers. Es trägt auch zur Bewegung der Doṣas in Richtung des Verdauungstrakts bei.

Die Lungen hängen mit den anderen hohlen Organen zusammen, vor allem mit denjenigen, die für die Verdauung verantwortlich sind. Wenn das Lungengewebe in rhythmischer Weise aktiviert und entspannt wird, können auch sie ihre Abfallprodukte leichter entfernen. Es ist in diesem Zusammenhang interessant, daß immer dann Atemstörungen oder Atemnot auftreten, wenn der Verdauungstrakt oder ein anderes Hohlraumorgan mit zuviel Flüssigkeit gefüllt ist, wenn wir zum Beispiel zuviel gegessen haben, die Blase gefüllt ist oder selbst wenn sich in den Blutgefäßen zuviel Flüssigkeit befindet wie beim Herzinfarkt, bei dem Adern verstopfen.

Mit diesem Verständnis läßt sich also sagen, daß der gesundheitsfördernde Effekt, der durch Prāṇāyāma erreicht wird, nicht auf die Lungen beschränkt ist.

Wenn die Lungen durch den Vorgang bewußten rhythmischen Atmens rein gehalten werden, können auch die anderen hohlen Organe rein und gesund erhalten werden; schließlich kann durch sie der gesamte Körper gereinigt werden.

16.4.11 Die wechselseitige Nasenatmung in der ayurvedischen Behandlung

Betrachten wir zunächst die Anatomie nach dem Yoga. Das Piṅgalā-Naḍī oder der rechte feinstoffliche Nerv beginnt im rechten Hoden bzw. Eierstock, kreuzt die Wirbelsäule bei jedem Cakra und endet schließlich im rechten Nasenloch. Der Idā oder linke feinstoffliche Nerv beginnt im linken Hoden bzw. Eierstock, kreuzt die Wirbelsäule dreimal in jeder Richtung und endet im linken Nasenloch.

Die rechte Seite des Rumpfes enthält die wichtigsten Organe für die Verdauung, die Leber und den größeren Teil der Bauchspeicheldrüse. Die für die Ernährung zuständigen Organe, Herz und Magen, liegen andererseits in der linken Körperhälfte, ebenso der Brustlymphgang (Ductus thoracicus).

Zwar gibt es zwei Nasenlöcher, die durch die Nasenscheidewand getrennt sind, dennoch atmet man zu einem gegebenen Zeitpunkt vorwiegend durch ein Nasenloch. Normalerweise wechselt die Atmung nach einer bestimmten Zeit oder entsprechend der Umgebung von einem auf das andere Nasenloch. Die Atmung durch das rechte Nasenloch ist eher zu beobachten, wenn die Umgebung oder der Körper kühl sind. Wenn die Bedingungen des Körpers und der Außenwelt vergleichsweise heiß sind, atmet man hauptsächlich durch das linke Nasenloch. Weil die rechte Seite des Körpers vorwiegend heiß ist, gleicht die Atmung durch das rechte Nasenloch die Kälte aus und umgekehrt. Die rechte Seite des Körpers, auf der das Sonnen- oder Hitzeprinzip überwiegt, ist katabolisch (stimulierend und abbauend) und die linke, auf der das Mond- oder Kühleprinzip überwiegt, ist anabolisch (beruhigend und aufbauend).

Wenn man also längere Zeit nur durch das linke Nasenloch atmet, bewirkt das eher Kühle; die alleinige Atmung durch das rechte Nasenloch bewirkt eher Hitze. Für Patienten, die an Kältekrankheiten wie Fettleibigkeit, Ödemen und Muskelsteife leiden, ist es also ratsam, nur durch das rechte Nasenloch zu atmen. Bei diesen Patienten sollte das linke Nasenloch durch einen Wattebausch verschlossen werden. Anfangs sollte dies nur dreißig Sekunden praktiziert und langsam auf zwei bis drei Minuten verlängert werden.

Patienten, die an heißen Krankheiten oder solchen des Körperabbaus leiden wie Krebs, Gewichtsverlust aufgrund chronischen Fiebers, Verdauungsstörungen und anderen zehrenden Krankheiten, sollten nur durch das linke Nasenloch atmen. Diese Art der Atmung ist auch bei Patienten mit Lähmungen hilfreich, bei denen die Muskeln erschlafft sind.

Die Atmung durch das linke Nasenloch ist auch bei Zuständen geistiger Überaktivität nützlich, einschließlich Schlaflosigkeit, Rastlosigkeit und nervöser

Aufregung. Das Atmen durch das rechte Nasenloch ist bei Zuständen zu geringer Aktivität empfehlenswert wie Schläfrigkeit, Langeweile und Müdigkeit.

16.5. Yogastellungen entsprechend der Konstitution

Wie wir gesehen haben, bedeutet die Konstitution die Natur des Menschen, die sich aus dem Verhältnis der Doṣas ergibt. Sie schlägt sich in allen Körperstrukturen nieder, also in seinen Funktionen, dem Wachstum, den Bedürfnissen und den psychologischen Reaktionen.

Der gesunde Körper braucht Einflüsse, die seine Konstitution ausgleichen. So wie verschiedene Personen Wärme oder Kälte, Feuchtigkeit oder Trockenheit, schweres oder leichtes Essen benötigen, um gesund zu bleiben, so haben auch die Yogastellungen, die sie durchführen, Auswirkungen auf die Konstitution. Das bedeutet, daß Yogaübungen für die Gesundheit nützlicher sein können, wenn man sie entsprechend seiner Konstitution ausführt.

16.5.1 Yogastellungen für Vāta-Charaktere und bei Vāta-Störungen

Vāta-Personen brauchen Yogaübungen, die sie nicht erschöpfen. Stellungen, die dem groben Muskelgewebe eine begrenzte Aktivität erlauben, sind die nützlichsten. Um Vāta zu kontrollieren, sollte man in diesen Stellungen meditieren. Mit Hilfe der Meditation kann der Geist kontrolliert werden, was wiederum Vāta kontrolliert. Vāta-Typen sollten daher täglich den Schneidersitz, Vājrāsana und die folgenden Stellungen ausführen:

Sukhāsana (einfache Stellung):
Setzen Sie sich auf eine Decke und strecken Sie die Beine nach vorne aus. Beugen Sie dann das rechte Knie und bringen Sie den rechten Fuß unter den linken Oberschenkel, wenn nötig mit Hilfe der Hand. Beugen Sie das linke Knie und bringen Sie den linken Fuß unter das rechte Bein. Halten Sie die Wirbelsäule aufrecht. Strecken Sie beide Arme, so daß die Handgelenke auf den Knien ruhen und die Handflächen nach oben zeigen.

Siddhāsana (die Stellung der Weisen):
Setzen Sie sich auf eine Decke und strecken Sie die Beine nach vorne aus. Beugen Sie das rechte Knie und legen Sie die Ferse unter den Damm, wobei Sie (als Mann) die Geschlechtsteile mit der linken Hand anheben. Beugen Sie das linke Knie und bringen Sie die linke Ferse gegen das Schambein. Beide Hände sollten wie in Sukhāsana gehalten werden. Wechseln Sie die Seiten und bleiben Sie auf beiden Seiten gleich lang.

Padmāsana (Lotussitz):
Setzen Sie sich auf eine Decke und strecken Sie die Beine nach vorne aus. Bringen Sie dann mit Hilfe der Hände den rechten Fuß auf den linken Oberschenkel nahe dem Hüftgelenk, mit der Fußsohle nach oben und der Fußinnenseite

nahe der Bauchmitte. Beugen Sie das rechte Knie und führen Sie den linken Fuß über das rechte Bein auf den rechten Oberschenkel. Halten Sie die Wirbelsäule aufrecht und schließen Sie die Augen. Die Hände sind wie in Sukhāsana zu halten. Wechseln Sie die Seiten und bleiben Sie auf beiden Seiten gleich lang.

Vāta-Menschen tun gut daran, vorwiegend durch das rechte Nasenloch zu atmen. Täglich sollten sie 10 bis 15 Minuten durch das rechte Nasenloch ein- und durch das linke ausatmen. Diese Art der Atmung gleicht die aufgrund von Vāta erzeugte Kälte aus und ist daher sehr wohltuend.

Nach Möglichkeit sollte man die stärkeren Reinigungsverfahren wie Dhouti nicht durchführen, obwohl Jala Neti und Trataka hilfreich sind. Die Einlaufbehandlung (Basti) ist sehr nützlich, da man so die Verstopfung los wird, die Vāta-Personen am häufigsten plagt.

16.5.2 Yogastellungen für Pitta-Charaktere und bei Pitta-Störungen

Pitta-Personen haben übermäßig heiße und warme Eigenschaften in ihrem Körper. Um diese auszugleichen, sollten sie Yogaübungen auführen, die Kühle erzeugen. Die Śitali-Einatmung und die Sitkari-Ausatmung haben diese Wirkung.

Nach dem Körperverständnis des Yoga sitzt das Sonnenprinzip im Körper rund um den Nabel und das Mondprinzip rund um das Gaumensegel im Mund, wo andauernd Speichel abgesondert wird. Die Sonne soll mit ihrer aufsteigenden Hitze die Aktivität des Mondes im Gaumensegel verringern. Indem man den Körper regelmäßig in die Viparītakariṇī-Stellung, den Schulterstand (Sarvāṅgāsana) oder den Pflug (Halāsana) versetzt, schützt man das Mondprinzip vor den Auswirkungen des Sonnenprinzips und erzeugt dadurch auch Kühle im Körper. In diesen Stellungen werden die Positionen der Sonne und des Mondes ausgetauscht, was für Pitta-Typen ein natürlicher Schutz ist.

Pitta-Personen profitieren auch von Stellungen, die die Bereiche der Leber und der Milz leicht massieren. Zu diesem Zweck sollten sie den Bogen (Dhanurāsana), die Kobrastellung (Bhujaṅgāsana) und die Fischstellung (Matsyāsana) ausführen. Diese Stellungen ermöglichen die Entfernung von überschüssigem Pitta aus dem Körper.

Viparītakariṇī:
Legen Sie sich mit ausgestreckten Beinen auf den Rücken und beide Hände neben den Körper. Versuchen Sie, langsam beide Beine bis zu einem Winkel von 45 Grad zum Boden anzuheben, ohne dabei die Knie zu beugen. Halten Sie diese Position für einige Zeit und kehren Sie dann zur normalen Position zurück.

Sarvāṅgāsana (Schulterstand):
Legen Sie sich mit ausgestreckten Beinen auf den Rücken. Nehmen Sie dann zunächst die Viparītakariṇī-Stellung ein. Heben Sie die Beine weiter bis zu einem

Winkel von 90 Grad zum Boden. Heben Sie dann auch das Gesäß und den Rumpf an und unterstützen Sie diesen mit den Armen und den Ellenbogen, ohne den Kopf anzuheben. Lassen Sie die Ellenbogen fest auf dem Bogen und unterstützen Sie den Rücken mit beiden Handflächen. Bringen Sie Ihren Rumpf mit Hilfe der Hände in eine Gerade, bis das Kinn gut in der Kerbe zwischen den beiden Schlüsselbeinen sitzt. Halten Sie diese Position und kehren Sie langsam zur Rückenlage zurück.

Halāsana (Pflug):
Heben Sie die Beine wie beim Schulterstand bis zu einem Winkel von 90 Grad. Schwingen Sie sie dann langsam über Ihren Kopf, bis die Zehen den Boden berühren. Die Knie sind gestreckt und die Handflächen liegen flach auf dem Boden. Halten Sie diese Position und kehren Sie dann langsam in die Rückenlage zurück.

Bhujaṅgāsaṇa (Kobrastellung):
Legen Sie sich auf den Bauch. Die Beine liegen aneinander, das Kinn berührt den Boden und die Fußsohlen zeigen nach oben. Beugen Sie die Arme so, daß die Handflächen den Boden neben den Schultern berühren und die Arme in den Ellenbogen gebeugt sind. Heben Sie zunächst langsam den Kopf und dann die obere Hälfte des Körpers so weit, daß der Nabel sich nicht vom Boden abhebt. Währenddessen sollte kein Druck auf den Händen lasten. Kehren Sie nach einiger Zeit zur Bauchlage zurück.

16.5.3 Yogastellungen für Kapha-Charaktere und bei Kapha-Störungen

Kapha-Personen haben normalerweise eine langsame Verdauung und einen schlechten Stoffwechsel. Um die Verdauungsfähigkeit zu steigern, sind Übungen, die sich auf die Nabelregion (wo Agni seinen Sitz hat) sehr nützlich. Diese sind Nauli, Agnisara oder Nauli calana.

Auch Reinigungsverfahren wie Neti, Dhouti usw. sind für sie besonders hilfreich. Von den Stellungen ist Paścimottanāsana die wohltuendste, daneben Yogamudrāsana. Auch die Ujjayi-Form des Prāṇāyāma verringert überschüssiges Kapha, wenn sie regelmäßig durchgeführt wird.

Paścimottanāsana:
Setzen Sie sich mit ausgestreckten Beinen auf eine Decke. Beugen Sie langsam den Rumpf nach vorne und versuchen Sie, Ihre Finger bei den großen Zehen einzuhaken. Beugen Sie den Rücken weiter nach vorne, so daß der Rumpf entlang der Oberschenkel gestreckt ist und das Gesicht auf den Knien liegt. Halten Sie die Stellung und kehren Sie zur Normalstellung zurück.

16.6 Krankheitsursachen und Yogaübungen

Nach der Ayurvedischen Medizin tragen normalerweise fünf Hauptfaktoren zur Entstehung jeder Krankheit bei. Es sind die Unterdrückung des Verdauungsfeuers (Agnimandya), die Ansammlung von Giftstoffen (Āma), die Verstopfung der Kanäle (Śrotorodha), der Verlust der Widerstandsfähigkeit der Gewebe (Dūṣya Vaigunya) und die Beeinträchtigung der biologischen Kräfte (Doṣas).

Obwohl bei den meisten Krankheiten alle fünf Faktoren beteiligt sind, gibt es doch viele Krankheiten, bei denen einer davon überwiegt. Eine Krankheit wie die rheumatische Arthritis (Āmavāta) wird von Āma hervorgerufen, bei Verdauungsstörungen spielt dagegen die Schwäche der Verdauungskraft die Hauptrolle. Ein Beispiel für eine Krankheit, die durch eine Blockade der Kanäle hervorgerufen wird, ist der Aszites. Das Bronchialasthma ist vor allem durch die Beeinträchtigung der Doṣas bedingt, die Lungentuberkulose durch den Verlust des Widerstands eines Gewebes. Wenn neben der ayurvedischen Routinebehandlung verschiedene Yogaübungen durchgeführt werden, können diese krankheitserzeugenden Faktoren besser und rascher entfernt werden.

Yogaübungen für die Störung eines Doṣas wurden gerade beschrieben; die anderen Krankheitsursachen können mit Hilfe von Yoga folgendermaßen behandelt werden:

16.6.1 Schwaches Verdauungsfeuer

An vielen Krankheiten haben Störungen oder eine Schwäche des Verdauungsfeuers (Agnimandya) einen wichtigen Anteil. Agnimandya kann vollständig geheilt werden, wenn man die Kraft des Agni stärkt, also die Fähigkeit, Nahrung richtig in Gewebe umzuwandeln. Für diesen Zweck sind die Prāṇāyāma-Formen Kapalabhati, Suryabhedana und Bhastrika sehr nützlich. Auch Agnisara Kriya hilft bei der Stärkung der Verdauungskraft.

16.6.2 Āma-Bildung

Auch Giftstoffe (Āma) entstehen wegen einer Schwäche der Verdauungskraft. Diese Toxine treten auf zwei Ebenen auf: im Verdauungstrakt und in den Geweben. Um sie loszuwerden, ist Vātāsāra Kriya sehr nützlich. Der Patient sollte beim Prāṇāyāma in einem Verhältnis von eins zu zwei ein- und ausatmen.

16.6.3 Blockade der Kanäle

Häufig bleiben Āma oder überschüssiges Kapha in Kanälen stecken und blockieren oder verstopfen sie (Śrotorodha). Der Patient sollte zunächst gründlich untersucht werden, um festzustellen, ob Āma noch vorhanden ist oder nicht. Wenn Āma mit Sicherheit entfernt ist, können je nach Bedarf Yogareinigungsverfahren (Śuddhi kriyas) durchgeführt werden.

16.6.4 Verlust der Widerstandskraft der Gewebe

Je nach den Krankheitsbildern in unterschiedlichen Organen, Geweben und Leitungsbahnen wie dem Herzen, dem Darm, den Gelenken usw. treten Beschädigungen auf und sie verlieren ihre Spannung und Kraft (Dūṣya vaigunya). Dafür können verschiedene Yogaübungen geraten werden. Zum Beispiel sind bei Fettleibigkeit Dhanurāsana und Halāsana nützlich, bei Asthma Jala Neti und Bhastrika Prāṇāyāma.

Literatur

* *Klassische Texte aus dem Sanskrit*

Caraka Sāṁhita (Sanskrit-Originaltext mit englischer Übersetzung von P. V. Sharma)
3 Bände
Chaukambha Orientalia, Varanasi 1981

Suśruta Sāṁhita (englische Übersetzung von R. R. Bishagratna)
Chaukambha Sanskrit Series, Varanasi 1963

Sarṅgadhara Sāṁhita
(Sanskrit-Originaltext mit englischer Übersetzung von K. R. S. Murthy)
Chaukambha Sanskrit Series, Varanasi 1984

Madhava Nidanam
(Sanskrit-Originaltext mit englischer Übersetzung von K. R. S. Murthy)
Chaukambha Sanskrit Series, Varanasi 1987

* *Moderne Übersichtswerke aus Indien*

Medicinal Plants of India
Indian Council of Medical Research, New Delhi 1976

K. N. Udupa, R. H. Singh: Science and Philosophy of Indian Medicine
Shree Baidyanath Ayurved Bhawan Ltd., Nagpur 1990

S. Sharma: Realms of Ayurveda
Arnold Heinemann Publications, New Delhi 1979

D. P. Sharma, S. K. Shastri: Basic Principles of Ayurveda
Shree Baidyanath Ayurved Bhawan Ltd., Patna

* *Weitere Bücher von B. S. Ranade*

The Fundamental Principles of Ayurveda
Verlag Willy Kremling, 66271 Kleinblittersdorf

Ayurveda - the Science of Life
Passage Press Publication, Salt Lake City

* *Tabellenwerke*

A. Zoller, H. Nordwig: Kompendium der ayurvedischen Phytotherapie
Karl F. Haug Verlag, Heidelberg, erscheint 1995

Adressen

* *In Deutschland bemüht sich um die Verbreitung der Ayurvedischen Medizin der Verein*

Ayoga Bodensee e. V.
c/o Dr. Christa-Maria Dandekar
Hemigkofener Straße 17
88079 Kreßbronn
Tel. 07543/50207

* *Ansprechpartner für Südeuropa ist*

International Centre of Studies in Medicine, Homoeopathy and Naturopathy (CISMON)
c/o Dr. Marco Lombardozzi
Via Lungo Tevere R. Sanzio 1
I-00153 Roma

* *Medikamente der Ayurvedischen Medizin vertreibt*

Charysat Global Health
Via Campo dei Fiori, 42
I-21100 Varese

* *Eine ayurvedische Behandlung ist möglich in der*

Ayurveda Clinic
Dorf 1283, Postfach
CH-9428 Walzenhausen/AR

Register

A

B

C

D

H

I

J

K

Q

R

S

U

V

W

Y

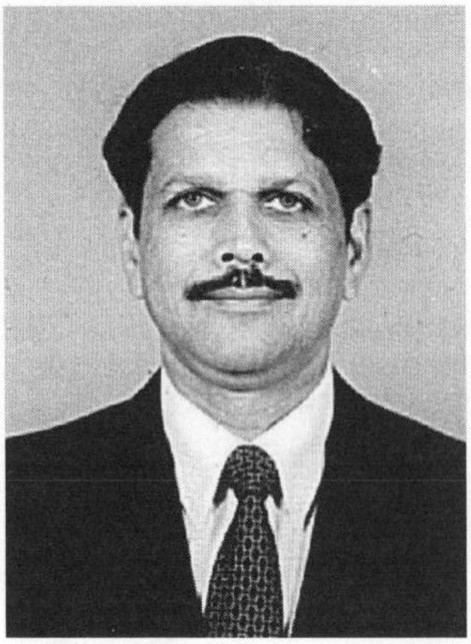

PROF. SUBASH RANADE, M. A. Sc., Ph. D. gilt in Indien als ausgewiesener Experte auf dem Gebiet der Ayurvedischen Medizin. Er leitet das renommierte Ashtang Ayurveda College in Poona (Maharashta) und hat dort auch einen Studiengang für Ausländer eingerichtet. Außerdem ist er Professor für Ayurvedische Medizin an der Universität Poona. Auf seinem Fachgebiet hat er über 40 Bücher in sechs Sprachen veröffentlicht, unter anderem in Englisch, Italienisch und seiner Muttersprache Marathi. Ferner ist er Mitherausgeber anerkannter indischer und ausländischer Fachzeitschriften. Er hält regelmäßig Seminare über die Ayurvedische Medizin in Japan, Kanada, den USA, Italien und Deutschland.